Valérie Lamour & Dr. Olivier Madelrieux

DAS IMMUNSYSTEM MIT DER BLUTGRUPPENDIÄT STÄRKEN

Valérie Lamour & Dr. Olivier Madelrieux

DAS IMMUNSYSTEM MIT DER BLUTGRUPPENDIÄT STÄRKEN

Die neue Methode, sich vor Viren zu schützen

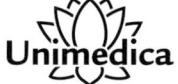

Unimedica

Hinweis an die Leserinnen und Leser

In Pandemiezeiten hat dieses Buch eindeutig seine Berechtigung. Es wäre aber zu kurz gegriffen, es allein mit dem Kampf gegen Corona in Verbindung zu bringen. Mit diesem Buch können Sie sich aktiv und effektiv vor Krankheiten, Allergien und Virusangriffen aller Art schützen.

Warnhinweis

Dieses Buch kann keinesfalls eine angemessene medizinische Beratung ersetzen. Wir möchten Ihnen nützliche Informationen und Empfehlungen vermitteln, die von großem Nutzen für Ihre Immunabwehr sind.

Die hier enthaltenen Texte, Methoden, Tests oder Ratschläge sind kein Ersatz für eine medizinische Diagnose. Diese muss Ihr behandelnder Arzt stellen.

Dieses Buch empfiehlt den Leserinnen und Lesern nachdrücklich, niemals auf eine schulmedizinische Behandlung zu verzichten oder eine laufende Behandlung ohne den sachkundigen Rat ihres Arztes abzubrechen.

Die Naturheilkunde ist weder eine Alternativ- noch eine Parallelmedizin. Sie kann allerdings für aktive Prävention sorgen, indem sie umfassend über gesundheitliche Vorgänge informiert und Heilungsprozesse wirksam unterstützt und begleitet.

Dieses Buch soll Sie so gut wie möglich über Ihre Blutgruppe und die damit zusammenhängenden Aufgabenstellungen, Bedürfnisse und Perspektiven aufklären. So können Sie eine ausgezeichnete Immunabwehr erlangen und auf diesem Wege sogar abnehmen. Sie müssen nur alles von Ihrem Speiseplan streichen, was Ihren Stoffwechsel verlangsamen, zu Gegenreaktionen, Unverträglichkeiten, Erschöpfung, Entzündungs-reaktionen, Burn-out, diffusen und wiederkehrenden Schmerzen führen kann. Im Klartext: In diesem Buch erfahren Sie, wie Sie sich Ihr Leben lang erstaunlich gut schützen können.

Die Begriffe **immunfördernd, immunneutral** und **immunschädlich** gibt es wissenschaftlich gesehen nicht. Die Autoren haben sie sich jedoch schützen lassen. Mit diesen neuen Einblicken wollen wir hervorheben, was Ihnen und Ihrer Blutgruppe guttut.

> *„Die Mikrobe ist nichts, das Milieu ist alles."*
> (Dieses Zitat wird fälschlicherweise
> Louis Pasteur zugeschrieben.)

Tatsächlich geäußert hat dieses Zitat Antoine Béchamp, ein berühmter Mikrobiologe mit mehreren Doktortiteln verschiedener Fachrichtungen.

Pasteur hingegen war Chemiker. Die beiden Wissenschaftler waren sich über die Ursachen von Krankheiten kompromisslos uneins.

Béchamp verwendete den Ausdruck *Milieu*. Ihm verdanken wir auch den Begriff der *Mikrozyme,* wie er die Urkeime nannte. Pasteur hielt Mikroorganismen für die einzig möglichen Verursacher von Infektionskrankheiten.

Erst auf dem Sterbebett erkannte Pasteur die Relevanz der Arbeit seines Rivalen, als er feststellte: „Béchamp hatte Recht. Die Mikrobe ist nichts, das Milieu ist alles. Heutzutage sollte gelehrt werden, den Körper ganzheitlich zu betrachten." (Louis Pasteur)

Inhalt

2. Kapitel – Die Grundlagen der Immunabwehr für jede Blutgruppe

Inhalt

Vorwort

„Eine Schwalbe macht noch keinen Sommer.“
(Sprichwort)

Täglich stößt unser Körper abgestorbene Zellen ab und ersetzt sie durch neue. Ab dem 25. Lebensjahr beginnt das Phänomen des allmählichen Verfalls, die Räder dieses effizienten Uhrwerks zu blockieren: Es entsteht ein Ungleichgewicht zwischen dem Prozess des Zellabbaus und dem der Zellerneuerung. Denn von da an werden Zellen schneller abgebaut als erneuert.

Niemand bleibt von diesem natürlichen Alterungsprozess verschont. Dennoch werden Sie bei der Lektüre der Immundiät-Methode feststellen, dass man diesen Prozess verlangsamen kann, indem man sich aktiv um seine Immunabwehr kümmert.

Ihnen werden die Werkzeuge, die Kenntnisse und Mittel geliefert, um jung und lange bei guter Gesundheit „alt“ zu werden, mit Energie und einer guten Figur! Unsere Lebensweise können wir in jedem Alter ändern. Wir müssen uns nur im Bewusstsein unserer Blutgruppe und deren Grundlagen wirklich um unseren Körper kümmern und dessen Bedürfnisse respektieren.

Indem wir die Grundlagen des Immunsystems beachten und uns die immunfördernde Ernährung unserer Blutgruppe zu eigen machen, können wir das Beste für unseren Körper tun und ihn zu Höchstleistungen anspornen.

Verdient unser Körper nicht unsere ganze Aufmerksamkeit, viel mehr als unser Auto oder unsere Wohnung? Er arbeitet rund um die Uhr, um uns am Leben zu erhalten.

Deshalb sollten wir ihm endlich das geben, was er braucht.

Es lebe die Immundiät-Methode! Wir wünschen Ihnen viel Spaß beim Lesen und Entdecken!

Valérie Lamour & Dr. Olivier Madelrieux

Lebenslanger Immunschutz

Unser Körper ist täglich von Mikroorganismen in unserer Umgebung und in unserer Ernährung ausgesetzt und reagiert darauf sofort: Unser Immunsystem – unsere Abwehrkraft – schlägt an und wird aktiv, um alle Eindringlinge unschädlich zu machen. In einer Zeit, in der Viren vermehrt im Umlauf sind, müssen wir uns immunologisch besonders wappnen, um die zahlreichen, für das Auge unsichtbaren Angriffe abzuwehren. Wussten Sie, dass ein erschöpfter, psychisch angeschlagener Körper bei Vitaminmangel und einer Ernährung, die nicht zu seiner Blutgruppe passt, potenziell krankheitsgefährdet ist?

Hinzu kommen Stress, Schmerzen, Überarbeitung, Umweltschadstoffe. Faktoren, die die Fähigkeit unseres Stoffwechsels schwächen, aktiv gegen schädliche Einflüsse und Angreifer wie Viren und Bakterien vorzugehen.

Wir müssen also vorbeugend handeln und verstehen, dass der wahre Schutz in dem Wissen besteht, wie wir unsere Abwehrkräfte stärken können. Dabei geht es nicht nur darum, „Unkraut" zu jäten, sondern auch darum, den „Boden" vorzubereiten. Unser Immunsystem muss so gestärkt werden, dass sich schädigende Einflüsse gar nicht erst in unserem Körper ausbreiten und womöglich festsetzen können. Für diesen Kampf verfügt unser Organismus über ein sehr komplexes Abwehrsystem. Eindringlinge

3

werden von bestimmten Zellen, den Leukozyten, erkannt, die über chemische Botenstoffe, die Zytokine, miteinander kommunizieren.

Die in den meisten Organen vorhandenen „Wächter"-Zellen sorgen so dafür, dass Angreifer ständig ausgeschaltet werden. Dieser angeborene Immunmechanismus wird auch als natürliches bzw. unspezifisches Abwehrsystem bezeichnet. Bei jedem Menschen hängt die körpereigene Immunantwort mit seinem Allgemeinzustand, dem Milieu in seinem Körper zusammen. Und dieses gilt es zu optimieren.

Unser ganzes Leben lang müssen wir Angriffe von Bakterien und Viren abwehren. Die häufigste, schleichende Gefahr geht dabei von *oxidativem* Stress aus: Jedes Lebewesen produziert bei der Atmung freie Radikale. Man kann sich ihnen nicht entziehen, da es sich um natürliche Stoffwechselprodukte handelt. Unser Körper verfügt jedoch über eine Reihe von Abwehrmechanismen zur Bekämpfung von freien Radikalen. Zu viel oxidativer Stress wirkt allerdings gesundheitsschädlich. Er führt zur Übersäuerung unseres Körpers, zu körperlichem Verschleiß und zur Einlagerung von Schadstoffen. Die Mitochondrienmembran wird angegriffen und Lipide, Proteine und DNA werden zerstört.

Die Ursachen für eine übermäßige Produktion freier Radikale liegen nicht nur in unserer Umwelt, sondern auch in unserem Lebensstil.

Schauen wir uns doch einmal kurz an, welchen Belastungen wir für gewöhnlich ausgesetzt sind:
- positivem oder negativem Alltagsstress, Kummer und Sorgen,
- Alkohol- und Tabakkonsum, intensivem Sport,
- ionisierender Sonnenstrahlung sowie UVA- und UVB-Strahlen,
- Krankheiten, Infektionen durch Bakterien, Pilze oder Viren,
- bestimmten medikamentösen Behandlungen mit Östrogenen, Entzündungshemmern oder Chemotherapie,
- Haushaltsreinigungsmitteln, schadstoffbelasteten Lebensmitteln, aber auch frittierten Lebensmitteln,

- Industrie- und Autoabgasen,
- Pestiziden und Herbiziden, die bei der Herstellung von Lebensmitteln eingesetzt werden,
- Wasserverschmutzung durch Nitrate und Schwermetalle aus Intensivlandwirtschaft und Industrieabfällen
- und schließlich bestimmten industriellen Lösungsmitteln oder Cadmium (u. a. in Batterien, Akkus und Pigmenten enthalten).

Die Schlussfolgerung liegt auf der Hand. Bisher können wir noch nichts gegen den lautlosen Verfall unseres Körpers tun. **Wir sind allerdings in der Lage, diesen körperlichen Abbau drastisch zu verlangsamen und so die Abwärtsspirale auszubremsen durch eine blutgruppengerechte Ernährung.** Dies funktioniert hauptsächlich über eine Entlastung unseres Verdauungstraktes. Dafür müssen wir alle Funktionsprinzipien des Immunsystems verstehen und in unser Leben integrieren und uns für einen natürlichen, ausgewogenen Lebensstil ohne Exzesse entscheiden. Oder, ganz konkret, regelmäßig Nahrungsergänzungsmittel zu uns nehmen. Ja, wir können uns tatsächlich mit einem Immunpass ausstatten, einem Schild, das uns aktiv schützen kann, und zwar bereits ab dem 25. Lebensjahr.

Wir müssen wieder lernen, die grundlegenden Bedürfnisse unseres Körpers zu stillen: immunfördernde und an unsere Blutgruppe angepasste, abwechslungsreiche Kost biologischen Ursprungs, vorwiegend Obst und Gemüse, eine perfekt optimierte und gesunde Darmflora, guter Schlaf, tägliche Ruhepausen (unterstützt durch Meditation), altersgerechtes Intervallfasten. Ganz zu schweigen von Bewegung, einem ausgeglichenen Gemütszustand, so viel frischer Luft wie möglich, positiven Beziehungen im Alltag und Stress in Maßen. In diesem Buch lernen Sie zunächst die Grundlagen der Immunabwehr und später die jeweiligen Besonderheiten der Blutgruppen kennen.

Es gibt jedoch auch äußere Faktoren, die Sie nicht beeinflussen können: Dazu zählen die Qualität der Luft, die Sie atmen, oder die elektromagnetische Strahlung in Ihrer Umgebung. Diese Faktoren haben sich in Hinblick auf die gesellschaftliche Gesundheit so besorgniserregend entwickelt, dass wir ihnen ein ganzes Kapitel gewidmet haben. Ihr Körper leidet unter den Auswirkungen dieser Umweltbelastungen in einem Ausmaß, wie Sie es sich wahrscheinlich gar nicht vorstellen können. Sich dessen bewusst zu werden, ist ein erster Schritt in Richtung einer zunächst individuellen, dann zwangsläufig kollektiven Lösung. Denn zu Beginn des 21. Jahrhunderts sind wir tagtäglich gesundheitsschädigenden Einflüssen ausgesetzt. Alle Bereiche Ihres Lebens, alles, was Ihren Schutz beeinträchtigen könnte, wird in diesem Buch behandelt. Sie werden lernen, **dass Sie sich am besten schützen, wenn Sie wissen, wie Sie Ihre kostbare Immunabwehr aufrechterhalten.**

Im ersten Teil dieses Buches befassen wir uns mit den Grundlagen, die Sie kennen müssen, um Ihr Immunsystem umfassend zu stärken. Im zweiten Teil finden Sie dann den immunfördernden Lebens- und Ernährungsplan für Ihre Blutgruppe.

Wir hoffen, dass Sie nach der Lektüre dieses Buches über alle Informationen verfügen, die Sie zu eisernen Kämpfern in Sachen Gesundheit und aktiver Energie machen, um zirkulierende Viren und Angriffe aller Art abzuwehren, indem Sie Ihre Darmflora optimal aufbauen und so Ihre Immunabwehr in hohem Maße stabilisieren.

Wenn Sie sich außerdem blutgruppengerecht und immunfördernd ernähren, können Sie die potenzielle Übersäuerung Ihres Körpers und die darin ablaufenden Entzündungsreaktionen deutlich reduzieren. Jetzt ist es an Ihnen, Ihrer Urteilskraft zu vertrauen und die richtigen Entscheidungen dahingehend zu treffen, was Ihrem Körper guttut und was zu ihm passt.

Genau das wollen wir Ihnen nämlich mit unserer Immundiät-Methode näherbringen.

Was ist eine immunfördernde Ernährung?

In diesem Buch finden Sie eine ausführliche Beschreibung der richtigen Ernährung für jede Blutgruppe. Die immunfördernde Ernährung kann Sie optimal vor Angriffen durch Viren und Bakterien schützen, denn sie schont Ihre Verdauung, Ihre Atemwege, Ihr Hormonsystem, Ihr Nervensystem und Ihren Darm.

Sie wird Ihren Körper nicht entkräften, keine Entzündungen hervorrufen und Ihre Verdauungs- und Ausscheidungsorgane im Allgemeinen entlasten.

Was ist eine immunneutrale Ernährung?

Die immunneutrale Ernährung ist zwar nicht optimal für Sie, wird Ihnen aber auch nicht sonderlich schaden.

Dabei sollten Sie immer daran denken, dass die Umsetzung möglichst vieler Grundlagen der immunfördernden Ernährung Ihrer Blutgruppe für Ihren Körper am besten ist. Dann können Sie auch all diese Produkte bedenkenlos konsumieren.

Was ist eine immunschädliche Ernährung?

Hierbei handelt es sich um eine Ernährung, die für Ihr Herz-Kreislauf-System kontraproduktiv ist und all Ihre Gewebe und Organe stark beansprucht. Diese Nahrungsmittel können nicht nur schnell dick machen, sondern vor allem gesundheitsschädliche Störungen verursachen, die eine Veränderung der Darmflora begünstigen – und Sie wissen ja sicher, dass die Reaktionen Ihres Immunsystems zu über 70 Prozent im Darm ablaufen.

Die immunschädlichen Nahrungsmittel wirken entzündungsfördernd. Sie fühlen sich ständig schlapp und Ihr Körper befindet sich in einem latenten Entzündungszustand – bereit, auf den kleinsten viralen oder bakteriellen Angriff zu reagieren. Wenn Sie diese Nahrungsmittel nur gelegentlich zu sich nehmen, haben sie keinen Einfluss auf Ihr Immunsystem oder Ihre Gesundheit.

Mit unserer Immundiät-Methode finden Sie heraus, welche immunfördernden Nahrungsergänzungsmittel es für Ihre Blutgruppe gibt.

Da jeder Mensch einzigartig ist, sollten Sie eine geplante Ernährungsumstellung immer vorher mit Ihrem behandelnden Arzt oder Heilpraktiker besprechen.

Ich wünsche Ihnen allen ein wunderbares Leben mit einem gut funktionierenden Immunsystem!

An das medizinische Fachpersonal überall auf der Welt.
Wir danken Ihnen allen aus tiefstem Herzen.

Einleitung

Das Coronavirus COVID-19: ein vielschichtiges Virus?

Werfen wir einen Blick in die jüngste Vergangenheit
Oder: Wenn die Geschichte uns einholt

Herr Becht, Abgeordneter im französischen Département Oberelsass (Hauptstadt: Colmar), äußerte sich dazu wie folgt: „Für meine Generation ist diese globale Epidemie ein noch nie dagewesenes Ereignis, das keiner von uns je erlebt hat. Doch im Gespräch mit meinen Eltern habe ich erfahren, dass es auch früher schon Pandemien gab, und zwar nicht nur vor mehreren Jahrhunderten. Dafür muss man nicht bis zur Pest, zur Cholera oder zur Spanischen Grippe im Jahre 1918 zurückgehen. Zuletzt gab es 1957 und 1969 weltweite Epidemien, die dem Coronavirus sehr ähnlich waren. 1957 brach eine als *Asiatische Grippe* bezeichnete Pandemie aus, der allein in Frankreich 100.000 Menschen und weltweit mehr als 2 Millionen Menschen zum Opfer fielen. 1969 kam es zu einer weiteren Pandemie: der *Hongkong-Grippe*, die ihren

Ursprung in Asien hatte. Sie forderte 31.000 Todesopfer in Frankreich und eine Million Todesopfer weltweit ..." (30.000 Menschen im damaligen Westdeutschland, Anm. d. Verlags.)

In einem Artikel der französischen Tageszeitung *Libération* von 2005 wurden gar die Opferzahlen der Hitzewelle von 2003 mit denen der „Hongkong-Grippe" verglichen.

„Wir hatten keine Zeit, die Verstorbenen abholen zu lassen. Deshalb brachten wir sie zunächst in einen Raum am Ende der Intensivstation. Von dort wurden sie dann abtransportiert, wann immer es ging, tagsüber, abends." Professor Dellamonica, heute Leiter der Abteilung für Infektiologie am Universitätsklinikum Nizza, hat immer noch dramatische Bilder von der sogenannten Hongkong-Grippe im Kopf, die im Winter 1969/1970 in Frankreich wütete. Er war damals Mitte zwanzig und absolvierte als Medizinstudent ein Praktikum auf der Intensivstation am Krankenhaus Edouard Herriot in Lyon unter der Leitung von Professor Jean. „Die Kranken wurden in einem katastrophalen Zustand auf Bahren eingeliefert. Ihre Haut war grau, die Lippen blau und sie starben an Lungenblutungen. Betroffen waren Personen aller Altersgruppen: 20, 30, 40 Jahre und älter. Die katastrophale Lage hielt zehn bis vierzehn Tage an, dann ebbte sie langsam ab. Und seltsamerweise denkt heute niemand mehr daran."

Kaum jemand berichtete über die Überlastung der Krankenhäuser durch den plötzlichen Zustrom von Patienten, die Unmöglichkeit, sie adäquat zu behandeln, den Tod von Zehntausenden von Menschen. Über die Apollo-Mission zum Mond, den Vietnamkrieg, die Nachwehen vom Mai 1968 wurde groß und breit Bericht erstattet ..., aber nicht oder kaum über die Zehntausende Menschen, die in überfüllten Krankenhäusern starben. Schlimmer noch: Die Welt drehte sich weiter, fast so, als wäre nichts geschehen. Es gab noch keine Kommunikationsnetzwerke, kein Internet mit seiner Unmittelbarkeit.

Was können wir angesichts der verschiedenen Epidemien aus der Geschichte lernen?

In erster Linie müssen wir uns vor Augen führen, dass sich die Menschheit immer wieder von all diesen Virenattacken erholt hat.

Es ist dem technischen Fortschritt, der Lehre von Hygienemaßnahmen, der sofortigen Bekanntmachung von Vorsichtsmaßnahmen, der immer besseren Ausstattung der Krankenhäuser und den wachsenden Fähigkeiten des gesamten Pflegepersonals zu verdanken, dass es inzwischen viel weniger Todesfälle gibt als bei Virusangriffen in früheren Jahrhunderten. Dabei wird allerdings auch deutlich, dass wir so tun, als würden wir auf eine Wunderwaffe der Regierung warten.

Doch 1969 rechnete niemand damit, dass Frankreichs Präsident Pompidou die Hongkong-Grippe stoppen oder gar Lockdowns ins Leben rufen und verhängen würde.

Heutzutage, im Zeitalter der sozialen Netzwerke, wird „rund um die Uhr" über das Virus und seine Todesopfer berichtet, was bei der Bevölkerung eine Art Schockstarre hervorruft. Aus dieser Überinformation entsteht eine Polemik über das mögliche Staatsversagen angesichts des potenziellen Missmanagements in dieser Gesundheitskrise.

De facto müssen wir uns Folgendes bewusst machen:
- **Pandemien und Epidemien gab es schon immer** und es wird sie leider in Zukunft viel öfter geben, als wir heute annehmen.
- **Sie sind nicht das Ergebnis einer Verschwörung, sondern zurückzuführen auf menschliches Versagen** und falsche Tierhaltung.
- **Nichts und niemand hat die Mittel, Entwicklungen von** „Mutter Natur" vorherzusehen oder zu bekämpfen, was den Menschen immer wieder auf seinen ihm angestammten, unbedeutenden Platz zurückwirft.
- **Die Menschheit wird immer Lösungen finden,** um diese Epidemien zu überstehen.

Teil 1

1. Kapitel

Die Grundlagen der Immunabwehr für alle Blutgruppen

Sind wir für Viren alle gleich?

Chinesische Forscher veröffentlichten im März 2020 die Grundlagen einer ersten Studie, in der der Zusammenhang zwischen an COVID-19 erkrankten Menschen und ihrer Blutgruppe beleuchtet wurde. Diese Veröffentlichung wurde allerdings bisher noch nicht von der Ärzteschaft und der Wissenschaft validiert.

Sie zeigt jedoch einige wichtige Erkenntnisse auf, die das Bewusstsein dafür schärfen, dass bestimmte Blutgruppen anfälliger für respiratorische Viren (Atemwegsviren) wie das Coronavirus sind.

In Frankreich haben 45 Prozent der Einwohner die Blutgruppe A, 42 Prozent die Blutgruppe 0, 9 Prozent die Blutgruppe B und 4 Prozent die Blutgruppe AB an (Quelle: Französische Blutbank *Établissement français du sang* (EFS).[1] Dies entspricht in etwa der weltweiten Verteilung.

---

[1] In Deutschland 43 Prozent Blutgruppe A, 41 Prozent Blutgruppe 0, 11 Prozent Blutgruppe B, 5 Prozent Blutgruppe AB; Anm. d. Verlags.

Die chinesischen Forscher haben also klargestellt, dass ein Zusammenhang zwischen der Blutgruppe und der Anfälligkeit für Viruserkrankungen besteht.

Diese Erkenntnis ist nicht neu. Aus Beobachtungen weiß man, dass das Gastroenteritis verursachende Norovirus (früher: Norwalk-Virus genannt) überwiegend Menschen mit Blutgruppe 0 befällt. An Hepatitis B erkranken dagegen wohl öfter Personen mit Blutgruppe B.

Vor allem aber sind uns die Chinesen einen Schritt voraus. Sie haben bereits 2005 Tausende von Fällen anlässlich von SARS (Schweres Akutes Respiratorisches Syndrom, ein mit COVID 19 verwandtes Virus) untersucht und kamen auch hier zu dem Schluss, dass die Blutgruppe 0 eine höhere Resistenz gegen das Virus aufweist.

Mit anderen Worten: Die Blutgruppe 0 hat ein deutlich geringeres Risiko, an Corona zu erkranken, als die anderen Blutgruppen. Dies schließt jedoch nicht aus, dass es auch Personen mit Blutgruppe 0 treffen kann. Die Warnung vor dem Virus und die Schutzmaßnahmen, unter anderem die AHA-Regeln, müssen daher für jede Blutgruppe gleichermaßen gelten.

Wissenschaftler aus aller Welt, allerdings nicht aus China, beschäftigen sich seit Jahrzehnten insbesondere mit der Reaktion der verschiedenen Blutgruppen auf Malaria: „Die Blutgruppe 0 wird mit einer geringeren Anfälligkeit für Malaria in Verbindung gebracht. Personen mit Blutgruppe 0 können zwar an Malaria erkranken, sind aber besser vor schwerer Malaria geschützt", erklärt Jacques Le Pendu, Forschungsleiter am französischen Forschungszentrum für Krebs und Immunologie „Centre de recherches en cancérologie et immunologie" Nantes-Angers.

In einem 2005 in der US-Fachzeitschrift *Journal of the American Medical Association* erschienenen Artikel wird die Beziehung zwischen Blutgruppen und Coronaviren, speziell dem Virus SARS-CoV-1, ausführlich erläutert – einem Virus, das zwischen 2002 und 2003 den Tod von 700 Menschen gefordert hat.

Auch in dieser Studie war von einem geringeren Risiko für Personen mit Blutgruppe 0 die Rede. Diese Untersuchungen werden derzeit von Wissenschaftlern und Wissenschaftlerinnen in Wuhan und Shenzhen (China) weitergeführt. Dabei stützen sie sich auf die Tatsache, dass beide Viren dieselben Hauptmerkmale besitzen, und argumentieren, dass die beiden verwandt sind. Es ist sehr wahrscheinlich, dass sie gleich agieren.

Die natürlichen Antikörper der Blutgruppe 0 könnten natürliche Schutzschilde gegen eine Infektion mit dem Coronavirus darstellen.

Wie lässt sich das erklären? Personen mit Blutgruppe 0 verfügen über Antikörper gegen die Blutgruppen A und B, während Personen mit Blutgruppe A nur Antikörper gegen B und Personen mit Blutgruppe B nur Antikörper gegen A haben. Die Blutgruppe AB hingegen hat überhaupt keine Antikörper.

Mithilfe dieser Antikörper kann sich das Immunsystem verteidigen und gefährliche fremde Zellen angreifen, die anhand der Antigene auf ihrer Oberfläche identifiziert werden. Der bekannte französische Immunologe Jacques Le Pendu äußerte sich 2008 klar und deutlich zu diesem Thema: „Wir gehen davon aus, dass die Anti-A- und Anti-B-Antikörper der Blutgruppe 0 Viren neutralisieren können, die von Menschen mit Blutgruppe A oder B stammen. Der formelle Beweis ist zwar noch nicht erbracht, aber unser Team konnte diesen Mechanismus im Labor nachweisen. **Kurz gesagt: Wenn Sie die Blutgruppe 0 haben, ist die Wahrscheinlichkeit geringer, dass Sie sich bei einer Person mit Blutgruppe A oder B oder AB anstecken werden. Wenn Sie Blutgruppe A haben, ist die Wahrscheinlichkeit geringer, dass Sie von einer Person mit Blutgruppe B infiziert werden, und umgekehrt.**

Bei der Beobachtung von 2.173 Corona-Patienten stellten Wissenschaftler fest, dass Personen mit Blutgruppe A häufiger mit dem Virus infiziert wurden. Personen mit Blutgruppe 0 waren hingegen weniger anfällig für eine Infektion, was auf eine mögliche Schutzwirkung hindeutet.

Eine derartige Behauptung muss jedoch erst noch durch weitere wissenschaftliche Daten validiert werden. Indessen hat Jacques Le Pendu die chinesische Studie vom 16. März 2020 in dem französischen Wochenmagazin *Marianne* kommentiert.

Er erklärt das Phänomen, dass Personen mit einer bestimmten Blutgruppe weniger anfällig für Infektionen sind als andere, anhand der Vorgehensweise bei Bluttransfusionen.

Ein Beispiel: Erhält eine Person mit Blutgruppe 0 eine Bluttransfusion einer Person mit Blutgruppe A, B oder AB, wird der empfangende Organismus die fremden Blutkörperchen sofort zerstören.

Menschen mit Blutgruppe 0 haben nämlich von Natur aus Antikörper gegen die Antigene A und B. Das ist ein bisschen wie russisches Roulette. Personen mit Blutgruppe AB, die keine natürlichen Antikörper besitzen, würden mit einer Revolvertrommel spielen, in der gar keine Kugeln stecken. Personen mit Blutgruppe A oder B hätten eine Revolvertrommel mit 2 Kugeln und Personen mit Blutgruppe 0 hätten eine volle Revolvertrommel, nämlich 6 Kugeln.

Dies kann jedoch nicht verhindern, dass Personen mit Blutgruppe 0 von anderen Personen mit Blutgruppe 0 infiziert werden. Sie haben jedoch das große Glück, dass sie sich viel umfassender als Personen mit einer der anderen Blutgruppen wehren und Widerstand leisten können.

Bei einer großen US-amerikanischen Studie wurde Anfang April 2020 beschlossen, alle Arbeiten zu Blutgruppen zu sammeln und außerdem zusätzlich den Aspekt des Rhesusfaktors (+ oder -) mit einzubeziehen. Die Ergebnisse dieser Studie zeigen, dass diese Überlegungen nur für die Blutgruppen A und 0 von Bedeutung sind. Da Rhesus-Negativ seltener vorkommt, lassen sich derzeit noch keine optimalen Ergebnisse für Rhesusfaktoren ermitteln.

Wie funktioniert die Übertragung konkret?

COVID-19 setzt sich überwiegend in den Atemwegen, den Nasenhöhlen, der Luftröhre und den Bronchien fest (gelangt aber natürlich auch über die Haut und die Tränendrüsen in den Körper, weshalb das Tragen einer Schutzbrille empfohlen wird). Bei seinem Weg durch den Körper setzt sich das Virus aus Antigenen zusammen, die von der Blutgruppe der infizierten Person abhängen. Wenn das Virus also von einer Person mit Blutgruppe A, B oder AB auf eine Person mit Blutgruppe 0 übertragen wird, verfügt Letztere über alle natürlichen Antikörper, um die Antigene des Virus zu bekämpfen. *Doch Vorsicht: Da die Menge unserer Antikörper mit zunehmendem Alter abnimmt, sind Personen über 65 Jahre besonders gefährdet. Personen mit Blutgruppe 0 sind zwar am besten geschützt, können aber trotzdem erkranken.*

Nach dem Ausbruch von SARS im Jahr 2003 hatte eine Studie aufgezeigt, dass Personen mit Blutgruppe 0 weniger anfällig für eine Infektion waren als Personen mit den Blutgruppen A, B oder AB. Andere Wissenschaftler und Wissenschaftlerinnen haben herausgefunden, dass Anti-A-Antikörper die Bindung zwischen dem SARS-Virus und seinem Zielprotein Angiotensin-konvertierendes Enzym 2 (ACE2 behindern. Das auf der Oberfläche u. a. von Lungenzellen vorhandene Protein ACE2)soll dabei wie eine Art Eintrittspforte funktionieren. Daher würden die Antikörper von Personen mit einer anderen Blutgruppe als A, B oder AB das Eindringen des SARS-Virus in ihre Zellen abwehren.

Zwei neue Studien aus der zweiten Jahreshälfte 2020 bestätigen, dass unter COVID-19-Patienten weniger Personen mit Blutgruppe 0 vertreten sind und dass unter den schwer Erkrankten jene mit Blutgruppe A oder AB häufiger unter Lungen- und/oder Nierenversagen litten. Das Coronavirus ist nicht das erste Virus, das je nach Blutgruppe unterschiedlich auf den Organismus einwirkt. „Die Beweise für eine schützende Wirkung der Blutgruppe 0 gegenüber dem COVID-19-Virus häufen sich", so eine neue dänische Studie, die in der US-amerikanischen Fachzeitschrift *Blood Advances* veröffentlicht wurde. In Kanada hat sich eine weitere Studie mit dem Schweregrad der Erkrankung befasst. Dabei wurde festgestellt, dass unter den schwer an COVID-19 Erkrankten Menschen mit den Blutgruppen A oder AB am stärksten betroffen waren.

Zur Bestätigung dieser Beobachtungen werteten die Forschenden die Akten von mehr als 470.000 Dänen aus, die einen Corona-Test gemacht hatten, darunter über 7.400 positive Fälle. „Unter den Menschen mit COVID-19 fanden wir im Vergleich zu den 2 Millionen kontrollierten Personen aus der Allgemeinbevölkerung viel weniger Personen mit Blutgruppe 0", stellen die Autoren der Studie fest. „Der Krankenhausaufenthalt von Letzteren war außerdem kürzer. Unsere Daten deuten darauf hin, dass schwerkranke Patienten mit Blutgruppe A oder AB eher Gefahr laufen, maschinell beatmet zu werden und eine längere Zeit auf der Intensivstation zu verbringen als Patienten mit Blutgruppe 0 oder B."

Da das COVID-19-Virus, das sogenannte Coronavirus, zu 80 Prozent mit den vorherigen Viren verwandt ist, so Prof. Didier Raoult in seinen Forschungen und Büchern, geht es auch gleichermaßen vor.

Dennoch bleiben die Forschenden insgesamt vorsichtig: „Es kann sein, dass diese Variabilitäten den Krankheitsverlauf von Person zu Person beeinflussen, aber derartige Behauptungen müssen gründlich überprüft werden. Und das ist bisher noch nicht geschehen", erklärt Vincent Mooser vom kanadischen Lehrstuhl für Genommedizin an der *McGill University* in Montreal.

Für eine zuverlässige Validierung all dieser Studien und Befunde hat Quebec eine COVID-19-Biobank eingerichtet. Diese Initiative, die aus einem Auftrag des Forschungsfonds FRQS (*Fonds de recherche de Québec-Santé*) und des Genomforschungsinstituts *Genome Québec* hervorgegangen ist, bietet die Möglichkeit, Proben einzureichen und Daten der infizierten Patienten nach deren Einwilligung mit anderen zu teilen, um Virenstämme sowie mögliche genetische und immunologische Anfälligkeiten zu untersuchen.

Das Zusammentragen dieser Daten stellt eine enorme Teamarbeit zwischen zahlreichen akademischen Einrichtungen und Krankenhäusern dar. Die Biobank existiert weiterhin, die Ergebnisse werden wir wohl in einigen Monaten erfahren. Die *Host Genetics Initiative* bringt Hunderte von Wissenschaftlern aus der ganzen Welt zusammen, die genetische Daten sammeln, welche bei der Entwicklung von Therapien von großem Nutzen sein werden. Bis dahin bleibt es bei der kurativen Behandlung. Doch man kann auch vorbeugen – und dafür haben wir die Immundiät-Methode entwickelt.

Bevor Sie weiterlesen, **machen Sie Ihren persönlichen Gesundheitscheck,** indem Sie die folgenden Fragen ehrlich beantworten. Sie werden Ihnen helfen, sich Ihrer Lebensweise bewusst zu werden und Ihren Immunstatus zum Zeitpunkt der Lektüre dieses Buches zu bestimmen. (Die Punkte werden am Ende des Tests addiert. Das Ergebnis gibt Auskunft über Ihren Immunstatus.)

Ihr Immundiät-Quiz

Angeboren

Ich bin eine Frau. 0
Ich bin ein Mann 1
Ich bin über 40 Jahre alt 0
Einer meiner Eltern, Tanten, Onkel, Großeltern leidet/litt an Herz-Kreislauf-Erkrankungen (Bluthochdruck, Schlaganfall, Herzinfarkt, Transistorisch ischämischer Attacke (TIA), Angina pectoris). 1
Neurologische Erkrankungen (Morbus Alzheimer, Morbus Parkinson, Demenz) 1

Diabetesmellitus 1
Krebs- und Gelenkerkrankungen. 1
Fettleibigkeit oder Übergewicht. 1
Erbkrankheiten 1
Osteoporose 1

Erworben

Ich bin übergewichtig 2
Ich bin oft müde. 1
Ich habe im Laufe der Jahre viel Energie eingebüßt. 1
Ich habe Diabetes mellitus. 2
Mein Cholesterinspiegel ist zu hoch 2
Ich habe eine Herz-Kreislauf-Erkrankung 2
Ich habe oder hatte Krebs 2
Ich vergesse öfter etwas 1
Ich nehme mehrere Medikamente ein 2
Ich habe eine neurologische Erkrankung. 2
Ich bin mehr als fünfmal im Jahr krank. 2

Meine Lebensumstände

Ich fahre mehr als 3 Stunden pro Tag mit dem Auto. 1
Ich rauche. 2
Ich gehe nicht täglich an die frische Luft. 1
Ich bin Landwirt. 2
Ich arbeite mit Chemikalien 2
In meinem Schlafzimmer habe ich WLAN, Plastik, Teppich,
mein Handyladegerät 1
Ich habe mein Handy täglich mehr als 2 Stunden am Ohr 1
Ich benutze viele Kosmetika 1
Ich benutze eine Mikrowelle im Alltag 1

Gewohnheiten

Ich treibe weniger als 3 Stunden pro Woche Sport 1

Ich esse oft Gegrilltes 1

Ich esse Fertiggerichte 1

Ich esse Bio-Erzeugnisse 1

Ich esse kein Gemüse. 2

Ich esse kein Obst 2

Ich esse dreimal pro Woche Fleisch 1

Ich esse das, was mir in die Hände fällt 1

Ich schlafe weniger als 6 Stunden pro Nacht 1

Ich trinke mehr als 3 Gläser Wein pro Tag 1

Ich esse regelmäßig Fastfood 1

Stress

Ich habe viel Stress bei der Arbeit 1

Mir fällt es schwer, mich von Stress zu erholen 1

Ich leide an Allergien oder Unverträglichkeiten 1

Ich lasse mich leicht entmutigen 1

Ich bin leicht aufbrausend 1

Ich mache viel für andere 1

Ich bin von Natur aus optimistisch 1

Eher pessimistisch 1

Mein Privatleben

Ich fühle mich glücklich 0

Ich bin unglücklich und einsam 1

Ich habe ein gutes soziales Umfeld und werde geliebt 0

Ich werde nicht geliebt 1

Ich habe mit niemandem Streit 0

Ich habe mit mehreren Personen Streit 1

Ich unternehme viel mit Freunden und engagiere mich in einem Verein. 0

Ich unternehme nichts mit Freunden und engagiere mich auch
nicht in einem Verein 1
Ich gehe regelmäßig ins Grüne 0
Ich gehe nicht in die freie Natur 1
Ich mag meinen Wohnort 0
Ich mag meinen Wohnort nicht 1
Ich habe viele Pläne 0
Ich habe keine persönlichen Pläne 1

Ergebnisse des Immun-Diät-Quiz

2 bis 10 Punkte

Herzlichen Glückwunsch! Bei Ihnen ist alles in Ordnung. Sie erfreuen sich
bester Gesundheit und sind eher schlank, und das wird auch so bleiben.

11 bis 30 Punkte

Sie leben nicht wirklich gesund. Ihre Lebensweise und Ihre Ernährung
sind nicht optimal. Wahrscheinlich sollten Sie ein paar Kilo abnehmen.
In diesem Buch erfahren Sie, wie Sie gesund leben und sich gesund
ernähren können, damit Ihr Immunsystem Sie wieder vollumfänglich
schützt und Sie eventuell noch Gewicht verlieren.

31 bis 45 Punkte

Sie leiden an Übergewicht und sind sehr oft krank oder erschöpft. Sie
sollten unbedingt einiges ändern. Ansonsten laufen Sie Gefahr, sich mit
COVID-19 zu infizieren oder andere Krankheiten zu bekommen.

46 bis 62 Punkte

Es ist an der Zeit, sich Rat bei einem Spezialisten für Präventionsmedizin zu holen. Sie müssen etwas für Ihren Körper und Ihr Immunsystem tun. Mit der Immundiät-Methode können Sie den Weg zu einer guten Gesundheit finden.

Im Folgenden führen wir thematisch zusammengefasst die Risikobereiche auf, die Ihre Abwehrkräfte „fordern" oder „schwächen" können.

Erstellen Sie Ihre persönliche Immundiät-Bilanz

Ihre Familienanamnese

Cholesterin, Bluthochdruck, Diabetes, Schlaganfall,
Krebs, Autoimmunerkrankungen?................... JA   NEIN
Wurden Sie gestillt?............................. JA   NEIN
Haben Sie Amalgamfüllungen? .... JA   NEIN
Rauchen Sie?.................................... JA   NEIN
Trinken Sie täglich Alkohol? .... JA   NEIN
Üben Sie eine Aktivität im Freien aus? .... JA   NEIN
Meditieren Sie? .... JA   NEIN
Sind Sie oder waren Sie in Ihrem Beruf oder in Ihrer
Umgebung Schadstoffen, giftigen Produkten ausgesetzt? . . JA   NEIN

Ihre Verdauung

Gönnen Sie sich kleine Snacks zwischen den Mahlzeiten?... JA   NEIN
Achten Sie darauf, beim Essen gut zu kauen?.......... JA   NEIN
Sind Ihre Zähne: ...... empfindlich / anfällig / kariös / nichts davon
Ist Ihr Zahnfleisch:. . . schmerzempfindlich / blutet leicht / nichts davon
Haben Sie Aphthen? .... JA   NEIN
Ist Ihre Verdauung: ..... gut / langsam / schmerzhaft mit Blähungen /
Gasbildung im Darm / Säurebildung / Schweregefühl / saures Aufstoßen

Ihr Verdauungsprozess

Haben Sie regelmäßigen Stuhlgang? . . . . JA   NEIN

Falls nicht: Leiden Sie unter . . . . .Verstopfung / Durchfall / beidem im Wechsel?

Haben Sie außerdem folgende Beschwerden: Schmerzen / Krämpfe / Sodbrennen / saures Aufstoßen? . . . . JA   NEIN

Ihr Kreislauf

Haben Sie schwere Beine? . . . . JA   NEIN

Schwellen Ihre Beine leicht an? . . . . JA   NEIN

Haben Sie Besenreiser? . . . . JA   NEIN

Warzen? . . . . JA   NEIN

Haben Sie Hämorrhoiden? . . . . JA   NEIN

Leiden Sie unter Juckreiz? . . . . JA   NEIN

Frieren Sie schnell? . . . . JA   NEIN

Sind Ihre Extremitäten (Hände, Füße, Nase) oft kalt? . . . . JA   NEIN

Wie hoch ist Ihr Blutdruck in der Regel?

Haben Sie regelmäßig Migräne/Kopfschmerzen? . . . . JA   NEIN

Wenn ja: . . . . wie oft?

Leiden Sie unter Aufmerksamkeits-/
Konzentrationsstörungen? . . . . JA   NEIN

Leiden Sie unter Gedächtnisstörungen? . . . . JA   NEIN

Ihr Schlaf

Ist Ihr Schlaf Ihrer Meinung nach erholsam? . . . . JA   NEIN

Leiden Sie unter Schlaflosigkeit? . . . . JA   NEIN

Schlafen Sie schnell ein? . . . . JA   NEIN

Wachen Sie nachts auf? . . . . JA   NEIN

Wenn ja: . . . . um welche Uhrzeit?

Wie viele Stunden schlafen Sie nachts durchschnittlich?

Schlafenszeit:

Aufwachzeit:

Knirschen Sie mit den Zähnen?. . . . . JA   NEIN

Schnarchen Sie?. . . . . JA   NEIN

Morgens

Sie fühlen sich: . . . . .energiegeladen / müde

Sie sehen sich als: .Morgen- / Abendmensch

Ihre Haut

Ist Ihre Haut . . . . trocken / fettig / empfindlich / spannt / juckt?

Haben Sie: . . . . Akne / Ekzeme / Schuppenflechte / Warzen /
Pilzinfektionen / nichts davon?

Haare: . . . . trocken / fettig / kräftig / glänzend

Kopfhaut: . . . . .Schuppen / Plaques / Juckreiz / Haarausfall

Nägel: . . . hart / brüchig / weich / splitternd / mit Rillen / Wölbungen /
weißen Flecken

Nase, Rachen, Ohren, Bronchien

Leiden Sie unter folgenden Infekten: Angina / Erkältungen / Nasennebenhöhlenentzündungen / Ohrenentzündungen / Bronchitis / Tracheitis
/ nichts davon?

Andere Infekte:

Wie oft?

Leiden Sie an saisonalen Allergien? . . . . JA   NEIN

Leiden Sie unter zu starker Schleimbildung oder
festsitzendem Schleim? . . . . JA   NEIN

Wenn ja, wo: Rachen / Nase / Nebenhöhlen / Bronchien?

Sind Sie Asthmatiker/in? . . . . JA   NEIN

Ihr Stütz- und Bewegungsapparat

Schmerzen Ihre Muskeln / Gelenke / Knochen / Sehnen / nichts davon?

Hatten Sie: Knochenbrüche / Verstauchungen / Zerrungen / Bänderdehnungen / Sehnenscheidenentzündungen / nichts davon?

Sind Sie in Ihrer Beweglichkeit eingeschränkt? . . . . JA   NEIN

Leiden Sie unter Morgensteifigkeit? . . . . JA   NEIN

Haben Sie manchmal Krämpfe? . . . . JA   NEIN

Ihr Rücken

Leiden Sie unter Skoliose / Morbus Scheuermann?

Haben Sie: Schmerzen / Verspannungen / Steifigkeit im Bereich: Hals / Nacken / Trapezmuskel / Schultern / Schulterblätter / Rücken / Lenden / Kreuzbein? . . . . JA   NEIN

Ihre Harnwege

Leiden Sie an Harnwegsinfektionen oder Blasenentzündungen? . . . . JA   NEIN

Männer

Haben Sie häufigen Harndrang? . . . . JA   NEIN

Sind Sie mit Ihrer Libido zufrieden? . . . . JA   NEIN

Frauen

Ist Ihr Zyklus regelmäßig? . . . . JA   NEIN

Haben Sie starke Regelblutungen? . . . . JA   NEIN

Leiden Sie unter Regelschmerzen? . . . . JA   NEIN

Leiden Sie unter dem prämenstruellen Syndrom? . . . . JA   NEIN

Mit welchen Beschwerden?

Schmerzen im Unterbauch / Lendenbereich / Busen, Niedergeschlagenheit, Reizbarkeit, Migräne, Sonstiges: . . . . JA   NEIN

Waren Sie schon einmal schwanger? . . . . JA   NEIN

Geburt: natürlich / Kaiserschnitt / Dammschnitt . . . . JA   NEIN

Gab es Komplikationen? . . . . Welche?

Sind Sie in der Prämenopause? . . . . JA   NEIN

In den Wechseljahren? . . . . JA   NEIN

Wenn ja: . . . . künstlich / natürlich

Wenn ja, welche Beschwerden oder Unannehmlichkeiten haben Sie? Hitzewallungen / Scheidentrockenheit / Reizbarkeit / Ängstlichkeit / Angstzustände / Schlaflosigkeit / Schwindel / Erschöpfung / sexuelle Probleme / Sonstiges

Leiden Sie an Scheidenpilz? . . . . JA   NEIN

Andere gynäkologische Erkrankungen? . . . . JA   NEIN

Sind Sie mit Ihrer Libido zufrieden? . . . . JA   NEIN

Naturell und Charakter

Wie würden Sie sich selbst beschreiben? . . . . ängstlich / ruhig / optimistisch / pessimistisch / deprimiert

Wie würden Sie sich selbst beschreiben? . . . . nervös / gelassen / extravertiert / introvertiert / müde / erschöpft

Wie würden Sie sich selbst beschreiben? . . . . gestresst / fröhlich / lustig / schüchtern / traurig

Wie würden Sie sich selbst beschreiben? . . . . unter Druck / lebensfroh / zurückhaltend

Wie würden Sie sich selbst beschreiben? . . . . reizbar / ungeduldig

Nachdem Sie nun all diese Fragen objektiv und differenziert beantwortet haben, können Sie beurteilen, wie sehr Sie für Ihre Lebensenergie und damit Ihre Immunabwehr verantwortlich sind. Ihr/e Heilpraktiker/in hilft Ihnen sicher gerne, Ihre neue Energiebilanz umzusetzen.

31

Faktoren, die Ihr Immunsystem schwächen

Gefährdende Faktoren

- ständige Müdigkeit
- großer Stress
- sportliche oder seelische Belastung
- Jetlag
- abrupte Klimawechsel
- Sonnenbrand
- Verletzung, Unfall
- Operation, Injektionen
- Überforderung
- chronische Schlaflosigkeit
- wiederholter und anhaltender Stress
- wiederholte Jetlags
- Arbeit im Krankenhaus
- Exposition gegenüber Schadstoffen
- Rauchen
- übermäßiger Alkoholkonsum
- Vitaminmangel, darunter Mangel an Vitamin D, B-Vitaminen, Antioxidantien, Säuren, Omega-3-Fettsäuren, Cystein, Glutamin
- Übergewicht, vor allem im Bauchbereich
- Stoffwechselsyndrom
- Übermäßiger Konsum von Fett oder Zucker

Faktoren hoher Anfälligkeit des Immunsystems

- chirurgische Operation
- Krankenhausaufenthalt
- Alter
- Diabetes
- Erkrankungen der Atemwege

- harte Drogen
- ungeschützte Sexualpraktiken

Faktoren extremer Anfälligkeit des Immunsystems
- akuter Stress
- Fibromyalgie
- Chronisches Erschöpfungssyndrom
- Leber-, Nieren- oder Ateminsuffizienz
- Polytraumata
- Primärer Immundefekt
- Immunsuppression
- Mangelernährung (hohes Alter, chronische Infektionen, belastende Behandlungen, chronische Hepatitis, Krebserkrankungen)

Naturheilkundliche Empfehlungen nach der Immundiät-Methode

Es ist sehr einfach und ganz natürlich! Sie sollten auf alles verzichten, was Ihr Immunsystem entsprechend Ihrer Blutgruppe schwächen könnte (siehe Ihre Blutgruppe, Teil 2). Nichts, was denaturiert, verarbeitet, industriell gefertigt oder nicht gedünstet ist, darf mehr in Ihren Mund gelangen. Nichts, was fett, künstlich gesüßt oder salzig ist, darf mehr auf Ihrem Teller landen. Es geht darum, voller Achtsamkeit das Leben zu ehren, so wie Sie heute beschließen, Ihren Körper zu ehren und ihm für all die Arbeit zu danken, die er seit Ihrer Geburt geleistet hat. Von heute an arbeiten Sie Hand in Hand. Sie werden ihn nicht mehr mit allem allein lassen. Sie sind jetzt echte Verbündete, echte Partner, ein Gewinnerteam, das Ihnen ein gesundes und langes Leben ermöglicht.

Um die beste Immunabwehr Ihrer Blutgruppe zu gewährleisten, sollten Sie ab sofort keine hochraffinierten Lebensmittel mehr essen, wie weißen Zucker, weißes Brot, weißen Reis, weiße Nudeln, weißes Mehl ... Diese schwächen Ihren gesamten Organismus, denn Ihr Körper verbraucht viel Energie, um sie zu verdauen. Die Allgegenwärtigkeit dieser raffinierten und zuckerhaltigen Lebensmittel in Ihrer Ernährung schränkt Ihre Aufnahme von Ballaststoffen erheblich ein. Ballaststoffe sind jedoch für die Stärkung und Aktivierung Ihrer Immunabwehr unerlässlich.

Wenn Sie auf frisches Gemüse und rohes oder gedünstetes Bio-Obst verzichten, nehmen Sie weniger Vitamine, Spurenelemente, Antioxidantien und Mineralsalze zu sich, dafür aber viel mehr Kalorien, und zwar energetisch „leere" Kalorien.

Schaffen Sie möglichst alle Konserven ab, denn die Sterilisation, die zwar Bakterien und Keime abtötet, zerstört auch Vitamine und wandelt Mineralstoffe in Verbindungen um, die Ihr Körper nicht aufspalten kann. Außerdem enthalten sie aus Gründen der Haltbarkeit in den allermeisten Fällen zu viel Salz.

Kaufen Sie keine industriell hergestellten Gerichte, Soßen oder Marmeladen, die kaum noch Vitamine enthalten. Ihr Nährwert ist gleich Null. Sie enthalten nur Fett, Zucker und Zusatzstoffe. Bereiten Sie Ihre Soßen selbst zu und auch Ihre Marmeladen.

Nehmen Sie mehrmals pro Keimlinge und Sprossen Körner zu sich. Sie sind reich an Milchsäure, Enzymen und Fermenten und damit wertvoll für das Gleichgewicht in Ihrem Darm. Sie optimieren alle Verdauungsfunktionen und ermöglichen eine bessere Aufnahme wichtiger Nährstoffe sowie eine gründlichere Entgiftung und sorgen so für eine stärkere Immunabwehr.

Auf Folgendes sollten Sie komplett verzichten:
- alle zuckerhaltigen, leichten oder angeblich zuckerfreien Limonaden
- alle handelsüblichen Fruchtsäfte (Orangen und andere Früchte lassen sich gut auspressen)
- alle industriell hergestellten Suppen, die viel zu viel Salz, Zucker und

andere Zusatz- und Konservierungsstoffe enthalten (investieren Sie am besten in einen Mixer)

Vermeiden Sie den Konsum von

- mehr als einem Glas Wein (Frauen) bzw. zwei Gläsern (Männer) täglich, am besten trinken Sie Rotwein
- allen Spirituosen. Am besten verzichten Sie komplett darauf
- Salz in Ihren Gerichten
- Sandwiches und ähnliches
- Wurstwaren. Sie sind voller Nitrite und wirken damit wie erbgut-verändernde Bomben
- Süßstoff. Verzichten Sie auf Zucker oder Süßstoff.
- industriell hergestellten Lebensmitteln, Soßen, Keksen, Schokolade, Fertiggerichten ...
- *Junk food,* Burger, Pizza usw.
- allem, was fett, zu süß, zu salzig, frittiert, zu stark gewürzt ist.

Tipps für einen gesunden Lebensstil, der Ihrem Immunsystem guttut (offene Aufzählung)

- Die immunfördernde bzw. immunneutrale Ernährung Ihrer Blut-gruppe anwenden
- Den eigenen Wohnort schätzen
- Eine freundschaftliche und stabile Beziehung mit einer Partnerin oder einem Partner haben
- Sexualleben, Umarmungen, Zärtlichkeit, Sexualität
- Eine gute Beziehung zu den eigenen Kindern haben
- In Gesellschaft von anderen Menschen oder Haustieren leben
- Jeden Tag Lichtbäder nehmen, auch im Winter
- Kalt duschen
- Vitamin D, Antioxidantien, Magnesium und Omega-3-Fettsäuren in Form von Nahrungsergänzungsmitteln einnehmen

- Bio-Obst und -Gemüse der Saison essen
- Mit mindestens einer Person aus der eigenen Herkunftsfamilie ein harmonisches Verhältnis haben
- Enge Freunde haben
- Täglich meditieren
- Anderen helfen, sich für andere engagieren (Verein, Nachbarn usw.)
- In jedem Alter Pläne haben
- Bereichernde Beziehungen zu Ihren Kolleginnen und Kollegen pflegen
- Stress mit Loslassen und Vertrauen begegnen
- Regelmäßige Arbeitszeiten, tagsüber arbeiten
- Sich nicht aller Probleme anderer annehmen (wissen, wie man sie an Therapeuten verweist)
- In Finanzangelegenheiten vorsichtig sein
- Das Leben mit Philosophie und Humor nehmen
- Entspannende Hobbys haben
- Jede Nacht mindestens sieben Stunden gut schlafen
- Lachen mit Freunden, beim Radiohören, im Kino
- Vielfältig essen
- Reines Wasser trinken
- Zucker vermeiden
- Wenig oder gar keine Spirituosen konsumieren
- Zu Fuß, mit dem Fahrrad oder dem Roller zur Arbeit o. Ä. gehen bzw. fahren
- Die eigene Wohnung sauber halten
- Mindestens einmal pro Woche eine sportliche Aktivität ausüben
- Einmal pro Woche eine sanfte Aktivität (Tai Chi, QiGong, Yoga, Pilates) ausüben
- Krafttraining (Hanteln usw.) praktizieren
- Nicht rauchen
- Nicht ungeschützt in die Sonne gehen

- Täglich Ruhephasen einhalten
- Musik hören, wo immer es möglich ist
- Viele Grünpflanzen haben, wenn man nicht auf dem Land lebt
- Nach Möglichkeit jede Woche in die freie Natur gehen (Wälder, Parks, Meer oder Ähnliches)
- Sich mit einer Mund-Nasen-Bedeckung vor der Luftverschmutzung in Städten schützen, vor allem wenn Sie mit dem Fahrrad, Motorrad oder Roller unterwegs sind.

2. KAPITEL

Die Grundlagen der Immunabwehr
für jede Blutgruppe

Die Grundlagen

Wir essen im Durchschnitt drei- bis viermal am Tag, und das unser Leben lang. Somit nehmen wir täglich rund ein Kilogramm Nahrung zu uns: Das sind 365 Kilogramm pro Jahr oder mehrere Tonnen Nahrungsmittel innerhalb weniger Jahre.

Das kann einen schon nachdenklich stimmen, gar beunruhigen. Finden Sie nicht? Angesichts dieser schnellen Kopfrechnung wird ersichtlich, wie groß der Einfluss unserer Ernährung auf unser Leben ist. Diese Tonnen an Nahrungsmitteln passieren all unsere Organe und Zellen, unser Blut und unser Gehirn. Und jedes einzelne Nahrungsmittel gibt Signale und Informationen an unsere Zellen weiter.

Würde es sich dabei um Radarfallen handeln, würden wir auf unseren Immunpunktestand genauso achten wie auf unseren Führerschein. Leider gibt es auf gesundheitlicher Ebene keine Eignungskurse zum Punkteabbau. Stattdessen reagiert unser Körper mit Krankheitspausen. Mit diesen Zwangsauszeiten fordert unser Körper aber eigentlich eine drastische Veränderung. Ein Verlust aller Punkte käme dem Ausbruch einer Krankheit gleich. Allerdings geben wir zu bedenken, dass sich diese „Immunpunkte" nicht mal eben wiedererlangen lassen. Ist eine Krankheit einmal ausgebrochen, ist es bereits zu spät.

Bei der Immundiät-Methode geht es darum, dass wir besonders auf unsere Lebenspunkte achten. Wir sollen auf unsere „Lebenslizenz" aufpassen und lange und vor allem gesund leben. Mit anderen Worten ist es das Ziel, den Großteil unserer Immunpunkte zu erhalten – oder im Falle ihres Verlusts wissen, wie wir sie so schnell wie möglich wiedererlangen können. Und Fehler, die sich negativ auf unser Immunsystem auswirken, nicht wiederholen.

Lassen Sie uns auf das Wertvollste achtgeben, das wir haben: nicht auf unser Haus, unser Auto, unseren privaten oder beruflichen Erfolg, sondern auf unseren Körper, unsere Gesundheit!

Wir sollten uns bewusst sein, dass jedes Nahrungssignal unsere Zellen und damit unser Leben beeinflusst. Vitamine, Nährstoffe, Fettsäuren oder Zucker können das Klima in unseren Zellen verändern, uns zu Ruhe zwingen, Zellwanderungen auslösen oder unseren Allgemeinzustand beeinflussen. Schon Hippokrates riet uns mit seiner hoch geschätzten Weisheit, Nahrung zu unserer Medizin zu machen.

Inzwischen wird uns dies täglich vor Augen geführt. Und zwar erst recht angesichts der Vielzahl an Viren, die im Laufe unseres Lebens auftauchen und wiederkehren werden.

Offensichtlich steckt in unserer Nahrung viel mehr, als es den Anschein hat. Ihr Einfluss ist viel größer und weitreichender, als wir es uns vorstellen können.

Aus diesem Grund ist es von größter Bedeutung, zwischen dem reinen Akt des Essens und den Begriffen „sich ernähren" und „Nahrung zu sich nehmen" zu unterscheiden. Denn während einige Esshandlungen bewusst vorgenommen werden, laufen andere dagegen eher automatisch ab, d. h., wir greifen uns einfach irgendetwas, um das Hungergefühl zu stillen. Und nicht, um uns über unsere Ernährung zu heilen oder unser Immunsystem zu stärken.

Unsere Ernährung sollte immer immunwirksam, immunfördernd oder zumindest immunneutral sein. Dann kann sie unser Energielevel pushen, zur körperlichen Erholung beitragen, regenerierend wirken und uns vor Viren und Bakterien schützen.

Wir müssen auf die Qualität unserer Ernährung achten. Wir müssen Sorge dafür tragen, dass wir nur geringe Mengen zu uns nehmen, die nicht zu unserer Blutgruppe passen, und auf das Verhältnis zwischen Kalorienaufnahme und körperlicher Betätigung achten. Das ist heutzutage nämlich oft sehr unausgeglichen, da wir für vieles Maschinen nutzen. Denken Sie auch an die Atmosphäre, in der wir unser Essen zu uns nehmen. Nehmen Sie Ihre Mahlzeiten in einer entspannten Umgebung zu sich und konzentrieren Sie sich voll und ganz aufs Essen. Lassen Sie sich dabei nicht von einem Bildschirm ablenken.

Der Großteil unserer Nahrung sollte „lebendig", also möglichst naturbelassen sein: frisches oder kurz gekochtes Obst und Gemüse, Ölsaaten und Öle aus erster Pressung. Verzichten sollten wir auf sogenannte tote Lebensmittel: industriell verarbeitete Nahrungsmittel, Fertiggerichte, Nahrungsmittel in Soßen, Sandwiches, *Junkfood*, Pizza usw. Sie belasten und verlangsamen unseren Stoffwechsel und schwächen unsere Abwehrkräfte.

Nährstoffarme Nahrungsmittel schwächen unseren Organismus. Sie machen den Weg frei für eine krankhafte Erhöhung des Säuregehalts im Blut, oxidativen Stress, Krankheiten, Entzündungen, unerwünschte Darmbakterien, zu viel Zucker und Fett, die unser Körper nicht verwerten kann. Ihr Konsum führt unweigerlich zu Erschöpfung, Übergewicht und Mangelerscheinungen aller Art, die Viren und schließlich Krankheiten Tür und Tor öffnen.

Körperlicher Abbau hat mehrere Grundursachen, die wir hier in der Reihenfolge ihrer Priorität für Ihre Gesundheit aufzählen: eine minderwertige, nicht auf Ihre Blutgruppe abgestimmte Ernährung, Schlafmangel, zu wenig Ruhepausen im Alltag, tägliche Belastung durch Umweltschadstoffe, zu lange Sonnenbäder oder gesundheitsschädliche Einflüsse wie elektromagnetische Wellen, wiederholte Stressbelastung (einschneidende und heftige emotionale Belastungen, Dauerstress im Alltag), Drogenmissbrauch, Medikamenteneinnahme, Alkohol- und Tabakkonsum und als Krönung des Ganzen Bewegungsmangel.

All diese Lebensfaktoren führen zur Produktion von freien Radikalen. Diese sind an den Oxidationsprozessen in Ihrem Körper beteiligt und damit an einem heimtückischen Angriff auf Ihre Immunabwehr. Sie verursachen den sogenannten *oxidativen* Stress, ein Hauptprozess des Alterns. Genau dieser Hauptprozess schwächt Ihren gesamten Körper, beeinträchtigt Ihre Gesundheit und öffnet letztlich Krankheiten Tür und Tor.

Die Anzahl ihrer Nervenzellen (Neuronen) nimmt allmählich ab. Stimmungsschwankungen, Durchblutungsstörungen, verminderte Aufmerksamkeit, mangelnde Konzentration und letztlich eine Beeinträchtigung des Kurzzeitgedächtnisses sind die Folge. Der Abbau von Neuronen ist der Nährboden für seelische Erschöpfung: Der Dopaminspiegel sinkt und der Spiegel des sogenannten Glückshormons Serotonin fällt zugunsten von Adrenalin ab. Der Adrenalinspiegel steigt und gaukelt uns damit vor, wir seien in Gefahr. Dies wiederum überfordert die Nebennieren (die wichtigen kleinen Hormondrüsen oberhalb der Nieren).

Bleibt unser Neurotransmitterhaushalt im Ungleichgewicht und das über Jahre, können sich degenerative Erkrankungen wie Morbus Parkinson oder Morbus Alzheimer einstellen. Viele Forschende berichten, dass diese Krankheiten, über die man noch viel zu wenig weiß, nur dann wirklich geheilt werden können, wenn man ab dem 50. Lebensjahr vorbeugt und gesund lebt. Im Laufe unseres Lebens nimmt die Produktion natürlicher Hormone ab, insbesondere der Schilddrüsen-, Nebennieren- (DHEA, Pregnenolon, Cortisol) und Sexualhormone (Östrogen,

Progesteron und Testosteron). Diese Hormone schmelzen wie Schnee in der Sonne und führen zu Gewichtszunahme, Schlafstörungen, Stimmungsschwankungen, beeinträchtigtem Umgang mit Stresssituationen und verminderter sexueller Leistungsfähigkeit.

Wir alle werden die Menopause bzw. Andropause mit dem damit einhergehenden Muskelschwund und der Gewichtszunahme erleben. Mit dem Alter nimmt die Gesamtbakterienvielfalt im Darm ab. Die Darmflora wird somit schlechter und braucht mehr Zeit, sich zu regenerieren.

Auch die Darmfunktion verschlechtert sich. Dies führt zu einer schlechteren Aufnahme von Nährstoffen und zum Auftreten von Nährstoffmängeln. Der Darm übernimmt nicht mehr in vollem Umfang seine Schutzfunktion und lässt einige unerwünschte Partikel passieren. Dies führt zu Nahrungsmittelunverträglichkeiten, die wiederum chronische Entzündungen, Erschöpfung, Hautprobleme und Gelenkbeschwerden usw. nach sich ziehen.

Unser Immunsystem wird störanfälliger. Und in unserer Darmflora sammeln sich vermehrt unerwünschte Mikroorganismen, pathogene Keime, an. Unser gesamter Darm wird durchlässiger und so gelangen Schadstoffe ungefiltert in den Blutkreislauf.

Da unser Darm dann Vitamine und andere Nährstoffpräparate, die wir einnehmen, nicht mehr richtig verstoffwechseln kann, kommt es zu entzündlichen Erkrankungen und damit als erste spürbare und verheerende Folge zu einer Schwächung unseres Immunsystems.

Die Funktion des Herz-Kreislauf-Systems verschlechtert sich. Die Herzleistung ist aufgrund der arteriosklerotisch verengten Arterien weniger effizient, was zu einer schlechten Durchblutung und Versorgung der Gewebe führt und als direkte Folge die körperliche und geistige Leistungsfähigkeit beeinträchtigt. Auch Schlaganfälle können die Folge sein.

Die Atmung ist ebenfalls beeinträchtigt. Dies äußert sich allmählich in einer schlechten Sauerstoffsättigung, Kurzatmigkeit und verminderter körperlicher Leistungsfähigkeit. Jeder sollte daher mindestens dreimal am Tag (Atmung Seite 140) und bei jeder belastenden oder negativen Begebenheit bewusst atmen. Bewusstes Atmen wirkt sich eindeutig positiv auf Ihr Immunsystem aus.

Die Nierenfunktion lässt nach. Ihr Körper kann nicht mehr ordnungsgemäß entgiften, sodass sich gefährliche Stoffe im Blut ansammeln können. Im Laufe dieses Buches werden wir aufzeigen, dass Bewegung, insbesondere Gehen, in Verbindung mit einer guten und qualitativ hochwertigen Flüssigkeitszufuhr unsere Nieren durchspülen und die Funktion dieser Reinigungsorgane erheblich verbessern kann.

Knochenmasse schwindet. So kann leicht Osteoporose und/oder Knochenbrüchigkeit entstehen, die unter anderem Knochenbrüche herbeiführen kann.

Die Wassermenge im Körper ist ungleichmäßig verteilt. Der tägliche Wasserumsatz ist insgesamt geringer. Es entstehen Falten, Kollagen wird abgebaut, die Haut verliert an Spannkraft. Diese Alterungserscheinungen und damit einhergehend das Schwinden Ihrer Abwehrkräfte nehmen noch an Fahrt auf und verschlimmern sich, wenn folgende Faktoren vorliegen:

- eine Ernährung, die nicht an Ihre Blutgruppe angepasst ist,
- Übergewicht, das sich aufgrund von Bewegungsmangel in Kombination mit zu reichhaltiger Ernährung einstellt (weitere Folgen: Stoffwechselstörungen wie hoher Cholesterinspiegel und Diabetes oder Entzündungen),
- Tabakkonsum: Tabak greift nicht nur Herz, Atemwege und Augen an, sondern schädigt auch Knochen, Nieren und Haut,
- Alkoholkonsum: Er belastet nicht nur die Nieren, sondern auch den Verdauungstrakt,
- Bewegungsmangel: er beeinträchtigt Herz, Lunge, Muskeln und Knochen, außerdem begünstigt er Übergewicht sowie das Risiko von Herz-Kreislauf- und Stoffwechselerkrankungen,

- Sonnenstrahlen, die Augen und Haut stark schädigen,
- Umweltverschmutzung: der Einsatz von Pestiziden und Insektiziden, hormonaktive Stoffe in unserer Umwelt, die unsere Zellen belasten und schädigen.

Jetzt können Sie nicht mehr sagen, man hätte Sie nicht gewarnt. Machen Sie das Beste aus diesem Wissen, reagieren Sie proaktiv!

Wie funktioniert unser Immunsystem?

Unser Immunsystem ist ein hochkomplexes, über den gesamten Organismus verteiltes Netzwerk. Zellen, Drüsen und Organe gehören ebenso zum Abwehrsystem des Körpers wie deren Abwehrreaktionen. So haben Entzündungen zunächst einmal die wichtige Funktion, unseren Körper vor einer bakteriellen oder viralen Infektion zu bewahren.

Zum Immunsystem gehören die weißen Blutkörperchen. Diese Leukozyten gelangen durch den Blut- und den Lymphstrom in alle Regionen des Körpers und reagieren bei Problemen. Auch Organe wie der Thymus sind Bestandteile des Immunsystems. Der Thymus erzeugt und prägt T-Lymphozyten. Diese wiederum töten Zellen ab, die mit körperfremden Mikroben wie Bakterien und Viren infiziert sind.

Viren befallen die Zellen ihrer Wirte und vermehren sich dort, verbreiten die Infektion und verursachen gesundheitliche Probleme. T-Lymphozyten helfen dem menschlichen Körper bei der Bekämpfung von Viren. Bei ihrer Arbeit stützen sie sich auf T-Zell-Rezeptoren. Diese Proteine helfen den T-Zellen, virales Material aufzuspüren, um virusinfizierte Zellen zu erkennen und eine chemische Reaktion auszulösen, die alle schädlichen Zellen abtötet.

Dabei muss zwischen einer **angeborenen Immunabwehr und einer erworbenen Immunabwehr unterschieden werden.** Der erfahrene französische Immunologe Prof. Jean-Daniel Lelièvre erklärt uns das sehr verständlich: „Dringt ein körperfremder Wirkstoff in den Organismus ein, löst dies Abwehrmechanismen und eine erste, sogenannte unspezifische Reaktion des Organismus aus. Im Anschluss wird eine zweite Immunantwort aktiviert: eine sehr genaue (antigenspezifische) Immunreaktion. Dafür wird auf Zellen zurückgegriffen, die sich gezielt gegen spezifische Antigene richten. Im Rahmen der spezifischen Immunreaktion erfolgt die Bildung eines immunologischen Gedächtnisses. Bei erneutem Kontakt mit dem jeweiligen Antigen können somit Krankheitserreger schneller und effektiver ausgeschaltet werden."

Allerdings **ist das Immunsystem vielschichtig und kompliziert.** Es arbeitet nicht immer optimal, um die ihm zufallende Funktion zu erfüllen, nämlich unseren Körper vor Infektionen und Viren zu schützen. Tatsächlich kann das Immunsystem bei Erschöpfungszuständen, Stresszuständen und bei altersbedingten Mangelerscheinungen nicht optimal aktiv werden.

Das Immunsystem ist dennoch in der Lage, hervorragende Arbeit zu leisten, und unser Leben lang Infektionen zu verhindern. Insgesamt wurde festgestellt, dass sich unser Immunsystem bis zum mittleren Alter (ca. 40 Jahre) allmählich verbessert. Genauer gesagt hat es Antikörper und Gedächtniszellen gegen Viren und Bakterien gebildet, die es in der Vergangenheit besiegt hat. Dies würde erklären, warum wir uns im Erwachsenenalter tendenziell seltener mit Viren oder Bakterien infizieren als in unserer Kindheit.

Allerdings **baut das Immunsystem ab dem 60. Lebensjahr ab.** Je älter wir werden, desto träger reagiert es. Unser Immunsystem altert genau wie wir selbst. Unsere Thymusdrüse schrumpft und ihre T-Zellen wirken nicht mehr optimal.

Dies erklärt, warum wir nach Erreichen eines bestimmten Alters (oft um die 60) häufiger krank werden, öfter von Viren- und Bakterienangriffen betroffen sind und warum über 60-jährige Menschen häufiger an Krebs (unkontrolliertem Wachstum entarteter Zellen, die das Immunsystem eigentlich ausschalten müsste) erkranken.

Die verminderte Funktion der T-Zellen ist der Grund, warum Impfstoffe bei älteren Menschen nicht so gut wirken. Im fortgeschrittenen Alter produziert der Körper weniger T-Zellen. Die meisten Impfstoffe sind jedoch auf eine umfangreiche Produktion dieser T-Lymphozyten angewiesen, um ihre Wirkkraft voll zu entfalten. Kurzum erhöht eine verminderte Funktion des Immunsystems die Wahrscheinlichkeit, dass sich Entzündungen entwickeln, die wiederum eine Vielzahl anderer gesundheitlicher Probleme nach sich ziehen.

Außerdem **haben Frauen ein besseres Immunsystem als Männer.** Es erkranken weniger Frauen an COVID-19 und es kommt bei Frauen seltener zu schweren Verläufen. Immunologen erklären das folgendermaßen: „Ein Großteil der Immungene sitzt auf dem X-Chromosom. Frauen haben zwei X-Chromosome. Sie profitieren also von einer häufigeren Expression bestimmter Gene im Vergleich zu Männern. Dies erklärt, warum es bei Frauen seltener zu einem schweren Verlauf kommt und weshalb sie deutlich besser auf die Impfung ansprechen.

Nun wollen wir uns damit befassen, wo genau unser Immunsystem sitzt: in unserem Darm!

Die Darmflora: der Schleusenwächter unseres Immunsystems

Wussten Sie, dass die Reaktionen des Immunsystems zu 70 Prozent im Darm ablaufen?

Ist Ihnen bekannt, dass 40 Billionen Bakterien in unserem Dickdarm leben? Das sogenannte *Mikrobiom*, also unsere Darmflora ist eine herrliche Spielwiese für Bakterien. Diese Spielwiese ist etwa siehen Meter lang, was im Durchschnitt 300 Quadratmetern entspricht. Bei dem

Gedanken sollte uns schnell klar werden, wie außerordentlich wichtig der Darm für unsere Gesundheit ist! Von den 160 Bakterienstämmen, die die Darmflora eines gesunden Menschen im Durchschnitt umfasst, ist die Hälfte von Mensch zu Mensch gleich. Es soll übrigens eine aus 15 bis 20 Bakterienstämmen bestehende Kern-Mikrobiota geben, die bei allen Menschen für die wichtigsten Funktionen der Darmflora zuständig ist.

Die Darmflora bzw. das Darm-Mikrobiom eines Menschen wird von Geburt an aufgebaut. Die bakterielle Besiedelung erfolgt allerdings erst nach und nach. In den ersten Lebensjahren unter dem Einfluss der Beikost, der Genetik, der Hygiene, medizinischen Behandlungen und der Umwelt verändert sich die Zusammensetzung der Darmflora qualitativ und quantitativ. Danach bleibt ihre qualitative und quantitative Zusammensetzung ziemlich stabil. Die Schwankungen der Sexualhormone Testosteron und Östrogen können sich dennoch auf ihre Zusammensetzung auswirken. Auch medizinische Behandlungen, Änderungen des Lebensstils oder verschiedene einschneidende Ereignisse können Einfluss auf die Darmflora haben. Beeinträchtigt wird ihre Qualität insbesondere durch die häufige Einnahme von Antibiotika in unserer Kindheit und Jugend. Die Darmflora entwickelt sich also unser Leben lang und verändert sich in Abhängigkeit von unserem Lebensstil.

Ihre Hauptfunktion besteht jedoch darin, fast drei Viertel unseres Immunsystems aufzubauen. Ganz offensichtlich hat die Darmflora für uns eine absolut grundlegende Funktion. Unser so aktiviertes Immunsystem ist in der Lage, Eindringlinge zu erkennen und uns energisch gegen jede Art von Viren, krankheitserregende Bakterien, Parasiten, Pilze usw. zu verteidigen.

Unsere Darmflora besteht also aus Milliarden von Bakterien. Sie zählt Tausende verschiedener Bakterienstämme. Zusammengenommen ist das eine Biomasse von ein bis zwei Kilogramm.

Die Darmflora wird seit Kurzem von allen als das Einfallstor für Viren und Krankheiten anerkannt, und zwar in jedem Alter. Lange Zeit wurde diese sieben Meter lange Masse und ihre Bedeutung im Gegensatz zu anderen Organen komplett verkannt und unterschätzt.

Heutzutage wissen wir, dass es im Darm nicht nur um Verdauung und Aufspaltung von Nährstoffen geht, sondern auch darum, unsere Immunabwehr, Gesundheit und Stimmungsregulierung zu gewährleisten und auf unser Gewicht zu achten.

Wir wissen, dass unsere Darmschleimhaut Antikörper herstellt, die Viren und unerwünschte Bakterien zerstören können. Die Aufgabe dieser abwehrbereiten Flora ist es, Viren, Parasiten, Toxine und krankheitserregende Bakterien zu bekämpfen.

Seit kurzer Zeit geht unter zahlreichen Forschenden das Gerücht um, dass Bakterien in unserer Darmflora mit dem SARS-CoV2-Virus infiziert sind.

„Das Darm-Mikrobiom ist für uns von grundlegender Bedeutung", erklärt der französische Professor Burcelin. Es kontrolliert das Immunsystem, besonders bei der Geburt, und wird es das ganze Leben lang kontrollieren. Die Qualität unserer Immunabwehr, deren Aufgabe die weißen Blutkörperchen übernehmen, wird von der Vielfalt und der Anzahl verschiedenster Bakterien abhängen. Wenn unsere Darmflora allerdings nicht ausgewogen ist, agieren unsere Abwehrkräfte ebenfalls nicht einheitlich."

Geneviève Héry-Arnaud von der Arbeitsgruppe Mikrobiota im bretonischen Brest hat sich dazu folgendermaßen geäußert: **„Ältere oder übergewichtige Menschen haben ein schwaches und unausgeglichenes Immunsystem, was sie naturgemäß einem höheren Krankheitsrisiko aussetzt.** Die Darmflora spielt eine wichtige Rolle bei Lungeninfektionen, insbesondere bei viralen Infektionen." Und weiter: „Wir wissen, dass das Lungen-Mikrobiom **zusammen mit dem Darm-Mikrobiom eine grundlegende Rolle spielt. Denn es ist in der Lage, der Ansiedlung von pathogenen Viren oder Bakterien entgegenzuwirken."**

Forschende haben daher Wirkung und Rolle eines in der Darmflora vorkommenden Bakteriums namens *Prevotella* untersucht. Dabei kamen sie zu folgendem Ergebnis: Wenn das COVID-19-Virus diese Bakterien infiziert, würden diese Entzündungen im ganzen Körper hervorrufen.

Forschende in mehreren Ländern, darunter China, Frankreich und die USA, unterstützen diese Entdeckung. Das Coronavirus selbst würde nicht direkt zum Tod führen, sondern vermeintlich erst über die *Prevotella*-Bakterien im Darm, die es infiziert. Sobald diese infiziert sind, würden sie im gesamten Körper äußerst virulent werden.

Die Forschenden erklären außerdem, warum junge Menschen verschont würden: „Kinder werden verschont, ältere Menschen sind stärker betroffen. *Prevotella* ist in der Darmflora von Kindern praktisch nicht vorhanden, kommt aber mit zunehmendem Alter immer häufiger vor. Fettleibige oder übergewichtige Menschen sind viel stärker betroffen, da in ihrer Darmflora eine Vielzahl dieser Bakterien vertreten sind."

Bis dato wurde diese Entdeckung jedoch von der gesamten Ärzteschaft in keiner Weise bestätigt.

Wir stehen an der Schwelle zu großen Fortschritten im Bereich der Erforschung der Darmflora. Es gibt zwar einige Veröffentlichungen über den Zusammenhang zwischen Prevotella und dem neuen Coronavirus, aber sie sind laut den Forschenden noch nicht belastbar. Trotzdem ist diese Entdeckung substanziell.

Einfach ausgedrückt: Eine gesunde Darmflora ist in Verbindung mit einer an unsere Blutgruppe angepassten Ernährung in der Lage, alle Arten von krankheitserregenden Eindringlingen, ob Viren oder Bakterien, abzuwehren.

Wenn bei Ihnen folgende Alarmsignale immer wieder auftreten: Blähungen, Blähbauch, Verstopfung, Durchfall, Schmerzen, schleppende Verdauung und langsame Aufspaltung von Nährstoffen, Nahrungsmittelallergien (aufgrund von Darmporosität), Virenbefall, Müdigkeit, Infektionen, dann ist Ihre Darmflora gestört.

Je stärker Ihre Darmflora durch unerwünschte Bakterien gestört wird, desto schwächer ist Ihr Immunsystem und desto eher können Sie von gefährlichen Viren infiziert werden, denen Sie nur wenig entgegenzusetzen haben, da Ihre Darmflora bereits in Mitleidenschaft gezogen wurde. Das ist so, als hätte Ihre Armee keine Soldaten mehr, um sich gegen eine Invasion zu verteidigen.

Wenn Ihr Darm durch falsche, nicht an Ihre Blutgruppe angepasste Ernährung überfordert ist und außerdem mit Krankheitserregern und Medikamenten zu kämpfen hat, beginnen sich Ihre Darmzellen auszudehnen. Sie werden porös und sind nicht mehr in der Lage, der eindringenden Flut an Eindringlingen Einhalt zu gebieten.

Zu diesem Zeitpunkt erfüllt Ihre Darmbarriere nicht mehr ihre Aufgabe. Sie kann den Durchtritt von immer größeren Nahrungsmolekülen nicht mehr verhindern. Es kommt zu Entzündungsreaktionen. Wie ein Reifen, der an mehreren Stellen beschädigt ist, lässt der Darm schädliche Moleküle (Viren, Bakterien, Toxine, Medikamente) durch. Diese gelangen so ungehindert in Ihren Blutkreislauf. (Auch als „Leaky-Gut-Syndrom" bekannt, Anm. d. Verlags)

Als Reaktion kommt es in Ihrem Körper zu verstärkter Schleimbildung. Diese Funktionsstörung führt zur Produktion von Lungenschleim, der die Anfälligkeit für Bronchitis, Nebenhöhlenentzündungen und Hautreaktionen erhöht.

In unserer fantastischen Darmflora tummeln sich nützliche und unerwünschte Bakterien. Lassen Sie uns über die sprechen, die für uns von großem Nutzen sind: Gemeint sind **Präbiotika.** Diese gesundheitsfördernden Bakterien bauen Ihre Darmflora auf und unterstützen den Verdauungsprozess. Außerdem produzieren sie Ihre weißen Blutkörperchen, die Sie schützen. Präbiotika sorgen dafür, dass Ihre Bauchspeicheldrüse richtig funktioniert. Und, was erstaunlich und wichtig ist, sie versorgen Ihr Gehirn mit allen Nährstoffen, die es braucht, um die Arbeit Ihrer Neurotransmitter zu unterstützen.

Diese nützlichen Bakterien stellen auch wichtige Vitamine her, die an der korrekten Synthese Ihrer Hormone beteiligt sind.

Wenn es in unserer Darmflora nicht genügend nützliche Bakterien und vor allem Präbiotika gibt, machen sich unerwünschte Bakterien breit, die unserer Gesundheit erheblich schaden können.

Diese unerwünschten Bakterien werden wiederkehrende Infektionen wie Blasenentzündungen, bakterielle Vaginosen, Entzündungen, Verhaltensstörungen, depressive Störungen, Gelenkschmerzen, entzündliche Schmerzen, Darmentzündungen, eine große Anfälligkeit für Gewichtszunahme und vor allem einer fast unmöglichen Gewichtsabnahme, hervorrufen und zu allem Überfluss auf Dauer das Risiko einer Insulinresistenz steigern oder sogar Diabetes auslösen.

Im Darm-Mikrobiom gibt es normalerweise Präbiotika in großer Zahl. Sie sind wie Waffen, die uns gegen Viren und alle Bakterien verteidigen können. Aber es gibt auch einige wenige Probiotika, die wir mit der Nahrung aufnehmen können.

Jetzt, wo wir wissen, dass unsere Darmflora unser wichtigstes Organ ist, werden wir uns bewusst darum kümmern, sie optimal zu nähren. Danach wird es darum gehen, die Besiedelung unserer Darmflora mithilfe von Probiotika – Zubereitungen, die lebensfähige Mikroorganismen enthalten, z. B. Milchsäurebakterien und Hefen – zu fördern, um unsere Immunabwehr zu stärken.

Eine gestörte Darmflora, die Immunoffenbarung des 21. Jahrhunderts

Was bedeutet eine an Ihre Blutgruppe angepasste Ernährung? Wenn Sie sich entsprechend Ihrer Blutgruppe ernähren, wird Ihr Organismus daraus den größten Nutzen ziehen, ohne dass es ihn ermüdet oder Ihre Organe über Gebühr strapaziert. Im Gegenteil! Wenn Sie Ihrem Körper nur das zuführen, was gut für ihn und Ihre Blutgruppe ist, wird er nur so vor Vitalität strotzen und mit allen verfügbaren Mitteln alle Krankheitserreger bekämpfen! Eine blutgruppengerechte Ernährung wird uns wirksam dabei helfen, gesund bis ins hohe Alter zu bleiben und vor allem unsere Lebensqualität erheblich verbessern.

Wir kennen jetzt den Einfluss und die Auswirkungen dessen, was Sie essen: ein Kilo Nahrung pro Tag, 365 Kilo und mehr pro Jahr. Und wir scheiden diese zum Teil wieder aus. Aber was wissen wir eigentlich über die Verdauung?

Sie müssen unbedingt Ihr Wissen über den Verdauungstrakt auf den neuesten Stand bringen und verstehen, wie der komplexe Verdauungsprozess funktioniert, um nachvollziehen zu können, was mit Ihrer Nahrung geschieht. Sobald Sie sich dessen bewusst sind, werden Sie verstehen, warum Sie Ihre Ernährung ändern und für Ihre Gesundheit aktiv werden müssen. Denn der Verdauung und der dort ablaufenden Aufspaltung von Nährstoffen verdanken wir unsere Energie, unsere vor Gesundheit strotzende Vitalität! Diese Mechanismen sind so simpel, wenn alles gut läuft, sie können aber echte Katastrophen verursachen, wenn die Maschinerie in unserem Körper aus dem Takt gerät.

Verdauung ist ein unglaublich effizienter Prozess, bei dem die aufgenommene Nahrung in ihre Bestandteile zerlegt wird, um die darin enthaltenen Nährstoffe verwerten zu können. Dafür muss das, was wir essen, auf molekularer Ebene chemisch zerkleinert werden. Unser Verdauungssystem ist eine echte Verwertungsfabrik. Zusätzlich zu seiner eigentlichen Arbeit gewinnt es Energie und Wärme zurück, die wir zur Anpassung an unsere Umgebung und zur Erledigung unserer Aufgaben benötigen.

Auf der Grundlage des aus Riesenmolekülen bestehenden Essens auf unserem Teller erzeugt unser Verdauungstrakt eine Vielzahl winziger Moleküle, sogenannte Peptide, die in der Lage sind, die Darmwand zu durchdringen, um ins Blut zu gelangen. Dafür verwenden sie Spezialwerkzeuge, die sogenannten Enzyme.

Wären wir eine Baustelle, so wäre unsere Nahrung eine dicke Mauer mit großen Ziegelsteinen aus Zucker, Fett und Eiweiß. Die Bauarbeiter, die Enzyme, bauen diese Mauer vorsichtig ab und zerlegen die Ziegelsteine in verwertbare Bausteine. Auf der anderen Seite der Darmwand werden diese Bausteine dann wiederverwendet, um neue Mauern zu bauen.

Aber verfolgen wir doch zunächst den Weg der Nahrung entlang des Verdauungstrakts. Dieser ist an beiden Enden offen: oben die Mundhöhle, über die wir unsere Nahrung aufnehmen, unten der Darmausgang, über den wir sie in Form von festen Verdauungsrückständen wieder ausscheiden. Zwischen diesen beiden Enden teilt sich der Verdauungstrakt in mehrere Abschnitte. Die Mundhöhle ist mit einer Schleimhaut ausgekleidet und verfügt über drei Speicheldrüsenpaare, die traubenförmig angeordnet sind. Die Speichelsekretion wird schon durch den bloßen Kontakt von Lebensmitteln mit der Zunge ausgelöst. Beim Kauen wird die Nahrung mechanisch zerkleinert und mit einem leicht säuerlichen Speichel versehen, der den Nahrungsbrei weicher macht und ihm Enzyme beimengt. Beim Schlucken schließlich wird die Nahrung in Richtung Rachenraum befördert. Dann sind der Rachen und die Speiseröhre an der Reihe, zwei aufeinanderfolgende Schläuche mit unterschiedlicher Struktur. In ihnen wird nur minimal Sekret abgegeben. Ihre Aufgabe besteht vor allem darin, die Nahrung durch reflexartige Kontraktionen vom Mund in den Magen zu transportieren und dabei darauf zu achten, dass der Speisebrei nicht in die Atemwege gelangt. Anschließend erreicht der Speisebrei den Magen, eine bewegliche, sackartige, mehrteilige Ausweitung des Verdauungskanals: Die oberen zwei Drittel dienen als Speicherraum, während das untere, schmalere Drittel sich rhythmisch zusammenzieht, um den Speisebrei schubweise hin zu einem Ringmuskel, dem Pförtner, zu drücken. Es ist also Aufgabe des Magens, die Nahrung zu einem homogenen, stark sauren Brei zu kneten, der dann weiter in den Zwölffingerdarm, den ersten Abschnitt des Dünndarms, befördert wird. Aber es ist die Magenschleimhaut, deren hunderte Zellen verschiedene Sekrete produzieren. Sie schütten zum einen das Hormon Gastrin aus, das die Magenbewegungen und die Produktion der Verdauungssäfte steuert. Gleichzeitig bilden zwei schlauchförmige (tubuläre) Drüsen mit verschiedenen Zelltypen einerseits Pepsin zum Abbau von Proteinen und andererseits Salzsäure zur Ansäuerung des Mageninhalts und zur Abtötung von Mikroben. Schließlich ist der Magen mit Zellen ausgekleidet, die Schleim produzieren, der die sauren Verdauungssäfte von der Magenwand fernhält und sie so an einer Selbstverdauung des Magens hindert.

Im Magen findet also die saure Phase der Verdauung statt. Sie ist von entscheidender Bedeutung, weil sie dazu dient, den Speisebrei keimfrei zu machen, indem die im Magen produzierte Salzsäure die meisten Mikroorganismen abtötet.

Schließlich produziert der Magen ein bestimmtes Glykoprotein, das für die intestinale Resorption des Vitamins B12 benötigt wird. Somit hat der Magen auch eine wichtige antianämische Funktion.

Bei Verlassen des Magens besteht der Speisebrei aus grob zerteilten Proteinen, die zu Peptiden geworden sind, sowie aus intakten, aber emulgierten Fetten und Kohlenhydraten, die bereits im Mund durch die Wirkung des Speichels vorverdaut wurden. Der Speisebrei gelangt nun in den Dünndarm (*Intestinum tenue*), ein etwa sieben Meter langer Schlauch, in dem die Säure nach und nach abgebaut wird. Durch die vielen Falten und Zotten seiner Schleimhaut hat der Dünndarm eine beachtliche Oberfläche, diese berühmten 300 Quadratmeter, die ihn zu einer sehr effektiven Absorptionszone macht.

Der Dünndarm besteht aus drei Abschnitten. In den kürzesten, den Zwölffingerdarm (*Duodenum*), münden die Gänge von Gallenblase und Bauchspeicheldrüse (*Pankreas*). Die von der Leber (*Hepar*) synthetisierte Gallenflüssigkeit wird in der Gallenblase gespeichert und bei Ankunft des Speisebreis über den Gallengang in den Zwölffingerdarm abgesondert. Sie besteht aus Wasser, Mineralstoffen, Cholesterin, Gallensäuren und -salzen sowie Farbstoffen. Im Zwölffingerdarm wird das im Speisebrei enthaltene Cholesterin wieder resorbiert und dem Blut zugeführt, während die Gallensäuren dabei helfen, Fette aus dem Darminhalt aufzuspalten und aufzunehmen. Die Galle ihrerseits fördert die Verdauung, indem sie die Darmmotorik anregt. Außerdem ermöglicht sie die Aufnahme der fettlöslichen Vitamine A, D, E und K-Vitamine, die für unsere Immunabwehr so wertvoll und unverzichtbar sind.

Der Pankreasspeichel wird vor allem aus Wasser, Bikarbonat und mehreren Verdauungsenzymen gebildet, die als inaktive Vorstufe abgesondert werden, um die Wände des Ausführungsgangs nicht zu beschädigen. Sie werden erst im Zwölffingerdarm aktiv und setzen dort den Verdauungsprozess fort.

Den längsten Abschnitt des Dünndarms bilden Leerdarm (*Jejunum*) und Krummdarm (*Ileum*). Dort wird der Speisebrei nur kurze Zeit durchmischt. Anschließend beendet der Darmsaft die Umwandlung der komplexen Makronährstoffe Eiweiß, Fett und Kohlenhydrate in Nährstoffe, die die Darmschleimhaut durchdringen können. Die wasserlöslichen Nährstoffe (Einfachzucker, Aminosäuren, bestimmte Vitamine und Mineralstoffe) gelangen über die Blutkapillaren und die Pfortader in die Leber. Die wasserunlöslichen Nährstoffe (Lipide und bestimmte Vitamine) gelangen über das Lymphsystem in den Körperkreislauf.

Nun sind wir fast am Ende des Weges angelangt: am **1,20 Meter langen Dickdarm** (*Intestinum crassum*). Er unterteilt sich in mehrere Abschnitte. Der aufsteigende Dickdarm (*Colon ascendens*) beginnt in der rechten unteren Seite Ihrer Bauchhöhle mit dem sackförmig ausgestülpten Blinddarm (*Zäkum*) mit seinem Wurmfortsatz (*Appendix vermiformis*) und zieht sich nach oben in Richtung Leber. Seine Aufgabe ist es, Säure zu bilden und den Speisebrei zu fermentieren. Der *Colon transversum* genannte horizontale Abschnitt verlängert ihn im rechten Winkel von rechts nach links, unter dem Magen hindurch bis zur Milz, wo er abknickt und als *Colon descendens* in den linken unteren Teil der Bauchhöhle zieht, von wo aus er sich als *Colon sigmoideum* nach hinten wendet und in das Rektum übergeht. Er hat eine eher alkalisierende und fäulnisfördernde Funktion.

Der Dickdarm wird von einer sehr aktiven Bakterienflora besiedelt. Seine Hauptaufgabe besteht in der Wasserrückresorption, der Aufnahme von Mineralstoffen und bestimmten Vitaminen. Seine Flora ist reich an zwei Sorten von Bakterien, die aufgrund ihrer Stoffwechselaktivität als Säuerungskeime bzw. Fäulniskeime bezeichnet werden. Ohne sie wäre es unmöglich, Nahrungsreste zu verdauen und bestimmte Nährstoffe wie Vitamin K und einige B-Vitamine zu verstoffwechseln. Wie jede mikrobielle Flora ist auch die des Dickdarms empfindlich und kann gestört werden, vor allem durch die langfristige Einnahme bestimmter Antibiotika.

Im Dickdarm ist die Darmpassage viel langsamer. So kann Wasser leichter die Schleimhaut passieren. Seine Aktivität kann dort durch bestimmte Lebensmittel, Medikamente, aber auch durch unsere seelische Verfassung oder unser Verhalten (Änderung von Gewohnheiten, Reisen usw.) gestört werden.

Der Weg unserer Nahrung durch den Körper endet im Rektum, dem unteren Teil des Verdauungstrakts. Es ist nur 15 Zentimeter lang und besteht aus der Rektumampulle (*Ampulla recti*) und dem Analkanal, der am Anus endet. Im Mastdarm (*Rektum*) werden unverdaute Nahrungsreste zur Entsorgung gespeichert.

Die Konsistenz des Stuhls hängt von seinem Wassergehalt ab, also von der Arbeit, die der Dickdarm zuvor geleistet hat. Die Stuhlmenge wiederum ist abhängig von der Zusammensetzung des Speisebreis: 67.000 Fäulniskeime pro Kubikmillimeter bei einem starken Fleischesser im Vergleich zu 2.250 bei einem Vegetarier.

Jetzt wissen Sie besser Bescheid über die Aktivität Ihrer Darmflora bzw. über die Atmosphäre in Ihrem Darm, und zwar von Anfang bis Ende.

Wie Sie sehen, ist Verdauung ein komplexer Vorgang. Zwischen dem Moment, in dem wir einen Bissen schlucken, bis zu dem Moment, wo wir ihn wieder ausscheiden, vergehen rund zwanzig Stunden. Daher die wertvolle naturheilkundliche Empfehlung, zwischen den einzelnen Mahlzeiten nichts zu essen. Es wird empfohlen, dazwischen zirka fünf Stunden verstreichen zu lassen. Außerdem wird Intervallfasten so oft wie möglich (nach Rücksprache mit Ihrem behandelnden Arzt) angeraten (siehe Seite 129), damit sich ihr Verdauungstrakt kurzfristig wirklich erholen kann. Erst dann kann er sich optimal um die Beseitigung von Rückständen und die Reparatur Ihrer beschädigten Zellen kümmern.

Es dauert mindestens drei bis vier Tage, manchmal auch länger, bis alle Rückstände einer Mahlzeit ausgeschieden sind. Ist das nicht unglaublich? Deshalb blühen viele Personen auf, wenn sie mindestens drei Tage lang eine komplette Entgiftung durchführen (immer unter Aufsicht und nach Absprache mit Ihrem behandelnden Arzt).

Gerät diese Maschinerie erst einmal aus dem Takt, können die in der Nahrung enthaltenen Nährstoffe nicht mehr optimal verwertet werden.

Wie wir gesehen haben, bedeutet Verdauen, einen langen und komplexen Prozess in Gang zu setzen: Kauen, die Aufspaltung und Aufnahme der unverdauten Nahrung und ihre Umwandlung in für den Organismus assimilierbare Moleküle, d. h. in einfachere und leichtere als die ursprünglichen Moleküle. Deshalb ist für die Verdauung eine komplexe Ansammlung spezialisierter Zellen zuständig: Zum einen gibt es Zellen, die Schleim absondern und so eine Selbstverdauung des Magens verhindern. Andere Zellen leiten die Verdauungsprodukte aus dem Verdauungsapparat in das Blut oder die Lymphe. Wiederum andere Zellen stellen die zahlreichen Verdauungsenzyme her, die für die Verarbeitung Ihrer Nahrung zuständig sind.

Wir verfügen außerdem über ein ausgeklügeltes Drüsensystem, das die Arbeit des Verdauungsapparats unterstützt. Dieses Drüsensystem besteht einerseits aus Speicheldrüsen und Schleimhautzellen, die entweder spezifische Verdauungsenzyme oder einfache Moleküle absondern, und andererseits aus Leber und Bauchspeicheldrüse, die sich zwar außerhalb des Verdauungstrakts befinden, aber eine entscheidende Rolle bei der Verdauung spielen. Die Speicheldrüsen sondern leicht sauren Speichel ab, der verschiedene Enzyme enthält, darunter Ptyalin, das die Verdauung der

Kohlenhydrate einleitet. Aber auch Lysozym, das bestimmte Aminosäuren abbaut und außerdem eine antimikrobielle Wirkung hat. Gallenflüssigkeit gelangt über den Gallengang in den Darm, enthält jedoch keine Verdauungsfermente. Sie ist aber wegen ihrer Gallensalze für die Emulgierung von Fetten unerlässlich. Pankreassaft enthält hochaktive Enzyme, die auf die drei großen Nährstoffkategorien Kohlenhydrate, Eiweiße und Fette einwirken.

Wie effektiv dieses ganze System ist, hängt natürlich in hohem Maße von den Lebensmitteln ab, die Sie verzehren. Angesichts der Beschaffenheit Ihrer Darmflora entscheiden diese nämlich über den Zustand Ihres Verdauungsapparats und damit darüber, wie gut oder schlecht Sie Nährstoffe aufnehmen können. Und damit letztlich über die Qualität der verfügbaren Energie, die diese Nährstoffe liefern, damit Sie gesund bleiben.

Eine gute Verdauung beginnt also mit der Qualität des Speisebreis und der Darmflora, die wiederum von der Vielfalt der Lebensmittel, ihrer Herkunft und ihrer Zubereitung abhängt.

Lassen Sie uns aber auch über einen weiteren wesentlichen Einflussfaktor sprechen, der berücksichtigt werden sollte: **Ihren Gemütszustand.** Denn Sorgen, Ärger, Angst und Stress beeinträchtigen Ihre Verdauung. Sie lenken Sie von Ihrem Bewusstsein für Ihre Nahrung und deren Weg durch Ihren Körper ab. Dieser Aspekt ist fundamental. Sie selbst können ihn leicht kontrollieren: Nehmen Sie Ihre Mahlzeiten in Ruhe und bewusst ein. Nur Sie selbst können so Ihren Körper jung, gesund und vital halten. Wenn Sie das beherzigen, werden Sie schnell einen Unterschied feststellen.

Betrachten Sie Ihren Körper als Tempel. Sie möchten dort keine „Mülltonnen" abstellen. Verzichten Sie daher auf „tote" Nahrungsmittel mit schlechten Schwingungen, denaturierte Industrieprodukte, zu fette, zu salzige und zu süße Nahrungsmittel. Und vergessen Sie vor allem nicht die Eingangspforte in Ihren Körper: Ihre Mundhöhle. Denn hier beginnt Ihre Nahrung ihren Weg durch Ihren Körper. Und der startet mit gutem Kauen. Ein oder zwei fehlende Zähne beeinträchtigen das Kauvermögen und damit den kompletten Stoffwechsel. Zahnlücken verringern die Speichelqualität. Der Stärkeabbau kann dann nicht eingeleitet werden, was wiederum Magen und Darm belastet.

Sie sollten wissen, dass Kauen nur dann von Nutzen ist, wenn Sie sich dabei Zeit lassen. Es wird empfohlen, jeden Bissen etwa dreißig mal zu kauen, um die Nahrung ausreichend zu zerteilen und zu zerkleinern. So schonen Sie Ihren Magen nachhaltig. Er muss weniger leisten und weniger Säure produzieren.

Um richtig kauen zu können, braucht man gesunde Zähne. Aber es ist auch und vor allem eine gute Zahnhygiene, die in der Lage ist, Sie vor mikrobiellen Angriffen zu schützen! In der Tat kann der Einfluss der Mundflora nicht oft genug betont werden.

Eine gute Mundhygiene hilft, Zahnerkrankungen zu erkennen, damit Keime gar nicht erst Ihren Speisebrei und somit Ihr gesamtes Verdauungssystem belasten können. Viele Erkrankungen haben ihren Ursprung in kleinen zahnmedizinischen Infektionsherden.

Mangelndes Zähneputzen führt zu Zahnfleischbluten. Über offene Stellen im Mund können dann (bis zu 700) Bakterien ins Blut gelangen. „Der Mund ist wahrscheinlich der schmutzigste Ort im menschlichen Körper", sagt Dr. Steve Kerrigan. Er beschreibt den weiteren Verlauf des Prozesses folgendermaßen: Über offene Stellen im Mund können Bakterien ins Blut gelangen, wo sie sich an Bestandteile zur Gerinnung anheften. Dies kann zu einer Gerinnung führen und das Blut teils daran hindern, zum Herzen zurückzukehren.

Inzwischen sollten Sie begriffen haben, wie wichtig Ihre Mund-, Magen- und Darmflora sind. In diesem ersten Teil des Buches werden wir uns nun ansehen, welche **ernährungsphysiologischen Prinzipien** für alle Blutgruppen gleichermaßen gelten.

In den letzten zwanzig Jahren haben Wissenschaftler, die die Darmflora erforschen, einen Zusammenhang zwischen Fettleibigkeit, Gewichtszunahme und schwachem Immunsystem sowie Erschöpfung und depressiven Verstimmungen festgestellt. Es gibt heutzutage zahlreiche Labore, die Ihre Darmflora analysieren können. Das nennt sich Präventionsmedizin, die natürlich (leider) nicht von der Krankenkasse erstattet wird. Wir empfehlen Ihnen unbedingt, eine solche Analyse durchführen zu lassen. Die Ergebnisse sind inzwischen absolut zuverlässig. Dafür benötigen Sie kein Rezept.

Jüngste Erkenntnisse haben uns außerdem über **das Auftreten von Allergien, Nahrungsmittelunverträglichkeiten und vor allem darüber aufgeklärt, wie schwierig es ist, trotz zahlreicher Anstrengungen Gewicht zu verlieren.**

Es versteht sich von selbst, dass jeder Mensch seine eigene, einzigartige Darmflora hat.

Die Herausforderung zukünftiger Forschungen besteht also darin, genau zu definieren, wie der Fußabdruck Ihres Darms aussieht.

Im Klartext: Eine unausgewogene Darmflora führt zu Übergewicht, Heißhungerattacken, Fettleibigkeit, Diabetes und psychischen Störungen, zum Auftreten von Krankheiten aufgrund einer äußerst schwachen Immunabwehr. Tatsächlich neigen einige Darmfloren dazu, Energie zu sparen und fördern damit die Gewichtszunahme, während andere den Energieverbrauch und damit die Gewichtsabnahme erleichtern und beste Gesundheit gewährleisten.

Was für eine verblüffende Erkenntnis! Und welch wertvolle Hilfe für uns! Der Wissenschaft und den Wissenschaftlern sei Dank!

Ständige Müdigkeit und Hungergefühle wegen einer unausgewogenen Darmflora

Ja, genau so ist es! Und das dank oder wegen eines Proteins, das von einem Bakterium in der Darmflora namens *Escherichia coli* erzeugt wird. Dieses Protein ist ein Doppelgänger des Hormons Melanotropin und kann das Sättigungsgefühl beeinflussen. Wird dieses Protein jedoch im Überfluss produziert, wird dieses und damit auch das Melanotropin neutralisiert. Infolgedessen kommt es zu einer deutlichen Appetitsteigerung.

Im Hinblick auf die Regulierung der Produktion des von *E. coli* hergestellten Proteins hilft Ihnen die Wiederherstellung eines besseren Gleichgewichts Ihrer Darmflora dabei, Gewicht zu verlieren, wiederkehrende Blasenentzündungen bei Frauen zu verhindern und Heißhungerattacken durch eine Verkleinerung unserer Mahlzeiten entgegenzuwirken. Eine echte Revolution für alle und jeden!

Wie bekommt man eine optimale Darmflora?

Als Erstes sollten Sie Ihren Darm mit Grapefruitkernextrakten (GKE) reinigen, dann die nützlichen Bakteriengattungen mit Präbiotika über Ihre Ernährung unterstützen und schließlich immunstärkende Probiotika einnehmen. Diese drei Maßnahmen sind grundlegend für Ihre Immunabwehr und die Wiederherstellung einer optimalen Darmflora, die in der Lage ist, Sie immunologisch zu schützen, Sie beim Abnehmen zu unterstützen und Ihre Entzündungen im Zaum zu halten.

Handlung Nr. 1: Darmreinigung.

Handlung Nr. 2: Zufuhr von Präbiotika über die Nahrung.

Handlung Nr. 3: Nähren der nützlichen Bakterienstämme im Darm, die das Gleichgewicht der Mikrobiota wiederherstellen können.

Grapefruitkernextrakte, das Reinigungspersonal

Vor etwa 30 Jahren entdeckte der serbische Wissenschaftler Dr. Jacob Harich in den USA die fantastischen Eigenschaften von Grapefruitkernextrakten. Er beobachtete, dass die Kerne der Zitrusfrüchte auf seinem

Komposthaufen kaum verrotteten. Aufgrund dieser verblüffenden Erkenntnis beschloss er, dem auf den Grund zu gehen. So fand er heraus, dass Grapefruitkernextrakte (GKE) gegen Schimmelpilze und Bakterien resistent sind und dass einer ihrer Inhaltsstoffe über einen sehr potenten Schutzmechanismus im Kampf gegen Keime verfügt.

Dieser Bestandteil von Kernextrakten greift die Zellwände von Bakterien und Pilzen an, die daraufhin zerfallen. Daher gilt GKE mittlerweile als das einzige Mittel, das vorbeugend und heilend die Wirkung vieler Viren aufheben sowie Bakterien und Pilze bekämpfen kann. In Deutschland ist GKE in jeder Hausapotheke zu finden und hat sich unweigerlich zu einer echten Alternative zu Antibiotika entwickelt.

Es wird als Mundwasser bei Aphthen, auf der Haut bei Akne, zum Gurgeln bei Halsschmerzen oder zum Schlucken bei zahlreichen Darmbeschwerden verwendet, die auf Parasiten oder Pilze zurückzuführen sind. Darunter auch der bekannte *Candida albicans*, von dem schätzungsweise 70 Prozent der westlichen Bevölkerung betroffen sind.

In den USA werden Grapefruitkernextrakte in hohen Dosen gegen zahlreiche gesundheitliche Probleme eingesetzt, unter anderem auch gegen Krankenhauskeime (MRSA). Man empfiehlt und verwendet sie häufig zur Behandlung bakterieller oder viraler Infektionen des Verdauungstrakts, bestimmter Magengeschwüre und Infektionen im Urogenitalbereich (Vaginalinfektionen und Blasenentzündungen). Auch zur Heilung von Gleichgewichtsstörungen der Darmflora und insbesondere zur Bekämpfung von Pilzerkrankungen im Verdauungsapparat werden sie eingesetzt.

In Dänemark und auch in Deutschland werden diese Extrakte sogar an Nutztiere verabreicht, um den Einsatz von Antibiotika zu vermeiden.

In Frankreich hingegen werden GKE von der Schulmedizin überhaupt nicht befürwortet, während Naturheilkundler sie in erster Linie zur Behandlung von Verdauungsproblemen empfehlen: zur Bekämpfung von Würmern, Parasiten, Pilzen, gegen Gewichtszunahme im Zusammenhang mit dem zuckersüchtigen *Candida*-Pilz, zur Linderung von Zahnproblemen, zur Heilung von Winterviren, sobald diese auftreten.

Grapefruitkernextrakt ist ein Konzentrat der aktiven Verbindungen aus den Kernen: Diese werden zusammen mit dem Fruchtfleisch getrocknet und dann zu Pulver gemahlen. Dieses Pulver wird anschließend mit reinem, destilliertem Wasser verdünnt.

Diese Kernextrakte helfen bei allen Arten von Entzündungen und verstärken die Reaktion unseres Stoffwechsels auf virale oder bakterielle Angriffe. Und sie werden natürlich empfohlen, um das Immunsystem auf unvergleichliche Weise zu stärken, da die Reaktionen des Immunsystems zu 70 Prozent im Darm ablaufen.

Außerdem fördern sie die Verringerung der Darmdurchlässigkeit und lindern gleichzeitig Entzündungen. Darüber hinaus sind Wissenschaftler zu dem Schluss gekommen, dass Grapefruitkernextrakte eine starke, gastroprotektive Wirkung gegen alkohol- und stressinduzierte Magenschäden haben.

Grapefruitkernextrakte enthalten eine beachtliche Menge an Flavonoiden – das sind hochwirksame Antioxidantien, die im Kampf gegen Viren und Bakterien, aber auch als Anti-Aging-Waffe unverzichtbar sind. Mit ihrem hohen Gehalt an Vitaminen, darunter die Vitamine C und E, Zitronensäure und Limonoiden haben diese Kernextrakte neben all ihren anderen sogenannten antibiotikaähnlichen Qualitäten auch eine cholesterinsenkende und immunfördernde Wirkung.

Grapefruitkernextrakte werden zur aktiven Therapie in folgenden Fällen empfohlen:

- Infektionen des Verdauungssystems, Lebensmittelvergiftungen, Durchfall, Parasitenbefall,
- Magen- und Zwölffingerdarmgeschwüre (GKE töten den *Helicobacter pylori* ab),

- *Candida albicans,* Kandidosen und andere Pilzinfektionen. Im Darm verursacht ein Befall mit *Candida* Blähungen, Durchfall, Kolitis, Geschwüre im Verdauungssystem, Allergien, Hyperaktivität, hormonelles Ungleichgewicht, Kopfschmerzen, Migräne, Vergesslichkeit, Gleichgewichtsstörungen, Ohrenschmerzen, Nierenprobleme usw.,
- Erkältungen, allgemeine HNO-Infektionen, Grippe, Bronchialerkrankungen,
- Harnwegsinfektionen und Blasenentzündungen,
- chronische Müdigkeit und geschwächtes Immunsystem,
- Allergien.

GKE kann auch äußerlich in vielen Situationen wirksam angewendet werden:
- Mund: Aphthen, Lippenherpes, Soor, Zahnfleischentzündungen
- Haut: Akne, Dermatitis, Psoriasis, aber auch kleine Schnittverletzungen oder Verbrennungen, Insektenstiche, Warzen, Pilzinfektionen
- Haare: Schuppen, juckende Kopfhaut, Läuse
- Füße: Ekzeme, Dornwarzen, Pilzinfektionen
- Nägel: Onychomykose, Panaritium
- Genitalien: Vaginitis, Vaginalinfektionen, Parasiten

Hinweis: Die französische Gesundheitsbehörde hat eine Liste von Medikamenten veröffentlicht, die nicht mit Grapefruitkernextrakten kombiniert werden sollten:
- Statine, Cholesterinsenker,
- Medikamente gegen Herz-Kreislauf-Störungen,
- Immunsuppressiva,
- Medikamente gegen Erektionsstörungen,
- einige Antidepressiva,
- Krebsmedikamente,

- andere Medikamente wie Carbamazepin (Antiepileptikum), Halo-fantrin (Anti-Malariamittel), Mittel zur Behandlung von Schizo-phrenie, Naloxegol (Abführmittel).

(Wenn Sie in medizinischer Behandlung sind und Medikamente einnehmen, fragen Sie im Zweifelsfall Ihren Arzt oder Apotheker, bevor Sie Grapefruit-kernextrakt einnehmen.)

ACHTUNG!
Achten Sie darauf, dass es sich um Grapefruitkernextrakt der Sorte ***Citrus paradisi*** handelt.

Bevorzugen Sie Extrakte oder Mazerate, die ohne chemische Lösungs-mittel, ohne Alkohol und vorzugsweise mit pflanzlichem Glyzerin, ohne Fruchtfleisch oder Perikarp, ohne Zusatz von Bio-Flavonoiden oder Vi-tamin C gewonnen werden. Wählen Sie vorzugsweise GKE in flüssiger Form. Es ist reiner und wirksamer als Tabletten. Achten Sie darauf, dass außer einem harmlosen Konservierungsmittel keine weiteren Zusatzstoffe enthalten sind, und vor allem kein Benzethoniumchlorid.

Wenn Sie Ihren Darm mindestens vier Wochen lang gereinigt haben, kön-nen Sie beginnen, Ihre Darmflora mithilfe von Präbiotika aufzubauen.

Präbiotika, lebenswichtig für Ihre Immunabwehr

Ihre Aufgabe ist es jetzt, die unten aufgeführten wertvollen Präbiotika-Gruppen in Ihre tägliche Ernährung zu integrieren. Sie sollten jedoch darauf achten, aus der Liste Ihrer Blutgruppe diejenigen auszuwählen, die am besten für Sie geeignet sind.

Resistente Stärke, Fruktane, Beta-Glucan, Ballaststoffe, Poly-phenole *(auf diese Präbiotika gehen wir weiter unten näher ein)* finden sich ausschließlich in Gemüse, Bio-Vollkorngetreide, Hülsenfrüchten, Knollengemüse, Obst, Nüsse, Kräutern und Gewürzen.

Resistente Stärke als Grundlage für Ihre Immunabwehr: (Wählen Sie aus der Liste immunwirksamer Stoffe Ihrer Blutgruppe diejenigen aus, die am besten für Sie geeignet sind.)

Vollkorngetreide: Hafer, Weizen, Gerste, Mais, Reis, Hirse, Buchweizen.

Hülsenfrüchte: Bohnen, Erbsen, Linsen, Kichererbsen.

Knollengemüse: Kartoffeln.

Obst: Bananen, Kochbananen.

Nüsse und Schalenobst: Kastanien.

Fruktane als Grundlage für Ihre Immunabwehr:
Bitte wählen Sie aus der Liste immunwirksamer Stoffe Ihrer Blutgruppe diejenigen aus, die am besten für Sie geeignet sind.

Gemüse: Spargel, Artischocken, Löwenzahn, Lauch, Schwarzwurzeln, Knoblauch, Zwiebeln.

Knollengemüse: Topinambur.

Wurzelgemüse: Chicoree.

Obst: Bananen, Kakis, Melonen.

Bio-Vollkorngetreide: Roggen, Vollkornweizen, Gerste.

Beta-Glucane (ß-Glucane) als Grundlage für Ihre Immunabwehr:
(Bitte wählen Sie aus der Liste immunwirksamer Stoffe Ihrer Blutgruppe diejenigen aus, die am besten für Sie geeignet sind.)

Beta-Glucane sind vor allem in den Zellwänden von Hafer, Gerste, Sorghum und Roggen zu finden.

Ballaststoffe als Grundlage für Ihre Immunabwehr:
(Bitte wählen Sie aus der Liste immunwirksamer Stoffe Ihrer Blutgruppe diejenigen aus, die am besten für Sie geeignet sind.) Ballaststoffe sind essbare Pflanzenteile, die im Dünndarm nicht verdaut oder absorbiert

werden können. Dadurch gelangen sie unzerlegt in den Dickdarm, insbesondere in den Grimmdarm (*Colon*).

Gemüse: Lauch, Spinat, Grünkohl, Rote Bete, Möhren.

Hülsenfrüchte: Bohnen, Linsen, Erbsen, Saubohnen, Kichererbsen.

Obst: Himbeeren, Birnen, Äpfel, Orangen.

Vollkorngetreide: Weizen, Roggen, Gerste, Hafer.

Dörrobst: Feigen, Pflaumen, Rosinen, Aprikosen.

Schalenfrüchte: Mandeln, Erdnüsse, Walnüsse.

Knollengemüse: Kartoffeln, Topinambur.

Polyphenole als Grundlage für Ihre Immunabwehr:
(Wählen Sie aus der Liste immunwirksamer Stoffe Ihrer Blutgruppe diejenigen aus, die am besten für Sie geeignet sind.)

Obst: Aprikosen, Ananas, Bananen, Schwarze Johannisbeere, Kirschen, Erdbeeren, Himbeeren, Johannisbeeren, Kiwis, Brombeeren.

Dörrobst: Datteln, Feigen.

Gewürze: Kurkuma, Curry, schwarzer Pfeffer.

Schalenfrüchte: Haselnüsse Walnüsse, Pistazien.

Kräuter: Oregano, Rosmarin, Thymian, Basilikum, Kümmel, Koriander.

Gemüse: Rote Bete, Brokkoli, Rosenkohl, Spinat, Paprika.

Hülsenfrüchte: Linsen, Flageolettbohnen.

Getränke: Wein, Kaffee, Tee.

Sonstiges: dunkle Schokolade.

Probiotika konsumieren, um Ihr Immunschutzschild aufzubauen

Sie haben Ihre Darmflora mit Grapefruitkernextrakt gereinigt. Sie haben auf die Zufuhr von Präbiotika über Ihre Ernährung geachtet. Jetzt dürfen Sie Probiotika zum Aufbau Ihres Immunschutzschilds einnehmen. Die

Wissenschaft hat entdeckt, wie stark immunfördernd und immunstimulierend Probiotika wirken und dass sie die Gewichtsabnahme fördern. Probiotika, die nützlichen Bakterien, spielen eine entscheidende Rolle für eine gesunde intestinale Mikrobiota. Sie verbessern ihre Widerstandskraft und unterstützen sie bei ihrer Verdauungsarbeit. Probiotika sind als Bakterien Ihre Verbündeten, Freunde und Partner, das Lebensexilier Ihres Darms. Probiotika gewährleisten eine ausgezeichnete Aufnahme aller Nährstoffe, Vitamine und Spurenelemente. Sie regulieren den Blutzuckerspiegel, beeinflussen unsere Stimmung und wirken sich auf die Verringerung und Regulierung unseres Hungergefühls aus.

Ihre Darmflora gerät aus dem Gleichgewicht, wenn Sie zu wenig der oben erwähnten Präbiotika oder zu viel Proteine, Zucker, Gluten und Zusatzstoffe zu sich nehmen. Aber auch Stress, Schlaf- und Erholungsmangel können dafür verantwortlich sein. Probiotika sind dann Ihre Retter. Sie retten Ihre Immunabwehr, Ihr Idealgewicht und Ihre Gesundheit. Diese sogenannten positiven Bakterien unterstützen Sie im Kampf gegen virale und mikrobielle Angreifer. Sie kämpfen vehement für unser Immunsystem und sind allzeit bereit, unsere Gesundheit zu verteidigen.

Die folgenden Bakterienarten sind hervorragende Probiotika für Ihre Immunabwehr: Der *Lactobacillus*, und genauer gesagt, der folgenden Stämme:
- *Lactobacillus paracasei*
- *Lactobacillus acidophilus*
- *Lactobacillus gasseri*
- und der patentierte Stamm *Bacillus subtilis*

Wissenschaftler haben herausgefunden, dass Übergewicht und Fettleibigkeit einhergeht mit einem Darm-Mikrobiom, das nicht im Gleichgewicht ist. Dies erklärt, warum Übergewichtige anfälliger für Viren und Bakterien sind.

Die seit den 1980er-Jahren erforschte Bakteriengattung *Lactobacillus gasseri* bietet zahlreiche Vorteile für den Erhalt und das Gleichgewicht der Darmflora. Diese muss sich übrigens mit immer mehr äußeren Einflüssen auseinandersetzen, vor allem aufgrund der modernen Ernährung.

Laut einer 2006 in dem französischen Umweltmagazin *Nature* veröffentlichen Studie unterscheiden sich die Mikrobenpopulationen im Darm bei molligen und schlanken Menschen. Nach Gewichtsverlust reguliere sich die Zusammensetzung der Darmflora fettleibiger Personen aber wieder und entspräche wieder derjenigen von Menschen mit einem normalen Body-Mass-Index. **Fettleibigkeit scheint also die Darm-Mikrobiota zu verändern.**

Das Hormon Leptin beeinflusst unser Gewicht durch die Regulierung von Nahrungsaufnahme und Energieverbrauch. Es wird hauptsächlich von subkutanen Fettzellen (Adipozyten) abgegeben. Die Leptinkonzentration hängt eng mit dem Körperfettanteil zusammen. Und es sind immer fettleibige Personen, bei denen die höchsten Leptinspiegel im Blut gefunden werden.

Laut dieser Studie führte die Verabreichung der Probiotikagattung *Lactobacillus gasseri* zu einer Senkung des Leptinspiegels. Dies deutet darauf hin, dass die Reduzierung von Körperfett und Gewicht mit einer Senkung des Leptins im Blut einhergeht. Das probiotische Bakterium *Lactobacillus gasseri* hat die Expression des GLUT4-Gens im Fettgewebe signifikant erhöht. Dadurch sank der Insulinspiegel deutlich. In diesem Zusammenhang ist festzuhalten, dass bei Prädiabetes der Anstieg des Blutzuckers die Ausschüttung von Insulin anregt und Hyperinsulinämie oft mit Fettleibigkeit einhergeht.

Die Einnahme der probiotischen Gattung *Lactobacillus gasseri* reduziert die Insulinresistenz und verbessert prädiabetische Zustände.

Wenn das Probiotikum *Lactobacillus gasseri* Körpergewicht und Adipositas durch Senkung des Leptin- und Insulinspiegels reduziert, deutet dies somit darauf hin, dass es die Behandlung des metabolischen Syndroms unterstützen kann, indem es die Darmflora stärkt und zur Gewichtsabnahme aufgrund des verminderten Appetits beiträgt.

Die Einnahme von *Lactobacillus gasseri* führt insbesondere zu einer Verringerung der abdominalen Adipositas. In einer japanischen Doppelblindstudie mit 210 Erwachsenen mit starker abdominaler Adipositas über zwölf Wochen wurde eindeutig nachgewiesen, dass die Einnahme dieses Probiotikums den Body-Mass-Index, den Taillenumfang, den Hüftumfang und das Bauchfett deutlich um 8,5 Prozent senkt, während in der Kontrollgruppe keiner dieser Parameter im Vergleich zum Ausgangswert signifikant abnahm.

Im Mittelpunkt zahlreicher wissenschaftlicher Studien wurde diese Bakteriengattung mit verschiedenen positiven Wirkungen in Verbindung gebracht. Sie lindert das Reizdarmsyndrom, verhindert die Besiedelung der Magenschleimhaut mit Krankheitserregern wie dem *Helicobacter pylori* und optimiert die natürliche Immunabwehr. Die völlige Unbedenklichkeit dieses Probiotikums macht es zu einem unverzichtbaren Verbündeten.

Gibt es Probiotika in Nahrungsmitteln?

Ja, sie kommen in Nahrungsmitteln vor, und zwar in zwei Hauptkategorien:

- Bakterien der Gattung **Lactobacillus** sind vor allem in einigen Käsesorten und Joghurts zu finden,
- Bakterien der Gattung **Bifidobacterium**, also Bifidobakterien, sind in einigen milchsauren Produkten enthalten.

Dennoch wissen wir, dass viele Menschen, vor allem aber Personen mit Blutgruppe 0 (über 42 Prozent in Frankreich und 35 Prozent in Deutschland), diese Milchprodukte sehr schlecht verdauen und vertragen. Sie rufen bei ihnen stille Entzündungen hervor. Die gute Nachricht: Nützliche Probiotika sind im Handel erhältlich. Sie können Ihnen helfen, Ihre Darmflora wieder aufzubauen und ggf. nervliche Probleme wieder in den Griff zu bekommen. Und sie werden Sie beim Abnehmen unterstützen. Vor allem aber werden Sie das Gleichgewicht Ihres Immunsystems wiederherstellen.

Wie funktionieren Probiotika?

Wie bereits erwähnt, beeinflussen bestimmte Probiotika-Gattungen aktiv und positiv den Erhalt unserer Immunabwehr. Andere Probiotika zügeln unseren Appetit.

Welche Probiotika sind also am besten? Probiotika der Gattung *Lactobacillus* werden am häufigsten zum Erhalt der Immunabwehr empfohlen, und zwar konkret:

- *Lactobacillus paracasei,*
- *Lactobacillus acidophilus.*

Bakterien der Gattung Lactobacillus gasseri stärken die Darmbarriere, indem sie die aufgenommene Nahrung besser filtern. Sie wirken appetitzügelnd, denn sie hemmen die Produktion des Appetithormons Leptin und beugen Diabetes mellitus vor.

Die Gattung *Lactobacillus rhamnosus* fördert die Fettverbrennung.

Bakterien der Gattung *Bifidobacterium lactis* sind hilfreich, wenn Sie Gewicht verlieren und Ihre Immunabwehr stärken wollen.

Probiotika im Überblick

Probiotika sind lebende Mikroorganismen, die in der Lage sind, das Gleichgewicht Ihrer intestinalen Mikrobiota wiederherzustellen. Sie sind an zahlreichen Aufgaben beteiligt:

- Stärkung des Immunsystems,
- Wiederherstellung der Darm-Barriere, indem sie verhindern, dass sich unerwünschte Bakterien im Darm festsetzen,
- Verdauung,

- Synthese der Vitamine B und K,
- Produktion von lebensnotwendigen Molekülen.

In vielen Studien wurde nachgewiesen, dass die Qualität der Darmflora in engem Zusammenhang mit verschiedenen Gesundheitsparametern und Krankheitsbildern steht, darunter:
- auf Ebene der Verdauung: Blähungen, Verstopfung, Durchfall,
- entzündlichen Darmerkrankungen,
- Diabetes,
- Fettleibigkeit,
- bestimmten Krebsarten,
- bestimmten neuropsychiatrischen Erkrankungen: Autismus-Spektrum-Störungen (ASS), Schizophrenie, Angstzustände, Depressionen, bipolare Störungen usw.

Probiotika sind in Nahrungsmitteln (Joghurt, Quark, Käse) enthalten und als Nahrungsergänzungsmittel erhältlich, da viele Blutgruppen nicht regelmäßig Milchprodukte und Käse verzehren sollten. **Wenn Sie die auf Seite 65 erwähnten Präbiotika zu sich nehmen, auf die Zufuhr von Probiotika (Seite 67) achtgeben und sich für die Immundiät Ihrer Blutgruppe entscheiden, sind Sie gegen viele Viren gewappnet und bleiben gesund.**

Lebenswichtige Immunitätstreiber

Klima und Wetter haben Einfluss auf unser Wohlbefinden und unsere Stimmung. Das ist wissenschaftlich erwiesen. Diese Phänomene hängen mit der atmosphärischen Elektrizität unserer Atemluft zusammen, das heißt, mit ihrer Ionenkonzentration. Genauer gesagt mit ihrem Verhältnis zwischen positiven Ionen, die für unseren Körper und unsere Immunabwehr Gift sind, und negativen Ionen, die für das ideale Gleichgewicht unseres Stoffwechsels in jedem Alter sorgen.

Im Gegensatz zu dem, was ihr Name vermuten lässt, sind positive Ionen, die hauptsächlich von Schadstoffen in unserer Umwelt transportiert werden, am schädlichsten, während negative Ionen uns guttun und uns sogar „auf Vordermann bringen". Eine hohe Konzentration an positiven Ionen ist daher ein Hinweis auf Schadstoffbelastung, eine hohe Konzentration an negativen Ionen zeigt hingegen gesunde Luft an. Ein Überschuss an positiven Ionen führt zu biologischen Ungleichgewichten, die zahlreiche pathologische Störungen sowohl physischer als auch psychischer Art hervorrufen. Umgekehrt sorgt ein hoher Anteil an negativen Ionen dafür, dass das bestmögliche physiologische Gleichgewicht erhalten bleibt oder wiedererlangt wird.

Die in der Umgebungsluft schwebenden Partikel sind elektrisch neutral oder positiv, daher werden negative Ionen von ihnen angezogen. Dies wird elektrostatische Wechselwirkung genannt. Staub und Schmutzpartikel werden so negativ geladen, kondensiert und durch eben diese elektrostatische Wechselwirkung in Richtung Boden gedrückt. Die Luft ist gereinigt. Hierbei handelt sich um ein physikalisches Gesetz, das in den 1950er-Jahren von dem französischen Physiker Jean Bricard aufgestellt wurde: „Je mehr negative Ionen vorhanden sind, desto geringer ist die Schadstoffbelastung in der Luft, und umgekehrt, je höher die Schadstoffbelastung, desto weniger negative Ionen gibt es."

Gute Luft macht das Immunsystem glücklich

In Großstädten oder Ballungsräumen ist die Konzentration negativer Ionen sehr niedrig und trägt zu Unwohlsein, Müdigkeit und einer langsamen, aber sicheren Verschlechterung unseres Gesundheitszustands bei. **Diese schlechte Sauerstoffversorgung beeinträchtigt unsere Lungen und macht sie anfällig und fragil.** Und die Tatsache, dass wir unsere Zeit mehr oder weniger in Innenräumen verbringen, ohne allzu viele wohltuende Ausflüge in die Wälder, aufs Land oder ans Meer, ist alles andere als hilfreich. Im Winter halten wir uns vielfach drinnen auf. Die Heizungen verlangsamen unseren Stoffwechsel. Im Sommer verbringen wir viel Zeit in Büros mit Klimaanlagen, die echte Bakterienschleudern sind.

Daher ist es unbedingt notwendig, diese belasteten Bereiche so oft wie möglich zu verlassen und sich in Stadtparks aufzuhalten, und natürlich, wenn möglich, regelmäßig an Orten mit gesunder Luft Urlaub zu machen. Wir spüren übrigens, wie viel besser es uns geht und wie sehr wir uns erholen, wenn wir richtig atmen.

Im letzten Jahrhundert empfahlen Hausärzte regelmäßig Kuraufenthalte im Grünen, am Meer und in den Bergen. Und wie sieht es heutzutage aus? Die hyperpositive Wirkung negativer Ionen fördert den Austausch durch die Zellmembran, sodass Sauerstoff besser genutzt und Kohlendioxid generell besser in all unseren Zellen abgebaut werden kann. Die Wirkung negativer Ionen beschränkt sich nicht auf einen lokalen biologischen Effekt, sondern beeinflusst die Gesamtheit unserer Vitalfunktionen.

Negative Ionen haben eine deutliche und wichtige Wirkung auf biologische Oxidationsreaktionen, indem sie intrazelluläre Enzymreaktionen beschleunigen, die eine für den Organismus beispielhafte Aminosäure produzieren, aus der unser Körper einen Großteil seiner Energie bezieht. Sie erhöhen den Gehalt des Blutes an Oxyhämoglobin, dem für den Sauerstofftransport verantwortlichen Blutbestandteil, der in der Lunge gebildet und nach der Sauerstoffverwertung im Gewebe zu Hämoglobin reduziert wird. Sie stärken das komplette Immunsystem, was zu einer höheren Widerstandsfähigkeit gegen Infektionen im Allgemeinen und gegen die Grippe im Besonderen führt.

Negative Ionen verbessern die neuromuskuläre Erregbarkeit, indem sie die Zeit verkürzen, die ein elektrischer Reiz benötigt, um einen Nerv oder Muskel zu stimulieren. Sie erhöhen die Beweglichkeit der Flimmerhärchen in Bronchien und Luftröhre, die eine wichtige Rolle bei der spezifischen Abwehr unserer Atemwege und unseres Immunsystems spielen und dafür sorgen, dass eingeatmete Staubpartikel und Mikroben besser beseitigt werden.

Sie verbessern und regulieren die Funktion des zentralen und des vegetativen Nervensystems und des neuroendokrinen Systems, indem sie direkt und indirekt in die Verstoffwechselung von Serotonin eingreifen. Der chemische Botenstoff gilt als regelrechtes Neurohormon, das an der Regulierung zahlreicher Verhaltensgleichgewichte beteiligt ist. Außerdem verbessern negative Ionen die Gehirnleistung sowohl allgemein als auch bei intensiver geistiger Tätigkeit. Sie schützen aber auch vor Stress und regen die Libido an.

Reines Wasser: Quell des Lebens

Wasser ist für jeden von uns Lebensquell und Basis der Immunregeneration. Das beste Getränk für uns Menschen ist reines Wasser, denn unser Körper besteht zu 75 Prozent aus Wasser. Der Stoffwechsel verbraucht etwa 2,5 Liter Wasser pro Tag beim Atmen, für die Schweißdrüsen und für Ausscheidungen (Urin und Stuhl). Rund einen Liter davon führen wir unserem Körper über unsere Ernährung zu, den Rest über verschiedene Getränke. Wenn Sie ausreichend trinken, wird die Hälfte Ihres Wasserhaushalts in der Regel alle zehn Tage erneuert.

Entgegen der landläufigen Meinung besteht die Hauptaufgabe von Wasser nicht darin, den Körper mit Elementen von außen zu versorgen, sondern den Transport von Nährstoffen zu den Zellen und von Abfallstoffen zu den Ausscheidungsorganen zu gewährleisten. Wasser spielt außerdem eine wichtige Rolle bei der Verdauung, der Körpertemperaturregulation und dem Austausch von Zellen.

Heutzutage **leiden viele Menschen an chronischer Dehydrierung**, sind sich dessen aber nicht bewusst. Hat man erst einmal mehr als zwei Prozent seines Körpergewichts an Wasser verloren, vergeht das Durstgefühl. Diese Dehydrierung führt mit der Zeit zu Symptomen, die fälschlicherweise für eine körperliche Fehlfunktion gehalten und mit Medikamenten behandelt werden.

Bei über 50-jährigen Menschen kommt es häufig zu Dehydrierung, weil sie schlichtweg vergessen zu trinken. Dies kann eine ganze Reihe von Symptomen hervorrufen, die von Kopfschmerzen über Erschöpfung und Konzentrationsschwäche bis hin zu Unwohlsein reichen. **Damit Ihr Körper optimal funktioniert, müssen Sie etwa 1 bis 1,5 Liter reines Wasser pro Tag trinken.** Bei starker körperlicher Aktivität oder Fieber sollte die Tagesration Trinkwasser auf 2 bis 2,5 Liter erhöht werden.

Für maximale Wirksamkeit empfehlen wir **reines Wasser.** Zu kalkhaltiges Wasser hat eine schlechtere Lösungsfähigkeit, was die Aufnahme der transportierten Nährstoffe mindert. Getränke aus dem Supermarkt wie Limonaden, Spirituosen und industriell hergestellte Fruchtsäfte sind alles andere als reines Wasser. Unser Körper muss sich anstrengen, um die darin enthaltene Flüssigkeit aufzunehmen. Außerdem verändern diese Getränke unsere Essgewohnheiten. Durch sie wird unser Durstreflex durch einen Hungerreflex ersetzt.

Getränke wie Kaffee und Tee sind harntreibend. Sie entziehen unserem Körper also Wasser. Letzteres gilt ebenfalls für Limonaden. Ihr Zuckergehalt führt zu starkem Flüssigkeitsentzug.

Das beste Wasser in Flaschen ist das mit dem geringsten Mineralgehalt. Das hat nämlich einen niedrigen spezifischen Widerstand, d. h., eine hohe elektrische Leitfähigkeit, die das Ionengleichgewicht in Ihren Zellen aufrechterhält. Beispiele hierfür sind Wasser von Mont Roucous oder Volvic oder die Quellwässer aus den Bergen der Auvergne.

Außerdem sollten Sie wissen, dass Abfüllung, Lagerung und Transport von Wasser, aber auch die Zirkulation durch die Leitungen (bei Leitungswasser) dessen ursprüngliche Eigenschaften verändern. Es eignet sich dann nicht mehr so gut zum Trinken wie reines Wasser. Geben Sie also ab sofort reinem Wasser den Vorzug vor allen anderen Getränken wie Kaffee, Tee, Fruchtsäften, Bier, Wein, Limonaden. **Entscheiden Sie sich für Quellwasser, Wasser mit niedrigem Mineralstoffgehalt.** Vermeiden Sie alkalisches Leitungswasser mit geringem Redoxpotenzial. Vermeiden Sie es außerdem, während der Mahlzeiten zu trinken: Lebensmittel bestehen bereits hauptsächlich aus Wasser und versorgen so Ihren Körper mit Flüssigkeit. Gewöhnen Sie es sich außerdem an, eine halbe Stunde vor dem Essen zu trinken, damit sich Ihr Blut nach der Nahrungsaufnahme nicht zu schnell konzentriert. Bei zu stark konzentriertem Blut muss Wasser aus den umliegenden Zellen verdünnt werden, was den Wasserhaushalt in Ihrem Organismus beeinträchtigt.

Trinken Sie immer kleine Mengen. Erhöhen Sie Ihre tägliche Wasserration bei körperlicher Anstrengung oder hohen Temperaturen. Bevorzugen Sie Wasser, das Raumtemperatur hat oder lauwarm ist. Das Trinken einer Schale mit 45-60 °C heißem Wasser gleich nach dem Aufwachen und ebenso vor den Mahlzeiten empfehlen und praktizieren Chinesen seit Jahren (siehe Seite 135).

Ist das Trinkwasser in unseren Städten und auf dem Land gesund? Ist es perfekt auf unseren Körper abgestimmt? Die Antwort lautet Nein. Es wird zwar gefiltert, enthält aber dennoch **nicht unerhebliche Spurenverunreinigungen durch Arzneimittel,** die nicht vollständig aufgelöst werden können, insbesondere Spuren von Antidepressiva, Antibabypillen, Hormonbehandlungen usw. Und wenn man beachtet, dass Frankreich beim Medikamentenkonsum weltweit an vierter Stelle steht, muss uns das zu denken geben (Deutschland steht an fünfter Stelle, Anm. d. Verlags).

Der Medikamentenkonsum ist insgesamt infolge verbesserter medizinischer Versorgung, höherer Lebenserwartung und fortschreitender Industrialisierung der Landwirtschaft angestiegen. Die in diesen Medikamenten enthaltenen Wirkstoffe zeichnen sich durch sehr unterschiedliche chemische Strukturen aus. Und deren Rückstände finden sich in unseren Quellwässern wieder. Stellen sie wirklich eine Gefahr für die Ökosysteme und für unsere Gesundheit dar? Dank der großen Fortschritte in der chemischen Analysetechnologie ist es heutzutage möglich, die hohen Konzentrationen dieser Substanzen im Wasser zu messen.

Seit den 1980er-Jahren wurden zahlreiche pharmazeutische Wirkstoffe in der Umwelt nachgewiesen. Ihr Vorkommen wurde in Abwässern und Schlämmen aus städtischen Kläranlagen, in Gewässern und in Böden rund um den Globus festgestellt.

Anfang der 2000er-Jahre wurden darin **mehr als 80 pharmazeutische Substanzen** nachgewiesen. Auch wenn ihre Konzentrationen sehr niedrig sind, gelangen diese Substanzen leider trotzdem bis in das von uns Menschen genutzte Grundwasser.

Allerdings müssen Personen, die unweit einer Klinik oder eines Krankenhauses wohnen, mit höheren Belastungen rechnen. Krankenhausabwässer stellen nämlich eine besondere Kontaminationsquelle von Arzneimitteln dar. Da bestimmte Behandlungen nur im Krankenhaus durchgeführt werden, können diese Abwässer spezifische Moleküle enthalten, z. B. Antibiotika, Antiinfektiva, jodhaltige Kontrastmittel und Zytostatika, die bei Krebserkrankungen eingesetzt werden. Da Krankenhausabwässer nicht vor Ort behandelt werden (abgesehen von radioaktiven Substanzen), gelangen die pharmazeutischen Wirkstoffe in das Abwasser des jeweiligen Ballungsraums und so in die städtische Kläranlage, bevor ein Teil davon in der Umwelt freigesetzt wird. Neben diesen Arzneistoffen können diese Abwässer auch eine geringe Dosis Radioaktivität aufgrund von Röntgenbehandlungen, Rückstände von Reinigungsmitteln oder antibiotikaresistente Keime enthalten.

Wenn Sie in der Nähe einer Fabrik wohnen, ist ebenfalls Vorsicht geboten. Tatsächlich sind die Abwässer von Fabriken, in denen Arzneimittel hergestellt oder verpackt werden, die zweitwichtigste Ursache dafür, dass diese Verbindungen in die Umwelt freigesetzt werden.

Es liegt nun an Ihnen, Flaschen mit Quellwasser oder Wasser mit niedrigem Mineralgehalt zu kaufen und das ganze Jahr abwechselnd diese Wasser zu trinken. Denken Sie daran, täglich 1,5 Liter reines Wasser zu sich zu nehmen, an heißen Tagen auch mehr, denn Sie wissen ja, dass Kaffee, Tee und Alkohol harntreibend wirken. Sie sollten also auf jeden Fall mindestens die empfohlene Wassermenge trinken.

Vitamin D, das Vitamin Ihrer DNA

Vitamin D hat Einfluss auf über 200 Gene. Davon spielen einige eine Rolle bei der Entwicklung von Autoimmunerkrankungen sowie bei der Schwächung unserer Immunabwehr und der potenziellen Entstehung von Krebserkrankungen.

Vitamin D ist eigentlich kein Vitamin, sondern vielmehr ein Hormon. Ein Prohormon insofern, als dass es wesentlich auf unsere Schilddrüsenhormone einwirkt, indem es deren Produktion unterstützt.

Die Wissenschaft weist auf die **extrem schützende Wirkung von Vitamin D** bei zahlreichen Krankheiten hin. Es ist der wichtigste „Bestandteil" Ihres Immunschutzschilds, verbessert die Muskelkraft und das muskuläre Gleichgewicht und senkt das Risiko für neurokognitive Störungen und Autoimmunerkrankungen.

Es übernimmt im Körper sehr viele Funktionen. Seine Hauptaufgabe besteht in erster Linie in der Steuerung der Aufnahme von Kalzium [und Phosphat] aus der Nahrung im Darm, um es für die Knochenhärtung und die Zellerneuerung in vielen Geweben zur Verfügung zu stellen. Vitamin D hat einen äußerst positiven Einfluss auf die Funktionen des Herz-Kreislauf-Systems, indem es den Blutdruck senkt, den Cholesterinspiegel im Blut verbessert und zur Regulierung des Hormonsystems beiträgt.

Darüber hinaus ist es **für die Differenzierung der weißen Blutkörperchen unerlässlich.** Es spielt eine grundlegende Rolle bei der Immunabwehr und schützt vor den häufigsten Krebsarten: Prostata-, Brust- und Dickdarmkrebs. Es reduziert das Diabetesrisiko und verlangsamt die Verkürzung der Telomere.

Vitamin D kann vom Organismus unter Einwirkung der ultravioletten Sonnenstrahlung synthetisiert werden. In den gemäßigten Regionen der Nordhalbkugel sind die Bedingungen für eine wirksame Produktion jedoch eingeschränkt, was natürlich auf den Höhenwinkel der Sonne und das Wetter zurückzuführen ist. Aber auch unser urbaner Lebensstil spielt eine Rolle. In den Herbst- und Wintermonaten verbringen wir meist nicht mehr genug Zeit an der frischen Luft und sind zu warm angezogen, als dass Vitamin D in ausreichender Menge synthetisiert werden könnte. Ab November nimmt die zu synthetisierende Menge relativ schnell ab. Das Vitamin-D-Depot wird rasch aufgebraucht.

2010 haben mehr als 40 internationale Wissenschaftler einen Aufruf gestartet, um Ärzte auf die Bedeutung von Vitamin D in der Prävention aufmerksam zu machen. Ihre jüngsten Studien belegen, dass fast alle Bewohner der mittleren und hohen Breiten der Nordhalbkugel einen **viel zu niedrigen Vitamin-D-Spiegel zwischen Oktober und April** aufweisen und dass die niedrigsten Werte im März zu verzeichnen sind.

Die Einnahme von Vitamin-D-Präparaten wird daher allen Personen, die in Frankreich, Italien, Deutschland, Spanien, den Niederlanden, Portugal, Polen, Großbritannien, Kanada und den USA leben, in der Herbst- und Wintersaison dringend empfohlen.

Für eine gute Immunabwehr sollten Sie in Europa von Oktober bis März genau darauf achten, dass Sie **einen ausreichenden Vitamin-D-Spiegel aufrechterhalten und diesen sogar noch steigern, um „Superimmunität" zu erreichen.** Setzen Sie sich unabhängig von Ihrem Alter jeden Tag mit unbedeckten Unterarmen natürlichem Licht aus. Vitamin-D-Mangel verlangsamt bei Kindern den Wachstumsprozess und erhöht bei Erwachsenen die Gefahr von Knochenbrüchen. Daher ist für alle eine Förderung der Vitamin-D-Synthese durch Sonnenlicht lebenswichtig, wobei es nicht darum geht, braun zu werden. Daraus lässt sich eindeutig schließen, dass dieses Vitamin ein echtes Stimulans ist, dessen Bildung von der Sonne gefördert wird.

Vitamin-D-Mangel ist allerdings weltweit auch deswegen so verbreitet, weil die Luftverschmutzung die Sonnenstrahlen abhält, sodass diese ihre wichtige Aufgabe der Syntheseanregung nicht mehr ordnungsgemäß übernehmen können. Andererseits sind in der Luft, die wir einatmen, viele Viren enthalten. Diese schlechte Luftqualität hat ebenfalls Auswirkungen auf unsere DNA. Vitamin D hilft aktiv bei der Bekämpfung von Verunreinigungen, da es auch Pestizide und Insektizide aus der Umwelt abwehrt.

Unsere Fähigkeit, dieses Vitamin zu synthetisieren, nimmt jedoch mit zunehmendem Alter ab. Daher **müssen über 50-jährige Männer und Frauen zusätzlich Vitamin D einnehmen. Es ist für unsere Immunabwehr von entscheidender Bedeutung, aber auch für unseren BMI, denn es wirkt stimmungserhellend und unterstützt die Produktion von Serotonin – das berühmte Glückshormon –, das die Bildung von Leptin teilweise hemmt.**

Dutzende von Studien berichten, dass es einen eindeutigen Zusammenhang zwischen Fettleibigkeit und Vitamin-D-Mangel gibt. Forschende bestätigen, dass fettleibige oder übergewichtige Personen fast immer unter Vitamin-D-Mangel leiden. Die Verbindung zwischen Vitamin-D-Mangel und Adipositas liegt in seinem aktiven Einfluss auf die Bildung von Adipokinen begründet. Diese Moleküle werden vom Fettgewebe abgesondert und sind an zahlreichen Abläufen in unserem Körper beteiligt, bei denen es um Regulierung von Appetit, Energieverbrauch, den Fett- und den Glukosestoffwechsel geht. Wenn die Produktion von Adipokinen nicht mehr ordentlich reguliert wird, kommt es bei Personen mit Vitamin-D-Mangel über mehrere Jahre zu Stoffwechselstörungen, d. h., zu Insulinresistenz oder zu Typ-2-Diabetes.

Das Vorhandensein von Vitamin-D-Rezeptoren im Fettgewebe lässt auf seine präzise und unbestreitbare Rolle bei der Regulierung der Expression von Genen schließen, die mit der Produktion von Adipokinen in Verbindung stehen. Daher stellt die gezielte Beeinflussung der Adipokinbildung durch Strategien zur Gewichtsabnahme (gesunde Ernährung, körperliche Aktivität) sowie ggf. zusätzlich durch eine Vitamin-D-Supplementierung zweifellos eine erhebliche Hilfe bei der Prävention und Behandlung der mit Fettleibigkeit und Übergewicht einhergehenden Beschwerden dar.

In einer norwegischen Studie haben Forschende nachgewiesen, dass **Menschen mit Vitamin-D-Mangel einen höheren Body-Mass-Index haben.** Außerdem führt bei übergewichtigen Personen eine Supplementierung zu einer Verringerung des Körperfetts. In einer in der europäischen Fachzeitschrift für Ernährung, dem *European Journal of Nutrition,* veröffentlichten Studie wurde ferner untersucht, ob Nahrungsergänzungsmittel den Insulinspiegel senken können. Zudem wurde nunmehr der Einfluss von Vitamin D auf unser Sättigungsgefühl bewiesen.

Die Folgen eines Vitamin-D-Mangels können über mehrere Jahre unbemerkt bleiben, erweisen sich aber langfristig als katastrophal: Knochenerweichung, Osteoporose, Knochenschmerzen, Muskelschwäche, Gelenkschmerzen, Migräne, erhöhtes Risiko für Depressionen, Schlaflosigkeit, Haarausfall.

Die regelmäßige Einnahme von Vitamin D über sechs Jahre senkt die Sterblichkeit um 70 Prozent. Sie sollten wissen, dass führende Wissenschaftler für über 60-Jährige eine Supplementierung über einen Zeitraum von acht Monaten innerhalb eines Jahres empfehlen, im Alter von 70 bis 80 Jahren über einen Zeitraum von 10 Monaten pro Jahr und ab 80 Jahren das ganze Jahr über. Lassen Sie sich von Ihrem Hausarzt regelmäßig Ihren Vitamin-D-Spiegel bestimmen.

Achtung!

Vor der Einnahme von Nahrungsergänzungsmitteln sollten Sie Ihren Vitamin-D-Spiegel von einem Labor bestimmen lassen. Hervorzuheben ist außerdem, dass übergewichtige oder fettleibige Personen zwei- bis dreimal so viel Vitamin D als Nahrungsergänzung einnehmen sollten wie Normalgewichtige.

Vitamin D finden Sie in alltäglichen Lebensmitteln wie roher Hering, roher Lachs, Sardellenfilets, Sardinen, Forellen, Makrelen, Kaviar, Thunfisch oder Austern.

Gut zu wissen

Personen mit eingeschränkter Mobilität, die nicht oft in der Sonne sind oder Übergewicht haben, sollten stärker auf Nahrungsergänzungsmittel zurückgreifen, da die Fettschichten unter der Haut das unter dem Einfluss von Sonnenlicht gebildete Vitamin D einlagern und speichern.

Vitamin D ist **für folgende Personengruppen unverzichtbar.** Sie sollten fast das ganze Jahr über auf Nahrungsergänzungsmittel zurückgreifen:

- Über 50-Jährige wegen erschwerter Umwandlung von Vitamin D,
- Personen mit Knochenerkrankungen,
- Personen, die an Malabsorption und entzündlichen Darmerkrankungen leiden, weil sie Fette schlecht verwerten können,
- Personen, die eine spezielle Diät einhalten: kein Fleisch, keinen Fisch, keine Eier oder keine mit Vitamin D angereicherten Produkte zu sich nehmen,
- Personen, die in verschmutzten Städten leben, da CO_2 die UV-Strahlung absorbiert,
- Personen, die konsequent Cremes mit UVB-Schutz (Lichtschutzfaktor > 15) verwenden, da diese die in die Haut eindringenden UVB-Strahlen um 99 Prozent mindern können.

Besonders in der Menopause und der Andropause kann ein Vitamin-D-Mangel zu einer schlechten Kalziumaufnahme im Darm führen, was eine Demineralisierung des Skeletts zur Folge hat. Die Knochen werden weich, es kommt wiederholt zu rheumatischen Schüben, die sich bei Erschöpfung noch verschlimmern. Vitamin D ist auch für das Wachstum von Kindern und Jugendlichen von entscheidender Bedeutung. Achten Sie darauf, ihnen nach Rücksprache mit Ihrem Arzt aktiv Nahrungsergänzungsmittel zu geben.

Die Zufuhr von Magnesium, dem wichtigen Regulator

Magnesium **unterstützt die Produktion und Synthese von roten und weißen Blutkörperchen.** Unser Körper benötigt Magnesium für die Bildung neuer Zellen. Magnesium ist für den Schutz Ihres Körpers unverzichtbar. Darüber hinaus wirkt es auf über 300 biochemische Reaktionen ein. Es unterstützt die Synthese von Hunderten von Prozessen zwischen Zellen, Neuronen, Neurotransmittern, Blut, Sauerstoff, Muskeln, Sehnen und dem Nervensystem.

Magnesium **stärkt all unsere Knochen.** Außerdem verbessert es das Aussehen Ihrer Haut, Haare und Nägel. Es wird für ein gesundes Wachstum benötigt. Es ist natürlich auch dafür bekannt, dass es bei nervlichen Belastungen hilft. Es wirkt nämlich unterstützend auf unser nervliches Gleichgewicht und verringert durch die aktive Bekämpfung von Stress unsere Anfälligkeit für Viren und Erkrankungen.

Magnesium wirkt aber nicht nur ausgleichend, sondern hat auch eine **antioxidative Wirkung.** So kann es einen übersäuerten Körper remineralisieren und vor allem alkalisieren, also basisch machen. (Viele Menschen leiden an Übersäuerung, die auf die moderne Ernährung zurückzuführen ist: Zucker, Fette, Frittiertes, Bewegungsmangel, Kaffee, stimulierende Getränke, Milchprodukte. Sie verursachen alle eine vermehrte Ansammlung von Säuren im Körper und eine krankhafte Erhöhung des Säuregehalts im Blut. Man spricht dann von Azidose.)

Magnesium **senkt auch den Blutdruck**, denn es verringert die Gefahr von Blutgerinnseln, verbessert die Funktion des Herz-Kreislauf-Systems, fördert die Durchblutung und versorgt die Zellen mit Sauerstoff. Aber Magnesium erfüllt noch andere lebenswichtige Funktionen im

Körper: Es ist u. a. für unsere Muskeln unerlässlich, denn bei Magnesiummangel leiden wir unter Muskelkrämpfen, -schmerzen, -kribbeln, -entzündungen und -zuckungen.

Die magnesiumhaltigsten Lebensmittel sind vor allem pflanzlicher Art: grünes Gemüse, Vollkorn- oder Halbvollkorngetreide, Hülsenfrüchte und Ölsaaten. Zur Vorbeugung gegen Viren empfehlen wir Ihnen jedoch Magnesiumchlorid. Die sagenhaften gesundheitlichen Vorteile von Magnesiumchlorid wurden in den 1940er-Jahren vom französischen Arzt Dr. Neveu aufgezeigt: Er soll mithilfe dieser chemischen Verbindung Diphtherie, Grippe und einige Fälle von Atemwegserkrankungen geheilt haben. Magnesiumchlorid kann den Darm reinigen und Pathogene im Darm schnell beseitigen.

Omega-3-Fettsäuren, die geheimen Wirkstoffe unseres Immunsystems

Die Weltgesundheitsorganisation (WHO) und alle westlichen Länder empfehlen eine Mindestaufnahme von Omega-3-Fettsäuren zur Gewährleistung einer optimalen Gesundheit. Zahlreiche Studien haben jedoch gezeigt, dass die europäische und die amerikanische Bevölkerung ihren Mindestbedarf bei Weitem nicht decken (die Zufuhr ist zwei- bis achtmal niedriger als die empfohlene Tagesdosis).

Diese Empfehlungen gelten für gesunde Menschen. Es gibt jedoch Anzeichen dafür, dass der Bedarf bei bestimmten Bevölkerungsgruppen noch höher ist:

- Über 50-Jährige,
- Personen, die an chronischen Entzündungen leiden,
- Personen mit großem Taillenumfang (Übergewicht),
- Personen mit Bluthochdruck, hohem Cholesterinspiegel, hohem Blutzuckerspiegel,
- Personen mit Erschöpfung oder depressiver Stimmung,
- Personen mit einem Risiko für Herz-Kreislauf-Erkrankungen.

An dieser Stelle muss jedoch auf Folgendes hingewiesen werden: Erhöhen Sie die Zufuhr an pflanzlichen Omega-3-Fettsäuren, so wird sich solange nichts verändern, wenn Sie nicht gleichzeitig Ihre Aufnahme von Omega-6-Fettsäuren drastisch senken. **Idealerweise sollten wir also gleich viel pflanzliche Omega-3-Fettsäuren wie Omega-6-Fettsäuren zu uns nehmen.** Die Realität sieht jedoch ganz anders aus, da wir 15- bis 50 mal mehr Omega-6-Fettsäuren als pflanzliche Omega-3-Fettsäuren zu uns nehmen. Herrscht ein Überschuss an Omega-6-Fettsäuren, verdrängen diese die Omega-3-Fettsäuren und dringen an ihrer Stelle in die Zellmembranen ein. Dies führt zur Bildung von Milliarden entzündungsfördernder Moleküle, die im Verdacht stehen, eine entscheidende Rolle bei der Entwicklung und Verschlimmerung chronischer Erkrankungen zu spielen.

Diese verblüffende Feststellung ließe sich theoretisch durch den täglichen Verzehr von fettem Fisch, der reich an EPA (Eicosapentaensäure) und DHA (Docosahexaensäure) ist, ausgleichen. Doch leider ist fetter Fisch meist schadstoffbelastet und nicht einfach zu bekommen. Diese Möglichkeit scheidet also aus. Unsere tatsächliche Zufuhr von marinen Omega-3-Fettsäuren EPA und DHA ist daher weit entfernt von der empfohlenen Mindestverzehrmenge und noch weiter von der optimalen Menge.

Die Supplementierung mit Omega-3-Fettsäuren (EPA und DHA) ist die einfachste und wirksamste Lösung, damit unsere Zellmembranen so schnell wie möglich wieder gesunden. **Die Einlagerung von EPA und DHA in die Zellmembranen verleiht diesen eine bessere Fluidität und eine optimale Durchlässigkeit.** Dies ist ein äußerst wichtiger Faktor. Denn eine wenig flüssige Membran schmälert den Austausch über die Zellmembranen und begünstigt so einen chronischen Entzündungszustand.

Außerdem kann der Körper bei einer systemischen Entzündung auf diesen Omega-3-Speicher zurückgreifen und ihn in entzündungshemmende Moleküle umwandeln. Bei Omega-6-Fettsäuren ist das Gegenteil der Fall. Sie verwandeln sich in entzündungsfördernde Verbindungen, welche die Entwicklung von Stoffwechselstörungen wie Insulinresistenz und metabolisches Syndrom begünstigen.

In den letzten Jahren wurde in zwölf Studien der Nutzen einer Supplementierung mit Omega-3-Fettsäuren zur **Prävention des Koronarsyndroms und anderer Herz-Kreislauf-Probleme** aufgezeigt. Diese Wirkung lässt sich durch mehrere Mechanismen erklären. Die Nahrungsergänzung mit Omega-3-Fettsäuren trägt zunächst zu einer Verringerung der Konzentration von Omega-6-Fettsäuren in den Membranen bei und verringert durch einen Dominoeffekt deren Umwandlung in entzündungsfördernde Abkömmlinge.

Sie **wirkt auch auf die atherosklerotischen Plaques,** die Herz-Kreislauf-Probleme verursachen können: Omega-3-Fettsäuren helfen, den Blutdruck und die Blutfettwerte zu senken, indem sie deren Produktion in der Leber drosseln. Und ein zu hoher Blutfettwert gilt allgemein als Risikofaktor. Außerdem stabilisieren sie die atherosklerotischen Plaques, indem sie die Produktion von entzündlichen Zytokinen verringern.

Letztlich **regulieren Omega-3-Fettsäuren eine Vielzahl von Genen,** insbesondere diejenigen, die am Fettstoffwechsel beteiligt sind. Außerdem zeigen mehrere Studien, darunter eine sehr bekannte, die 2002 veröffentlicht wurde, dass eine mehrwöchige Supplementierung mit Omega-3-Fettsäuren bei einem Großteil der Menschen, die an schweren Depressionen leiden, zu einer starken Abnahme der depressiven Symptome führt.

Eine postpartale **Depression** könnte auch auf einen Abfall der EPA- und DHA-Spiegel in den Zellen der Schwangeren zurückzuführen sein, der schlussendlich zu einem sehr niedrigen Omega-3-Speicher nach der Schwangerschaft führt. Wissenschaftler haben herausgefunden, dass es etwa ein Jahr dauert, um den Speicher wieder aufzufüllen, der für die reibungslose Funktion des serotonergen und cholinergen Systems benötigt wird. Und im Regelfall besteht unser Gehirn zu 10 bis 20 Prozent aus Fettsäuren.

Niedrige DHA-Spiegel in den Membranen der Gehirnzellen führen nicht nur zu Depressionen. Sie bewirken auch einen Dopaminmangel in den kortikalen Bereichen, was zum kognitiven Verfall beitragen und das Wachstum und die Entwicklung des Nervensystems beeinträchtigen könnte. Omega-3-Fettsäuren, vor allem EPA, wirken sich auch auf die **Entwicklung der neuronalen Fortsätze aus, ebenso auf die Bildung von Synapsen, die neuronale Plastizität, die neuronale Reifung und die anschließende Wanderung der Neuronen zu den Zielbereichen. Damit spielen Sie eine vordergründige Rolle bei den motorischen, sensorischen und kognitiven Fähigkeiten.**

Vitamin C, der immunologische Schutzwall

Im Kampf gegen gefährliche oder gar tödliche Viren müssen Sie sich einfach nur auf Ihre Widerstandskraft verlassen, also Vertrauen in Ihr Immunsystem haben.

In diesem Zusammenhang müssen wir **Vitamin C** und seine großartigen Eigenschaften hervorheben. Die antivirale Wirkung von Vitamin C wurde inzwischen in Hunderten von Studien belegt. Der Gedanke ist also keineswegs neu. Vitamin C wird seit Langem zur Behandlung von grippalen Infekten eingesetzt und hat sich dabei immer wieder als unvergleichlich nützlich erwiesen. Übrigens haben der berühmte Dr. Frederick R. Klenner und Dr. Robert F. Cathcart jahrelang Vitamin C eingesetzt. Sie haben nämlich festgestellt, dass sehr hohe Dosen Vitamin C in Tablettenform oder per Infusion (bis zur Sättigungsschwelle im Darm) unsere Immunabwehr enorm stärken.

„Mir ist noch keine Grippe untergekommen, die ich nicht durch hohe Dosen an Vitamin C heilen oder deutlich abschwächen konnte", so Dr. Robert F. Cathcart.

Es liegt inzwischen klar auf der Hand, **dass selbst ein noch so geringer Vitamin-C-Mangel Viren und anderen Bakterien Tür und Tor öffnet.** Dies schwächt unweigerlich unser Immunsystem und bietet Viren einen idealen Nährboden. In zahlreichen Studien wurde beobachtet, dass die Todesfälle bei Krankenhauspatienten mit Atemwegserkrankungen nach einer Vitamin-C-Infusion um 80 Prozent zurückgingen. Bei CO-VID-19 empfehlen Forschende eine Vitamin-C-Zufuhr beim Auftreten der ersten Symptome, aber auch noch während der Rekonvaleszenz (fragen Sie Ihren Arzt oder Heilpraktiker).

Vulnerable, geschwächte, ältere Personen, Menschen mit Erkrankungen, die sich einer Behandlung unterziehen, die Energie verlieren und ein schwaches Immunsystem haben, sind ebenso wie immungeschwächte Menschen natürlich vorrangige Ziele für alle Viren, auch für COVID-19. Diese Personen sollten auf jeden Fall zusätzlich **natürliches Vitamin C** zu sich nehmen.

Solange das Virus zirkuliert, empfehlen Ärzte diesen Personen daher, vorbeugend Vitamin C einzunehmen, um das Immunsystem zu stimulieren und zu stärken. Sie sollten wissen, dass die ersten Behandlungserfolge mit Vitamin C 1947 während der weltweiten Polio-Epidemie erzielt wurden. Tatsächlich kam es bei 60 Patienten zu einer spektakulären Heilung ohne jegliche Nachwirkungen. Der US-amerikanische Arzt und Wissenschaftler Dr. Frederick Klenner war damals der erste Mediziner, der die unglaublich unterstützende bzw. heilende Kraft von Vitamin C bzw. Ascorbinsäure belegen konnte. Bis heute bestätigen zahlreiche klinische Studien die antivirale Wirkung von Vitamin C (1986 veröffentlichtes antivirales Protokoll) und empfehlen daher seinen Einsatz.

Inzwischen ist bekannt, dass die meisten COVID-19-Todesfälle auf eine Lungenentzündung zurückzuführen sind. Vitamin C wird jedoch seit über achtzig Jahren zur Behandlung von Lungenentzündungen eingesetzt, zusätzlich zu anderen, umfangreicheren Behandlungen z. B. mit Antibiotika. **Vitamin C reduziert nachweislich die Schwere einer Erkrankung und das Sterberisiko.** Einer Studie zufolge verbesserte sich die Sauerstoffsättigung nach der Einnahme von Vitamin C innerhalb von weniger als einem Tag. Damit ist klar, dass mit Vitamin C jedes Virus wunderbar bekämpft werden kann. Für Ärzte und Wissenschaftler hängt dies natürlich von der verwendeten Dosis ab.

Dürfte man nur ein einziges lebenswichtiges Vitamin für unsere Immunabwehr, unsere Energie, unser Normalgewicht und als Anti-Aging-Mittel in Betracht ziehen, dann wäre es sicher das Allheilmittel Vitamin C.

Dazu muss man wissen, dass fast alle Säugetiere in ihrer Leber Vitamin C aus Glukose synthetisieren können, während der menschlichen Leber das entsprechende Enzym fehlt. Daher ist es sowohl für Frauen als auch für Männer zwingend notwendig, Vitamin-C-Präparate einzunehmen oder es über die Nahrung zuzuführen, wenn man nicht an Skorbut sterben will.

Eine der wichtigsten Funktionen der Ascorbinsäure, wie Vitamin C eigentlich heißt, ist die Synthese von Kollagen, dem chemisch mit Proteinen verwandten Klebstoff, der das Gewebe und die Organe des Körpers zusammenhält und stützt. Bei Vitamin-C-Mangel ist die Kollagenproduktion unseres Körpers gestört, die Knochen werden brüchig und die Arterienwände geschwächt. Die allmähliche Abnahme der Kollagenbildung geht also eng mit den Abbauprozessen in unserem Körper einher.

Darüber hinaus wirkt Vitamin C **auf unseren Stoffwechsel wie ein echtes Entgiftungsmittel.** Es hat die Fähigkeit, Schwermetalle wie Blei, Quecksilber, Arsen oder auch Kohlenmonoxid (aus der belasteten Luft unserer Städte) sowie viele andere krebserregende Stoffe zu hemmen. Vitamin C hat darüber hinaus antiseptische und bakterizide Eigenschaften. In hohen Dosen, wie sie zur Behandlung von COVID-19 angewendet werden, kann es dazu beitragen, zirkulierende Viren abzutöten.

Dieses Vitamin wird sehr konsequent in den Nebennieren gespeichert, den Drüsen oberhalb der Nieren, die unseren Stress regulieren. Bei großen seelischen Erschütterungen oder nervlicher Erschöpfung können unsere Nebennieren allerdings kollabieren. Man spricht dann von einer Nebennierenschwäche. Diese äußert sich übrigens durch ständigen

Schmerz unterhalb der Lendenwirbelsäule im unteren und mittleren Rücken.

Zur Stärkung der Nebennieren hilft dann nur Vitamin C, damit Sie Angriffe aller Art abwehren können, sei es durch emotionalen Stress oder durch Viren oder Bakterien. Darüber hinaus wird Vitamin C **für die Herstellung neuer Zellen benötigt.** Ein Vitamin-C-Mangel führt unweigerlich zu Blutarmut (Anämie). Außerdem unterstützt es die Eisenaufnahme und senkt den Cholesterinspiegel.

Einfach ausgedrückt: Vitamin C hilft, den Oxidationsprozess im Körper zu verlangsamen, die Erschöpfung einzudämmen und den Abbauprozess unserer Zellen zu verhindern. Und es unterstützt uns beim erfolgreichen Kampf gegen Viren [und Bakterien]. Vitamin C ist der beste Freund unseres Immunsystems, unser Schutzwall.

3. Kapitel

Die Gegenspieler Ihrer Immunabwehr

Azidose, das immungefährliche trojanische Pferd

Es ist eine Tatsache, dass der Mensch ein basischer Organismus ist. Nur so gelingt es uns, keine Krankheiten zu entwickeln oder nicht von Viren oder Bakterien angegriffen zu werden. Dies stellte bereits Dr. Otto Warburg fest, der 1931 den Nobelpreis für Medizin erhielt: „Keine Krankheit kann in einem basischen Milieu existieren. Nicht einmal Krebs."

Wir, die Völker dieser Erde, sind inzwischen alle von einem Phänomen betroffen, das *Azidose* genannt wird. **Überschüssige Säure verändert unseren gesamten Organismus, frisst uns von innen heraus auf, verursacht Erschöpfung und Entzündungen.** Bei einer Azidose ist der Säure-Basen-Haushalt des Körpers aus dem Gleichgewicht geraten und dies ist schädlich für unsere Immunabwehr und unsere Gesundheit. Die Azidose ist auf unsere heutige Ernährung sowie auf chronischen Stress zurückzuführen. Sie laugt unseren Körper übermäßig aus, mindert unsere Lebensenergie und führt dazu, dass in uns ein schädigendes Milieu vorherrscht. Dann fällt es unserem Körper äußerst schwer, das *Säure-Basen-Gleichgewicht* wiederherzustellen. In diesem Fall greift das Prinzip der Homöostase: ein erstaunlicher

Prozess, bei dem unser Körper immer wieder versucht, ins organische Gleichgewicht zu kommen.

Deshalb ist die blutgruppengerechte Ernährung von entscheidender Bedeutung, um den pH-Wert im Körper auszugleichen und den Körper deutlich zu entsäuern.

Wie kann ich feststellen, ob mein Körper übersäuert ist? Seinen pH-Wert kann man anhand der Azidität des Urins messen. Dieser entspricht zwar nicht genau dem pH-Wert im Blut, aber vermittelt einen ersten Anhaltspunkt. Gehen Sie in eine Apotheke oder eine Drogerie und lassen Sie sich einen Urinteststreifen geben. Der Normalwert liegt bei 6 oder 7.

Ihre Immunabwehr wird von Ihrer Umwelt oder Ihrem Lebensstil beeinflusst

Auch die **Luftverschmutzung** ist ein trojanisches Pferd für unser Immunsystem. Schlechte Raumluft hat eine äußerst gesundheitsschädigende Wirkung. Ihre Reaktionen auf Luftschadstoffe variieren je nach Art des Stoffes, dem Sie ausgesetzt sind, wie stark/häufig sie ihm ausgesetzt sind sowie Ihrem Gesundheitszustand, Ihrem Alter und Ihrer genetischen Veranlagung. Aber Sie reagieren auch auf Luftschadstoffe, je nachdem, wie gesund Ihre Atemwege und wie empfindlich Sie sind. Personen, die in Ballungsräumen leben, sind natürlich noch stärker betroffen.

In den letzten zwanzig Jahren hatten immer mehr Franzosen mit einer **Empfindlichkeit der Bronchien** zu kämpfen: 30 Prozent der französischen Bevölkerung leiden an einer Atemwegsallergie (allergische Rhinitis), und manche Menschen haben eine erhöhte Empfindlichkeit der Bronchien oder gar eine bronchiale Hyperreagibilität (BHR). Einige dieser Zahlen sprechen für sich: zwei Millionen Menschen leiden an Asthma, 10 bis 14 Prozent der 20- bis 24-Jährigen hatten in ihrem Leben schon mindestens einen Asthmaanfall, und 50.000 Menschen leiden an schwerer Ateminsuffizienz. Kinder reagieren besonders empfindlich auf Reizstoffe, da ihre Atemwege noch nicht voll ausgereift sind: Die Zahl ihrer Lungenbläschen (Alveolen) nimmt bis zum Alter von drei Jahren massiv zu. Ihre Atemwege entwickeln sich bis zur vollständigen Ausbildung im Alter von acht Jahren weiter.

Über die wichtigsten kurzfristigen Auswirkungen von Luftschadstoffen auf die Gesundheit bei Exposition weiß man inzwischen immer besser Bescheid. Sie **lösen eine Entzündungsreaktion in der Atemwegsschleimhaut aus** und potenzieren die Symptome bereits bestehender Atemwegsprobleme. Bei Asthmatikern können sie eine allergische Reaktion sowie unspezifische Anfälle bronchialer Hyperreagibilität fördern, insbesondere bei einer Exposition gegenüber Ozon. Die Symptome reichen dann von Schnupfen und/oder Husten bis hin zu Asthmaanfällen.

Langfristig hat jeder einzelne der maßgebenden Schadstoffe konkrete Auswirkungen auf uns. Damit müssen wir lernen umzugehen, ohne genau zu wissen, womit wir es eigentlich zu tun haben. **Ozon** ist ein aggressives Reizgas mit stark oxidativer Wirkung auf die Bindehaut und die Atemwegsschleimhaut. Es dringt tief in die feinsten Verästelungen der Lunge ein. Seine gesundheitsschädigende Wirkung zeigt sich darin, dass es vor allem bei körperlicher Anstrengung zu Reizungen der Nase, der Augen und des Rachens sowie zu Beeinträchtigung der Lungenfunktion, Kurzatmigkeit und Husten kommt. Ein Aufenthalt in ozonbelasteter Luft erhöht die Empfindlichkeit von Asthmatikern gegenüber Allergenen. **Stickstoffdioxid** kann bis tief in die feinsten Verästelungen der Atemwege vordringen. Es führt dann zu einer Beeinträchtigung der Atmung und einer bronchialen Hyperreagibilität bei Asthmatikern. Bei Kindern erhöht es die Anfälligkeit der Bronchien für mikrobielle Infektionen. Was Stickstoffdioxid alles auslösen kann, ist bis heute noch nicht umfassend erforscht. Es wird aber vor allem als

Gradmesser für die von Kraftfahrzeugen verursachte städtische Luftverschmutzung angesehen.

Schwefeldioxid ist ein Reizgas. Je nach Konzentration kann das Gemisch bei Asthmatikern zu einer Verengung der Bronchien führen, bei Erwachsenen akute Atemwegssymptome verstärken (Husten, Atembeschwerden) oder bei Kindern die Atemfunktion verschlechtern (Beeinträchtigung der Ventilation, Husten- oder Asthmaanfälle).

Größere Partikel werden von den oberen Atemwegen zurückgehalten, während feinere Partikel toxische Verbindungen in die unteren Atemwege transportieren können. Diese sind in der Lage, besonders **bei Kindern zu einer akuten oder chronischen Reizung der Bronchialschleimhäute, einer bronchialen Hyperreagibilität, zu führen, eine Allergie auszulösen** oder bestehende Atemwegserkrankungen noch zu verschlimmern. Schließlich enthalten einige Schwebeteilchen polyzyklische aromatische Kohlenwasserstoffe, die mutagene und krebserregende Eigenschaften besitzen.

Flüchtige organische Verbindungen haben je nach Schadstoff sehr unterschiedliche Auswirkungen: Diese reichen von einer einfachen Geruchsbelästigung bis hin zu Reizungen oder einer Verringerung des Lungenvolumens. Einige, wie das in Benzin und Superbenzin enthaltene **Benzen,** sind bei Einatmen seiner Dämpfe anerkanntermaßen toxisch und krebserregend.

Aufgrund dieser negativen Schwingungen werden kaskadenartig freie Radikale freigesetzt. Hierbei handelt es sich um kleine sauerstoffhaltige Moleküle mit einem einzelnen Elektron. Es sind hochreaktive Moleküle, die in geringen Mengen von Mitochondrien produziert werden. Werden sie jedoch im Übermaß erzeugt, sind sie schädlich. Sie schaden uns natürlich auch, wenn unsere Abwehrkräfte nicht mehr optimal arbeiten, wie es bei der Zirkulation von Viren der Fall ist.

In der Umgebungsluft produzierte freie Radikale können zuhauf Schaden anrichten: Sie denaturieren Proteine und Enzyme, ebenso Ihre

DNA, wodurch die Übertragung der genetischen Botschaft und der Proteinsynthese gestört wird. Durch den Abbau von Kollagen und Elastin wird das Auftreten von altersbedingten Störungen (Fibrosen und Sklerosen) begünstigt, ferner kommt es zum Angriff auf die Membranlipide. Es kommt daher häufig zu **klinischen Störungen im Zusammenhang mit einem Überschuss an freien Radikalen.** Aus den anfänglich schwachen Beschwerden (Rückgang der allgemeinen Leistungsfähigkeit, schnelle Ermüdung) können ernstere Erkrankungen entstehen wie vorzeitige Alterung, entzündliche, degenerative, kardiovaskuläre Erkrankungen, Gelenkbeschwerden, Schwächung unseres Immunsystems usw. Den inneren Schutz unseres Organismus verdanken wir **Superenzymen, die freie Radikale fangen:** Superoxiddismutase (SOD) und Glutathionperoxidase, die durch Kupfer, Mangan, Zink und Selen gebildet werden. So wird jeder Mangel oder jede Chelatbildung dieser Spurenelemente (durch schlechte Ernährung, Luftverschmutzung, Schwermetalle, Übersäuerung, Stress, die im ersten Kapitel von Teil 1 „Die Grundlagen" ausführlich beschrieben wurden) zu einer Schwächung Ihrer Immunabwehr führen. Um diese Hauptoxidantien zu bekämpfen, müssen Sie unbedingt auf die empfohlenen Nahrungsergänzungsmittel Ihrer Blutgruppe zurückgreifen.

Xenohormone, die Immungifte

Das **Hormonsystem von Frauen und Männern wird** durch äußere Faktoren, nämlich Umweltschadstoffe, **ernsthaft gestört.** Dies wurde umfangreich erforscht – die Ergebnisse sind alarmierend.

Doch **wie gehen sie vor?** Sie interagieren mit den Rezeptoren unserer Hormone, indem sie die Wirkung von Steroidhormonen, insbesondere Östrogen, nachahmen. Einige chlororganische Pestizide interagieren so mit dem auf der Kernhülle befindlichen Estradiolrezeptor. Diese Fremdmoleküle nehmen dann den Platz des natürlichen Estradiol-Liganden ein und wirken an seiner Stelle, indem sie direkt die estradiolsensiblen Gene aktivieren. Andere Pestizide aktivieren wiederum andere Rezeptoren und erzeugen dadurch andere Wirkungen.

Diese **Wechselwirkung** hat in erster Linie Störungen der primären und sekundären Geschlechtsmerkmale und eine Beeinträchtigung der Immunabwehr zur Folge: **Xenohormone bringen unser Hormonsystem durcheinander, was eine verminderte Fruchtbarkeit zur Folge hat, und verursachen vielfältige Störungen, die bis hin zur Entstehung von Krebszellen führen können.**

Einige chemische Verbindungen der Xenohormone überleben in unserem Körper viel länger als unsere natürlichen Hormone, da wir keine Enzyme haben, um sie zu bekämpfen und abzubauen. Selbst in geringen Dosen sammeln sie sich im Gewebe an und schaden uns auf diese Weise. Das Problem dabei ist, dass diese Verbindungen über neue Stoffe in unser Leben eingedrungen sind, die von unserer Immunabwehr nicht erkannt werden und daher toxisch wirken: Lösungsmittel und Klebstoffe, Nagellack und Nagellackentferner, Pestizide, Herbizide und Fungizide (die in Obst und Gemüse enthalten sind, die nicht Bio sind), Luftverschmutzung durch Autoabgase, chemische Reinigungsmittel, Emulgatoren in synthetischen Waschmitteln, Seifen und Kosmetika, Kunststoffe, Industrieabfälle wie polychlorierte Biphenyle und Dioxine, Fleisch von Tieren, denen Östrogene verabreicht wurden.

Zur Linderung der schädlichen Auswirkungen von Xenoöstrogenen haben wir nur zwei Möglichkeiten: zum einen privat **ihre Verwendung zu reduzieren**, zum anderen ein Verbot des Einsatzes von Östrogenen in der Industrie von Regierungsseite zu bewirken.

Sammeln sich Xenoöstrogene in unserem Gewebe an, können wir am Ende diffuse Symptome wie Müdigkeit, Depressionen, Aufmerksamkeitsstörungen, Migräne, Schäden an den kleinen Blutgefäßen, Reizbarkeit und Angstzustände sowie Gedächtnisverlust erleiden. Während der Menopause oder der Andropause verstärken sich möglicherweise diese Beschwerden und beschleunigen bestenfalls **den Alterungsprozesses.** Schlimmstenfalls können die im Laufe der Zeit angesammelten Xenohormone jedoch schwere Krankheiten (Hormonungleichgewicht und Krebs) auslösen. Uns bleibt also nichts anderes übrig, als selbst folgende Maßnahmen zu ergreifen: **Verzicht auf den Einsatz von Pestiziden** aller Art, einschließlich Ameisen- und Fliegensprays; Verzicht auf Insektizide zur Behandlung von Garten und Rasen. Des Weiteren sollten Sie Bio-Eier, -Fleisch und -Hühnchen essen; Ihre Lebensmittel nicht in Plastikbehältern aufbewahren oder aufwärmen; so wenig Kleidung wie möglich aus synthetischen Fasern tragen; keine Lufterfrischer, Weichspüler oder Waschmittel mit Duftstoffen verwenden; den Kauf von Lebensmitteln in Dosen vermeiden (greifen Sie lieber zu Glasverpackungen); Wasserfiltersysteme verwenden, anstatt Wasser in Kunststoffflaschen zu kaufen. Niemand kann sich komplett vor Xenohormonen schützen, aber mit diesen Maßnahmen können Sie sie zumindest umgehen!

So können Sie die Dosen, denen Sie ausgesetzt sind, wenigstens deutlich verringern. Xenohormone sind gefährlich, weil sie im Organismus in den Phasen aktiv werden, in denen er sie nicht benötigt, nämlich in der Entwicklungs- und in der Alterungsphase. Sie schaden uns aber auch, weil sie **hormonell viel wirksamer sind als unsere körpereigenen Hormone,** die in unseren Zellen entstehen, und als natürliche Hormone aus unserer Nahrung. Da sie sich schlechter abbauen lassen, besteht die Gefahr, dass sie sich im Gewebe ansammeln. Die US-Umweltschutzbehörde hat übrigens eine umfangreiche Studie zur Beurteilung der mimetischen Eigenschaften von Östrogenen bei 35.000 Produkten durchgeführt. Ziel war es, **die Industrie dazu zu ermutigen, auf den Einsatz dieser gefährlichen Substanzen gänzlich zu verzichten.** Solange die Industrie noch nicht handelt, können Sie zumindest selbst die Entscheidung treffen, Xenohormone aus Ihrem Leben zu verbannen.

Gluten, der Klebstoff in Ihrer Immunabwehr

Gluten erinnert de facto an eine Art Klebstoff. Es besteht aus Proteinen wie Gliadin und Glutenin, Fettsäuren und Zuckern, die mit Stärke kombiniert werden. In der sogenannten modernen Ernährung **wird Gluten überall zugesetzt**, auch in Soßen, Fertiggerichten und vakuumverpackten Gerichten von Restaurants. Daneben kommt das berühmt-berüchtigte Gluten in Weizen und den meisten anderen Getreidesorten vor. Es unterstützt den Zusammenhalt von Brot- oder Kuchenteig. Einige Industriebäckereien geben immer mehr davon in ihr Mehl, um voluminösere und damit preiswertigere Brote zu fertigen. Gluten wurde in wenigen Jahrzehnten **allgegenwärtig in unserer Ernährung**, gerade wegen seiner bindenden Eigenschaften, die sich wunderbar dazu eignen, Fertiggerichten eine gewisse Konsistenz zu verleihen. So ist es zu einem der Hauptauslöser von Nahrungsmittelunverträglichkeiten oder -allergien geworden, da es in unserem Körper zahlreiche Unverträglichkeiten hervorruft. Bei manchen Personen wirkt Gluten nur still, bei anderen überaus toxisch, indem es eine Verlangsamung der Verdauung, wiederkehrende Verstopfung und dadurch einen Angriff auf die Schilddrüse verursacht, da sich Gluten an alle Organe anlagert.

Wir kommen daher zu folgendem Schluss: **Um Ihre Immunabwehr zu stärken und die Funktion Ihrer Organe aufrechtzuerhalten, sollten Sie Gluten so weit wie möglich aus Ihrer Ernährung verbannen** und stattdessen auf Buchweizen, Quinoa, Mais oder Reis zurückgreifen. Unsere Vorfahren aßen hauptsächlich saisonales Obst und Gemüse, unsere Großeltern ebenfalls. Leider scheint diese Angewohnheit aus Profitgründen und auf Kosten unserer Gesundheit vollständig zu verschwinden. Seit einigen Jahrzehnten stellen wir eine sehr starke Verschlechterung der Gesundheit unserer Mitbürger und Mitbürgerinnen fest, die schlichtweg mit dieser gesundheitsschädigenden Ernährungsweise zusammenhängt, bei der Weizen/Gluten dominiert: Es ist in Pizza, Fastfood, Backwaren, Kuchen, Fertiggerichten usw. enthalten. Man könnte also von einer echten Zivilisationskrankheit sprechen.

Die Aufnahme von Gluten hat **verschiedene Folgen.** In seiner milderen Form führt sie zu unangenehmen Symptomen wie Blähungen, Kolitis, mehrtägiger Verstopfung. In schweren Fällen kann es zu Durchfall, Gasbildung im Darm, Müdigkeit, unruhigem Schlaf und Migräne kommen. In seiner schlimmsten Form verursacht Gluten eine fehlgeleitete **immunologische Reaktion**, deren Folge die Zerstörung unserer Darmzotten ist. Dieses Krankheitsbild nennt sich Zöliakie. Sie verursacht irreversible Erkrankungen wie Osteoporose, Diabetes, Schilddrüsenentzündung, Leberzirrhose oder Krebs im Verdauungstrakt. Durch die Zerstörung der Zotten glättet Gluten die Darmwände und reduziert damit die für die Nahrungsaufnahme zur Verfügung stehende Schleimhautoberfläche.

Das hat **verheerende Folgen:** Es kommt zu schweren Nährstoffmängeln, da die Darmwand nicht mehr alle Nährstoffe durchlässt. Es stellt sich eine **chronische Entzündung** ein, die eine Immunreaktion bewirkt und das Nerven-, Verdauungs-, Hormon-, Muskel- und Knochensystem angreift.

Eine **Weizenallergie** dagegen löst eine sofortige Reaktion aus, sobald das auslösende Lebensmittel gegessen wird. Sie kann sich durch Rötungen, Pickel, Nesselsucht, Asthma, Schwellungen im Gesicht und im Bauch äußern.

Unverträglichkeit, Zöliakie oder Allergien verursachen Symptome, die Sie daran hindern, sich wohlzufühlen, gesund zu sein und wichtige Vitamine und Nährstoffe zu verstoffwechseln. Falls Sie darunter leiden, können Sie sich bei einem viralen oder bakteriellen Angriff nicht optimal verteidigen, da Ihr Immunsystem bereits an anderer Front beschäftigt ist. Ihr Elan und Ihre Vitalität werden dadurch stark beeinträchtigt. **Gluten begünstigt Darminfektionen mit Staphylokokken, Kolibakterien, *Candida albicans, Geotrichum candidum* und Streptokokken.**

Bei Erwachsenen treten Symptome einer schweren Unverträglichkeit (und nicht einer mittels Bluttest im Labor nachgewiesenen Zöliakie) in der Regel zwischen dem 40. und 55. Lebensjahr auf, in einem von vier Fällen nach dem 60. Lebensjahr. Das Krankheitsbild zeichnet sich durch chronische Müdigkeit, Muskelschwäche, Fibromyalgie, Fettleibigkeit, Eisen- und Vitaminmangel aus. Überschüssiges Gluten torpediert jedoch nicht nur Ihre Lebensenergie, sondern auch das Nervensystem und verursacht Depressionen, Antriebs- und Motivationsmangel, Ataxie (Gang- und Gleichgewichtsstörungen), Kribbeln, Migräne. Die **Beschwerden äußern sich konstant und täglich** mit ständigen Blähungen, die sich nach der Essenaufnahme noch verschlimmern, wobei sich der Bauch noch mehr aufbläht und diffuse Bauchschmerzen, wiederkehrende Aphthen und Geschwüre im Dünndarm auftreten.

Sogar Störungen des Genitalsystems wie Unfruchtbarkeit, wiederholte Fehlgeburten, intrauterine Wachstumsstörungen können durch Gluten hervorgerufen werden. Im ungünstigen Falle verlangsamt und beeinträchtigt es das Hormonsystem, wodurch eine Hypothyreose, ein Schilddrüsenadenom oder ein Hypophysenadenom entstehen kann. Im Bewegungsapparat schränkt es Ihre Beweglichkeit durch Gelenkschmerzen, Arthritis, Sakroiliitis, Achillessehnenschmerzen, Knochendemineralisation und wiederholte Knochenbrüche ein.

Bei einer Immundiät wäre es daher ideal, **eine glutenfreie Diät mit einer Ernährungsweise ohne tierische Milchprodukte zu kombinieren.** Die beste Strategie dabei ist es, sich selbst Gutes zu tun und ganz auf Gemüse und Obst zu setzen, das entweder roh verzehrt oder gedünstet und mit Kräutern und Gewürzen gewürzt wird, um ihren Geschmack zu verfeinern und zu variieren, zusammen mit Bio-Fleisch, -Eiern oder -Fisch. Lesen Sie in jedem Fall die Inhaltsangaben auf Nahrungsmitteln, um Produkte zu meiden, auf denen „Weizenstärke" oder einfach nur Weizen, Roggen, Gerste, Hafer, Dinkel, Malz und Hefe als Inhaltsstoffe angegeben sind. In Bioläden und Reformhäusern sind zahlreiche glutenfreie Desserts erhältlich: Pudding, Kekse, Eis usw. Sie können auch Ihre eigenen Desserts zubereiten, indem Sie je nach Rezept Weizenmehl durch Reismehl, Kastanienmehl, Sojamehl, Buchweizenmehl, Quinoamehl oder Mais- und Kartoffelstärke ersetzen. Glutenfreies Brot zum Frühstück oder glutenfreien Pizzateig für das Mittagessen kann man gut selbst backen oder im Bioladen oder Reformhaus kaufen. Maisstärke eignet sich anstelle von Weizenmehl sehr gut zum Soßenbinden.

Tiermilchprodukte, ein gefährliches, immunschädliches Himmelfahrtskommando

Ihre Immunabwehr entwickelt sich von klein auf und dann Ihr Leben lang mit dem bzw. durch das, was Sie essen. Es gibt drei Arten von Abwehrmechanismen, die je nach Person mehr oder weniger aktiv sind. Sie können sich entweder gegen Infektionen und Krebs, gegen Allergien oder gegen Autoimmunerkrankungen wie Polyarthritis, Asthma, Diabetes oder Multiple Sklerose richten. **Diese drei Arten von Abwehrmechanismen werden im Wesentlichen durch Ihre Verdauung und die Qualität Ihrer Darmflora beeinflusst, welche die Produktion Ihrer weißen Blutkörperchen stimuliert.** Sie werden also verstehen, wie wichtig eine gute Ernährung von frühester Kindheit an ist, um eine gute Darmflora (siehe Seite 46) zu entwickeln und dadurch von einer guten Immunabwehr zu profitieren.

Kuhmilch enthält zwar zahlreiche Proteine. Diese werden bei der Verdauung aufgespalten und gelangen dann durch die mehr oder weniger poröse Darmwand in Ihr Blut. Man weiß inzwischen, dass Laktose die Durchlässigkeit der Darmwärme erhöht – ein Teufelskreis. Die Fragmente der Kuhproteine belasten Ihren Blutkreislauf und führen zur Bildung von Antikörpern, die zunächst nur allergische Reaktionen hervorrufen. Sie stimulieren also die Immunabwehr in riskantem Maße, schwächen Sie und schaffen so einen Nährboden für Infektionen und die Entwicklung von Krebs (bei Konsumenten von Tiermilchprodukten wurde übrigens eine Zunahme von Prostata- und Brustkrebserkrankungen festgestellt).

Eine Milchunverträglichkeit beeinträchtigt Ihr Immunsystem und verschlimmert alle anderen Allergien (wenn Sie zu Allergien neigen, sollten Sie Tiermilch und alle anderen Milchprodukte von ihrem Speiseplan streichen). Sie verschlimmert auch alle Autoimmunerkrankungen wie Diabetes mellitus, Hepatitis, Colitis ulcerosa, Polyarthritis, Schilddrüsenentzündung usw.

Im Übrigen sind **Milchprodukte wichtige Wachstumsförderer und daher völlig kontraindiziert für Personen mit einer Krebserkrankung** in Remission oder einem Krebsrisiko (zahlreiche Krebserkrankungen in der Familie): Brust-, Eierstock-, Prostata-, Dickdarmkrebs, Leukämie usw.

Sie sind weder ein junges Kälbchen, das in einem Jahr 300 kg zunehmen muss, noch ein Zicklein oder ein Lämmchen. Sie brauchen auf keinen Fall Wachstumsförderer!

In Japan und auf Kreta, wo die Menschen sehr alt werden und die kardiovaskulär bedingte Sterberate niedrig ist, werden keine Milchprodukte verzehrt (mit Ausnahme von Schafskäse auf Kreta). Frauen leiden dort praktisch nicht an Brustkrebs, Osteoporose und Hitzewallungen. Aber seitdem sie ihre Ernährung immer stärker verwestlicht haben, treten diese Krankheitsbilder auch dort auf. Ferner **fördert Kuhmilcheiweiß die Vermehrung von Kolibakterien und *Candida albicans*** in den Harnwegen und im Genitalbereich und begünstigt so die Entwicklung chronischer Infekte.

Wussten Sie, dass es außer uns keine Säugetierart gibt, die nach der Entwöhnung noch Milch trinkt? Und erst recht nicht die Milch einer anderen Art? Diese Ernährungsregel ist also eine Art Immunitätsregel, die auf gesundem Menschenverstand basiert.

Bei der Immundiät-Methode müssen Sie nicht komplett auf Milchprodukte verzichten. Sie dürfen sie immer noch ein bis zwei Mal pro Woche konsumieren. Aber auf keinen Fall mehr täglich. Das bedeutet also, den Verzehr von Butter, Milch, allen Arten von Joghurt, allen Dessertcremes, allen Käsesorten und allen Quarksorten sowie Crème fraîche, Eis, Schlagsahne sowie deren fettarme oder Light-Versionen drastisch zu reduzieren. Verzichten Sie unbedingt auf Fertiggerichte aus dem Supermarkt, denn sie enthalten fast alle ein Milchderivat. Wenn Sie Ihren Konsum tierischer Milchprodukte konsequent einschränken, werden Sie in nur drei Wochen feststellen, wie viel besser Ihr Körper funktioniert, wie viel weniger schlapp Sie sich fühlen, wie viel besser und schneller Sie verdauen und wie viel weniger geruchsintensiv Ihr Stuhl sein wird (in Ihrem Darm verfault nichts mehr). Im Klartext: Sie werden an sich selbst spektakulär positive Auswirkungen in Bezug auf Vitalität, Energie, Gesundheit und Widerstandskraft gegen HNO-Viren beobachten. Und natürlich werden Sie von da an diese immunfördernde Lebensweise ein Leben lang beibehalten.

Aus welchem Grund vertragen die meisten Blutgruppen, darunter vor allem die Blutgruppe 0, keine Kuhmilchprodukte? (siehe Seite 219)

Kuhmilch ist wegen seines Gehalts an gesättigten Fetten unverdaulich und wegen seines Mangels an mehrfach ungesättigten Fettsäuren schädlich. Sie ist besonders unverdaulich für den Menschen, dessen **Magen kein Lab zum Ausfällen des Milcheiweißes *(Kasein)* absondert.** Auch die in der Kuhmilch enthaltene Laktose ist für den Menschen unverdaulich, denn sie beeinträchtigt die Darmflora und die Durchlässigkeit der Darmschleimhaut, was bei Erwachsenen zwangsläufig zu einer allgemeinen Infektion der Atemwege, der Haut und später der Gelenke, der Blutgefäße, der hormonellen und neurologischen Funktionen führt. Der französische Ernährungsspezialist und Onkologe Henri Joyeux äußerte sich dazu klar und deutlich: „Einen Joghurt auf Kuhmilchbasis gebe ich nur jemandem, der morgen eh sterben wird." Milch bindet außerdem Giftstoffe, Lösungsmittel und Schwermetalle. Sie enthält Wachstumshormone, Xenohormone, Antibiotika, Pestizide und Herbizide, Dioxin, die die Kühe erhalten oder aufgenommen haben, und die übrigens in

Käse und Joghurt zweihundertmal höher konzentriert sind. Also, nicht wirklich appetitlich ...

Die Unverträglichkeit von Milchprodukten ist mittlerweile weit verbreitet. Tatsächlich haben Milchprodukte in bekannter oder versteckter Form die Supermarktregale förmlich überschwemmt, sodass Sie mehrmals am Tag Milchprodukte essen, d. h. viel mehr als Ihre Vorfahren. Doch dieser übermäßige Konsum kann bei Ihnen eine Milchunverträglichkeit oder -allergie – verursachen, ohne dass Sie es merken, denn die klinischen Anzeichen gehen in einem diffusen und schwer zuzuordnenden Symptombild unter. Die Unverträglichkeit kann von der Laktose, einem der Milchzucker in der Milch, herrühren. Sie wird durch einen Enzymmangel an Laktase in der Darmschleimhaut verursacht, der sich mit zunehmendem Alter erheblich verschärft. Tatsächlich handelt es sich aber meist um eine Unverträglichkeit von Kuhmilcheiweiß, d. h. von Kasein.

Milchprodukte haben viele verschiedene Bestandteile: unerwünschte Fette, die Fettleibigkeit, Diabetes, Bluthochdruck und Cholesterin verursachen können; Laktose, die der Verdauungstrakt nur sehr schlecht verträgt, sodass er mit der Zeit seine Fähigkeit zu dessen Abbau einbüßt; aber auch viele Proteine, die allergische Reaktionen hervorrufen, d. h., die Produktion von Antikörpern ankurbeln, die den Körper eigentlich gegen Aggressoren verteidigen sollten.

Diese Abwehrreaktion als Zeichen einer Unverträglichkeit ist nicht verwunderlich, denn es gibt viele Unterschiede zwischen Muttermilch, die bis zum Abstillen ideal für Säuglinge ist, und Kuhmilch, die ideal für Kälber ist. Trotzdem verzehren Menschen Kuhmilch ihr Leben lang. Muttermilch enthält in der Tat dreimal weniger allergieauslösende Proteine, aber dreimal mehr Antikörper als Kuhmilch. Und sie ist dreimal reicher an mehrfach ungesättigten Fettsäuren. Kuhmilch dagegen enthält dreimal mehr Kalium, viermal mehr Kalzium, dessen Aufnahme durch die Proteine gestört wird, fünfmal mehr Phosphor, der die Nebenschilddrüsen übermäßig stimuliert, und Natrium.

Kurzum: Kuhmilch eignet sich für den Stoffwechsel von Kälbern, nicht für den des Menschen. Kuhmilch belastet den menschlichen Stoffwechsel nur unnötig. Am schlimmsten ist fettarmer Joghurt, da er besonders viel Eiweiß enthält und außerdem sehr sauer ist. Zwar ist er bei Menschen, die abnehmen wollen, aufgrund seiner Kalorienarmut sehr beliebt, aber er verstärkt die Azidose und führt so zu Entzündungen im ganzen Körper.

Eine Kuhmilchunverträglichkeit kann bei einem Neugeborenen auftreten, wenn die Mutter während der Schwangerschaft viele Milchprodukte verzehrt hat. Es ist **die häufigste Nahrungsmittelallergie bei Kleinkindern** bis zu zwei Jahren, vor allem wenn sie an Asthma, Nesselsucht oder Ekzemen leiden. Man kann sie auch aber jederzeit im Laufe des Lebens entwickeln. Bei Erwachsenen verursacht Milchunverträglichkeit **Verdauungsstörungen, Sodbrennen, Reflux, Kopfschmerzen, Müdigkeit nach dem Essen, Lust auf kleine Happen** zwischen den Mahlzeiten, um Heißhungerattacken zu stillen, aber auch Reizbarkeit und schlechte Laune. Es handelt sich um diffuse Symptome, die auch auf andere Krankheitsbilder zutreffen, weshalb die Milchunverträglichkeit leider oft unbemerkt bleibt.

Kuhmilch enthält ein Hormon, das dem Parathormon der Nebenschilddrüsen ähnelt und das Kalzium aus den Knochen freisetzt, um den Kalziumspiegel im Blut zu erhöhen, was zum Knochenabbau beiträgt. Ein Drittel aller Frauen leidet nach den Wechseljahren an Osteoporose. **Durch den Konsum von Milch gehen sie also das Risiko ein, ihre Knochenbrüchigkeit noch zu verschlimmern.** Den Kalziumbedarf sollte man deshalb eher über Sesam, Algen, Sardinen, Mandeln, Garnelen, Kaviar, Dörrbohnen, Dörrobst, Möhren, Kopfsalat oder Kartoffeln decken.

Ein Verzicht auf Milchprodukte führt sehr schnell zu einem höheren Muskeltonus und mehr körperlicher und geistiger Leistungsfähigkeit. Sie fühlen sich jünger, wacher, fröhlicher! Sie verdauen besser und werden nach den Mahlzeiten nicht mehr müde.

Bei Frauen in den Wechseljahren lassen Kopfschmerzen und Hitzewallungen nach und verschwinden bisweilen sogar ganz. Frauen im gebärfähigen Alter haben weniger Regelschmerzen.

Bei Personen mit einer Autoimmunerkrankung werden die Symptome schwächer. Behandlungsresistente Harnwegsinfekte und gynäkologische Infektionen verschwinden. Sie werden besser schlafen. Außerdem verringert der Verzicht auf Milchprodukte Heißhungerattacken sowie Wassereinlagerungen, was üblicherweise zu einem Gewichtsverlust von 3 bis 5 Kilogramm in wenigen Wochen führt.

Sehr viele Allergologen untersagen ihren geschwächten HNO-Patienten den Konsum von Tiermilch. In der Naturheilkunde ist Kuhmilch schon seit Jahren geächtet. Ohne Kuhmilchprodukte verfügt unser Körper über maximale Widerstandkraft gegen alle Arten von Winterviren.

Es liegt an Ihnen, diese tierischen Milchprodukte jetzt ganz bewusst in Maßen zu konsumieren oder sogar ganz von Ihrem Speiseplan zu streichen und stattdessen auf pflanzliche Milchprodukte auf Mandel-, Kokosnuss-, Soja-, Hafer-, Reisbasis usw. zurückzugreifen, die genauso gut schmecken und äußerst vorteilhaft für Ihre Gesundheit sind.

Nahrungsmittelallergien oder -unverträglichkeiten schwächen unser Immunsystem

Wenn Sie nicht die Nahrungsmittel essen, die zu Ihrem Stoffwechsel passen, schwächen Sie Ihr Immunsystem. Vielleicht ist das bei Ihnen der Fall, ohne dass Sie es ahnen. Deshalb ist es sinnvoll, dieses Ungleichgewicht zu erkennen, da es nämlich alle möglichen Beschwerden nach sich ziehen kann.

Nahrungsmittelunverträglichkeiten können sich mit recht banalen Symptomen äußern wie Kopfschmerzen, Blähungen, unregelmäßigerem Stuhlgang, aufkommendem Verlangen nach Süßem, aber auch in „echten" Krankheiten wie Schuppenflechte, Ekzemen oder bestimmten Erkrankungen wie zum Beispiel rheumatoide Arthritis und insulinpflichtigen Diabetes. Beide werden selten als Ausdruck einer einfachen Intoleranz diagnostiziert. Vor allem Kopfschmerzen und Blähungen gelten **oft als Folgen des heutigen Lebensstils** und dem Stress des modernen Lebens und werden nach und nach behandelt.

All diese Beschwerden können jedoch in Ihrer Ernährung begründet sein, insbesondere in deren Auswirkungen auf Ihr Immunsystem. In Ihrem Organismus ist das Immunsystem im Darm am wichtigsten, denn seine Aufgabe ist es, alle schädlichen Substanzen wie Bakterien, Viren, Schimmelpilze und verschiedene toxische Substanzen daran zu hindern, ins Blut zu gelangen. Währenddessen kann die durch die Verdauung verarbeitete Nahrung die Darmschleimhaut passieren, aber nur wenn diese intakt ist.

Denn gerade diese Schleimhaut kann durch Stress, Müdigkeit oder bestimmte Medikamente geschädigt werden. Dann lässt sie nämlich unzureichend verdaute Nahrung, Abfallprodukte oder andere Eindringlinge in den Blutkreislauf durch, ohne dass diese vom Immunsystem erkannt wurden. Das Immunsystem reagiert auf diese Eindringlinge auf zwei verschiedene Arten: Es produziert Antikörper und aktiviert seine Gedächtniszellen. **Die Eindringlinge werden so zu Antigenen, zu Feinden, die jedes Mal, wenn sie die Darmbarriere passieren, auch als solche erkannt werden.** Sie rufen dann alle Abwehrreaktionen hervor, die im Kampf der Antikörper gegen die Antigene vorgesehen sind. Bei diesen Reaktionen entstehen jedoch Abfallprodukte, die sich in Ihrem Gewebe ablagern und es schädigen.

Eine Unverträglichkeit ist eine Überempfindlichkeit gegenüber bestimmten Lebensmitteln, die oft durch eine einseitige und abwechslungsarme Ernährung hervorgerufen wird. Wenn Sie immer das Gleiche essen, sollten Sie auf sich achtgeben! Diese Lebensmittel verwandeln sich in

Antigene und verbinden sich mit den Antikörpern zu einer aktiven Struktur, die eine ganze Kette von Entzündungsreaktionen auslösen kann, um sie wieder loszuwerden. Unter bestimmten Bedingungen werden sie dann tatsächlich beseitigt und das Problem ist gelöst. Meistens überfordern sie jedoch das Immunsystem, gelangen in den Blutkreislauf und schädigen das Gewebe, in dem sie eingelagert wurden. Das Problem dabei ist, dass **diese Fehlfunktion lange Zeit unbemerkt bleiben kann**, weil sie zumindest eine Zeit lang nur unauffällige Beschwerden verursacht. Eine Allergie hingegen löst die Bildung von Antikörpern eines anderen Typs aus, die sofortige oder verzögerte Reaktionen hervorrufen, die wesentlich deutlicher und manchmal sehr schwerwiegend sein können: Rötungen, Nesselsucht, Juckreiz, Ödeme usw.

Aber es gibt noch eine andere Art von Allergie, die nicht durch eine Reaktion des Immunsystems ausgelöst wird, sondern durch bestimmte Nahrungsmittel selbst, da diese einen Reizstoff freisetzen. Dazu zählen Käse, Gluten, Sauerkraut, Wurst, bestimmte Zusatzstoffe und viele andere.

Die Stoffe, die am häufigsten Unverträglichkeiten oder Allergien auslösen, sind Gluten und Laktose. Oder kurz gesagt: Weizen und Milch in all ihren bekannten und versteckten Formen. Erstens sind sie natürlich schlechter verdaulich als z. B. Obst und Gemüse, zweitens essen Sie sehr oft und viel davon, wahrscheinlich mehrmals am Tag, sodass es Ihnen schwerfällt, auf sie zu verzichten. Sie sind nämlich die Ursache einer echten Zivilisationskrankheit, die nur sehr schwer auszurotten ist, da sie in der Agrar- und Ernährungswirtschaft ein gewisses Gewicht haben. Trotz ihres Einflusses mangelt es an gutem Willen, die Öffentlichkeit darüber in Kenntnis zu setzen, und an der Suche nach Lösungen. Sie können sich heutzutage (mithilfe eines Bluttests im Labor) auf Ihre chronischen Unverträglichkeiten und Allergien testen lassen. Ihr Blut wird dabei auf spezifische Antikörper gegen die betreffenden Nahrungsmittel untersucht.

Nahrungsmittelkombinationen, die Ihrer Immunabwehr schaden

Sie haben bestimmt schon einmal nach einem Familienessen oder bei einer Mahlzeit bemerkt, dass **manche Nahrungsmittelkombinationen Sie im wahrsten Sinne des Wortes auslaugen.** De facto reagieren unsere Nahrungsmittel miteinander. Das ist völlig normal und selbstverständlich. Das sagt uns sogar unser gesunder Menschenverstand. Es gibt Nahrungsmittelkombinationen, die unser Stoffwechsel nur schwer verarbeiten kann. Natürlich tut er pflichtbewusst seinen Dienst, aber um den Preis, dass unsere Verdauung leidet und wir all das speichern, was wir nicht richtig verstoffwechseln können. Daher sollten Sie naturgemäß und im Einklang mit Ihrem Körper vor allem Folgendes tun: **Auf nützliche Nahrungsmittelkombinationen achten und auf ungünstige verzichten.**

Zu meidende Nahrungsmittelkombinationen:

- **Eiweiße + Kohlenhydrate:** keinen Zucker zusammen mit Eiweiß (z. B. Honig-Hähnchen).
- **Eiweiße + Fette:** kein Fett auf Fleisch, Fisch oder Eiern (z. B. ein Stück Fleisch + Käse oder ein Stück Fisch + Butter).
- **Tierisches Eiweiß + Milchprodukte:** „Lebendige" Lebensmittel sollten nicht zusammen mit „toten" Lebensmitteln verzehrt werden.
- **Fette + Kohlenhydrate:** kein Fett (weder Öl noch Butter) auf Ihre langsamen Kohlenhydrate (z. B. Käsespätzle). Auch keine Kombinationen wie Obstkuchen (das Fett im Teig + der Zucker in den Früchten).
- **Kohlenhydrate + Kohlenhydrate:** keinen Zucker mit hohem glykämischen Index auf einem Kohlenhydrat mit niedrigem Index (z. B. Toastbrot mit Marmelade/Honig oder stärkehaltige Lebensmittel mit Brot, wie Reis oder Kartoffelpüree mit Brot).

Naschen und kleine Snacks zwischendurch ermüden Ihre Immunität

Zeitdruck hält Sie oft davon ab, feste Essenszeiten einzuhalten. Dieser Lebensstil hat zu neuen sozialen Verhaltensweisen wie *Junkfood* geführt. Dieses besteht hauptsächlich aus ernährungsphysiologisch toten Lebensmitteln und den berühmt-berüchtigten kleinen Häppchen zwischendurch. **Bei dieser Art von Mahlzeiten entsteht im Körper nie ein Sättigungsgefühl. Der Körper gerät so dauerhaft aus dem Takt.** Das Essen sehr kleiner Mengen ist äußerst schädlich, da es unsere Ausscheidungsorgane dazu zwingt, rund um die Uhr zu arbeiten (nur nachts nicht). Hinzu kommt, dass viele Menschen nachts aufwachen, um noch eine Kleinigkeit zu essen, weil ihre abendlichen Snacks zu wenig Kalorien hatten und zu schnell vertilgt wurden.

Andererseits durchläuft nach der Verdauung ein peristaltischer Reflex Ihren Darm, der etwa 90 Minuten anhält, um den Darm zu reinigen. Wenn der Darm beschäftigt ist, reichen ein Kaugummi, ein Bonbon, ein Stück Obst oder ein Schluck einer anderen Flüssigkeit als Wasser (insbesondere zuckerhaltige Getränke), um den Verdauungsprozess zu unterbrechen und wieder neu in Gang zu setzen. **Dabei soll der Flüssigkeitsstrom, der den Darm durchspült, verhindern, dass Bakterien und Makromoleküle, die eigentlich ausgeschieden werden sollen, im Darm verweilen und dort Schaden anrichten.** So gesehen tragen kleine Snacks zwischendurch dazu bei, das Immunsystem aus dem Gleichgewicht zu bringen und den Körper zu belasten.

Letzten Endes weisen uns Ernährungsberater gebetsmühlenartig auf Folgendes hin: **Kleine Snacks zwischendurch machen dick.** Sie wirken sich sehr negativ auf den pH-Wert im Mund aus. Und die Säuresekrete des Speichels greifen den Zahnschmelz schneller an, was zu Karies und anderen kleinen Entzündungen führt.

Dennoch ist es gut zu wissen, dass Snacks um zehn Uhr morgens und um vier Uhr nachmittags eine ausgewogene Ernährung ergänzen können, sofern es sich dabei nicht einfach nur um Knabbereien handelt, sondern eine tatsächlich geplante Zwischenmahlzeit zur Aufnahme der täglichen Kalorienration.

Wenn Sie zwischen den Mahlzeiten unkontrolliert meist zuckerhaltige Lebensmittel essen, überfordert das Ihre Bauchspeicheldrüse. Sie **schüttet dann zu viel Insulin aus**, um den Zucker in Ihrem Blut zu verwerten, was Ihren Stoffwechsel aus dem Takt bringt. Dieser durch kleine Snacks verursachte Insulinüberschuss **fördert Typ-2-Diabetes und schwächt Ihre Immunabwehr.**

Lassen Sie Ihren Körper in Ruhe verdauen und nehmen Sie zwischen den Mahlzeiten nichts mehr zu sich.

Kontrollieren Sie Ihren Zuckerkonsum, indem Sie „komplexen" Zuckern mit geringer Insulinwirkung den Vorzug geben, damit Ihre Bauchspeicheldrüse nicht aus dem Takt gerät und Sie vor allem nicht dick werden, was zu Erschöpfung und einer Schwächung Ihrer Ausscheidungsorgane führen würde.

Nehmen Sie gute Fette zu sich und lassen Sie die „schlechten" weg (Trans-Fettsäuren und andere industriell hergestellte Fette).

Trinken Sie hochwertige Flüssigkeiten: reines Wasser aus Flaschen, frisch zubereitete Fruchtsäfte oder Gemüsesäfte. Trinken Sie keine handelsüblichen Säfte.

Entscheiden Sie sich für nützliche Nahrungsmittelkombinationen, um Ihren Körper nicht zu überfordern und Ihren Stoffwechsel mit allen notwendigen Vitaminen zu versorgen.

Achten Sie auf Ihren Säure-Basen-Haushalt. Im Gleichgewicht wirkt er wie ein Bollwerk gegen Infektionen.

Die Lösung für dieses grundlegende Problem: Wenden Sie die immunfördernde Ernährung Ihrer Blutgruppe an und ergänzen Sie Ihre Ernährung durch die Einnahme von Probiotika. Übrigens sollten Sie nie vergessen, dass hochprozentiger Alkohol, Kuhmilchprodukte, Gluten (das Ihre Darmwand zukleistert), alle weißen Zucker und Weißmehlprodukte, gesättigte Fette und raffiniertes Mehl toxisch für Ihre Darmflora sind.

Die Mikrowelle – immuntoxisch?

In über 70 Prozent der französischen Haushalte stand im Jahr 2021 ein Mikrowellengerät , das sich aufgrund seiner praktischen und preiswerten Eigenschaften sehr großer Beliebtheit erfreut. (In Deutschland sind es rund 74 Prozent aller Haushalte, Anm. d. Verlags). Doch was genau steckt in diesem Gerät, das angeblich unser Wohlbefinden steigern soll?

Während des Zweiten Weltkriegs hat man in Radargerätefabriken festgestellt, dass die Hände der Arbeiter warm wurden, während sie Tests an diesen Geräten durchführten. Einige schlaue Köpfe nutzten diese Mikrowellen, um ihren Tee zu erwärmen. Nach Kriegsende hatten die US-Hersteller von Magnetronen, die eigentlich für den Einbau in Radargeräte bestimmt waren, noch einen großen Lagerbestand, der nicht mehr benötigt wurde. Der US-amerikanische Ingenieur Percy Spencer baute diese nutzlos gewordenen Magnetrone in einen Kasten ein: Der Mikrowellenherd war geboren und wurde 1945 patentiert. Die Entwicklung und Vermarktung von Mikrowellenherden resultierte folglich aus der Notwendigkeit, die Überschüsse des US-Militärs loszuwerden. Zur Erfindung der Mikrowelle kam es also aus der Not heraus!

Zwischen 1966 und 1970 stellten polnische und russische Wissenschaftler bei den **Technikern, die Mikrowellen ausgesetzt waren, funktionelle Veränderungen des Nervensystems,** Herz-Kreislauf-Störungen, Herzrhythmusstörungen, Blutdruckveränderungen und Verhaltensstörungen fest, darunter Müdigkeit, Kopfschmerzen, Schwindel, Schläfrigkeit, Reizbarkeit, Anorexie, Gedächtnisstörungen, Hypochondrie, Schlaflosigkeit und Veränderungen im Elektroenzephalogramm. Somit konnten die Schädigungen konkret nachgewiesen werden – Schädigungen, die sich bei Arbeitern, die beruflich mehr als drei Jahre lang Mikrowellen ausgesetzt waren, in Krämpfen äußern können, ganz zu schweigen von Beeinträchtigungen der Darmpassage, Störungen der Hormondrüsen, insbesondere der Wachstumshormone.

Als die ersten Mikrowellenherde auf den Markt kamen, gab es einige Skeptiker, die die Sicherheit der Geräte infrage stellten. Aber Bequemlichkeit und Benutzerfreundlichkeit siegten über die Vorsicht. Und außerdem verströmte in der Nachkriegszeit jedes neue Produkt aus den USA eine Aura von sicherem technologischem Fortschritt.

In einem Mikrowellenherd dringen hochfrequente elektromagnetische Wellen in das Lebensmittel ein, **regen seine Moleküle zu hyperschnellen Schwingungen an und sorgen so für Reibungswärme.** Durch diese Wellen ändern die Wassermoleküle in den Lebensmitteln 2.450.000 Mal pro Sekunde ihre Orientierung, was aufgrund der ununterbrochenen intensiven Reibung zu einer Erwärmung führt.

Von allen Stoffen reagiert der im Wasser enthaltene Wasserstoff besonders empfindlich. Die von Mikrowellen erzeugte Wärme verteilt sich in den Lebensmitteln, vor allem dort, wo sich Wasser befindet, und hat sowohl einen thermischen als auch einen athermischen Effekt. Unter dem Einfluss dieser beiden Effekte zusammen werden die **Moleküle aufgebrochen, ihre Strukturen verformt und ihre natürliche Funktion missbraucht.** Die Wassermoleküle sind anschließend räumlich nicht mehr gleich angeordnet. Und das Wasser wird definitiv bio-inkompatibel (selbst in abgekühltem Zustand), wie Tests an Pflanzen und Tieren sowie Tests der Muskelwiderstandskraft an Menschen gezeigt haben. Der Biophysiker P. J. Garel erklärt, dass Mikrowellen die Drehung des Elektrons, d. h., seine elektromagnetische Ladung, verändern, wodurch diese biologisch inkompatibel wird. Besser gesagt: nicht für den Verzehr geeignet!

In der Mikrowelle erhitzte Nahrung büßt 60 bis 90 Prozent ihrer Nährstoffe ein. Außerdem beschleunigen Mikrowellen den strukturellen Zerfall von Lebensmitteln. Sie **erzeugen krebserregende Stoffe in Milch und Getreide.** Mikrowellen verändern die Elementarstoffe von Lebensmitteln und verursachen Verdauungsstörungen. Sie verändern die chemische Zusammensetzung von Nahrungsmitteln, was zu

Störungen des Lymphsystems und zur Degeneration der Fähigkeit des Körpers, sich selbst vor Krebswachstum zu schützen, führen kann. In der Mikrowelle erhitztes Essen **befördert damit einen höheren Prozentsatz an Krebszellen in den Blutstrom.** Mikrowellen verändern die Auflösung von Elementarstoffen von rohem, gekochtem oder gefrorenem Gemüse, selbst wenn es nur sehr kurz erwärmt wird. Und es bilden sich freie Radikale. Bei einem statistisch hohen Prozentsatz von Menschen verursacht in der Mikrowelle erhitzte Nahrung **das Wachstum von Tumorzellen bei Magen- und Darmkrebs, schädigt peripheres Zellgewebe und beeinträchtigt das Verdauungs- und Ausscheidungssystem nach und nach.**

In der Mikrowelle erhitzte Nahrung verringert zudem die Fähigkeit des Körpers, B-Vitamine, Vitamin C, Vitamin E, wichtige Mineralien und lipotrope Substanzen zu verwerten.

Laut dem französischen Journalisten Jacques Tremolières reagiert der Mensch als vertikale Struktur wie eine Antenne, wie ein Wellensammler. Jedes unserer Organe reagiert ähnlich wie ein Wellensammler. Mit anderen Worten nehmen wir nach dem Antennenprinzip mehr oder weniger große Mengen an elektromagnetischer Strahlung auf. Eine Strahlung ist umso gefährlicher, je höher ihre Frequenz ist, beginnend bei 10 Megahertz.

In Fett dringt die Strahlung bis zu fünf Zentimeter tief ein. Blut, Blutzelllinien und Immunsystem werden geschädigt, was die Leukämie bei exponierten Personen erklärt: Eine Studie über die Gesamtmortalität in New York zwischen 1950 und 1979 (438.000 Todesfälle) zeigt einen **signifikanten Anstieg der Sterblichkeit durch akute Leukämie** für zehn Berufsgruppen, die elektromagnetischen Feldern ausgesetzt waren. Viele Forschende haben diese Widrigkeiten festgestellt. Mikrowellen schädigen auch die Genitalzellen. Neben der thermischen Wirkung wurden Schädigungen der Hoden und eine Beeinträchtigung der Spermatogenese festgestellt. Die von Mikrowellen erzeugte Hyperthermie ist besonders schädlich, speziell für die Hoden: Vor allem in Schweden beobachtete man eine **Schwächung der Libido und eine Veränderung des Verhältnisses zwischen männlichen und weiblichen Neugeborenen.**

Bei 2.018 Physiotherapeuten und ihren 2.043 Kindern wurden beispielsweise 33 Fälle von Neugeborenentod oder schweren Missbildungen erfasst. Die einzige Erklärung für diesen ungewöhnlich hohen Anteil bestand in der Feststellung, dass die Mütter dieser Kinder häufiger während ihrer physiotherapeutischen Tätigkeit Kurzwellengeräte benutzten.

Schwangere sind daher sehr gefährdet! Es wird über **wiederholte Fehlgeburten** zwischen dem 2. und 3. Schwangerschaftsmonat berichtet, wenn die Mikrowelle in der Küche in Bauchhöhe der Mütter stand. In diesem Alter erreicht der Fötus eine Größe von zwölf Zentimetern, was der Wellenlänge von Mikrowellen in der Luft entspricht. Der Fötus nimmt also von da an die gesamte Leckstrahlung auf.

Man muss wissen, dass Nahrungsmittel nach dem Erwärmen in der Mikrowelle in den ersten zehn bis fünfzehn Minuten nach dem Herausnehmen nicht verzehrt werden dürfen (darauf wird normalerweise in den meisten Bedienungsanleitungen hingewiesen). Denn ein Nahrungsmittel, das aus dem Mikrowellenherd kommt, sendet noch Mikrowellen aus, die mindestens zehn Minuten lang alles auf ihrem Weg verbrennen ...

Wenn Sie natürlich zehn Minuten warten, ist Ihr Essen in der Zeit wieder abgekühlt. Dies macht den Hauptvorteil dieses Geräts zunichte. Die Sicherheitskriterien basieren auf Studien, die nach den Anwendernormen der Hersteller durchgeführt wurden. Aber die wenigsten Nutzer lesen die Bedienungsanleitung. Und allzu oft ist die Bedienungsanleitung unvollständig.

Sie werden jetzt verstanden haben, dass Ihre Immunabwehr und Ihre Gesundheit ganz offensichtlich gefährdet sind, wenn Sie täglich die Mikrowelle nutzen. Außerdem haben Wissenschaftler herausgefunden, dass die Erfindung des Mikrowellenherds und dessen massenhafte Nutzung seitens der Bevölkerung mit dem Beginn der weltweiten Fettleibigkeit zusammenfallen.

In den Industrienationen hat die Mikrowelle nicht nur dazu geführt, dass mehr Lebensmittel gegessen werden und damit Fettleibigkeit gefördert wird, sondern sie hat auch einen Großteil der in den Lebensmitteln enthaltenen Nährstoffe zerstört. Damit befinden sich Verbraucher zunehmend in einem Zustand der Überernährung bei gleichzeitiger Mangelernährung. Mit anderen Worten: Die Menschen essen zu viele Kalorien, nehmen aber nicht genügend echte Nährstoffe zu sich. Das Ergebnis erleben wir täglich: galoppierender Diabetes, Krebs, Herzkrankheiten, Depressionen, Nierenversagen, Leberprobleme usw.

Das Garen in der Mikrowelle ist technisch gesehen eine Form der Bestrahlung von Nahrungsmitteln. Die Mikrowelle ist ein Gerät für Zombies. **Menschen, die sie regelmäßig nutzen, riskieren, degenerative Krankheiten zu bekommen und permanent gegen Fettleibigkeit kämpfen zu müssen.** Je mehr Sie sie nutzen, desto schlechter wird Ihr Ernährungszustand, und desto mehr laufen Sie Gefahr, dass bei Ihnen verschiedene Krankheiten diagnostiziert werden und Sie Medikamente einnehmen müssen, die natürlich weitere Probleme verursachen, was zu einer weiteren Verschlechterung Ihrer Gesundheit führt. Durch diese Transformation der Nahrung wird auch die Molekülstruktur verändert, Moleküle werden zwangsverformt und es entstehen neue Substanzen mit einer kaum bekannten Langzeitwirkung. Auf rein energetischer Ebene führt der Verzehr von in der Mikrowelle erhitzter oder gegarter Nahrung sofort zu einem Angriff auf die Milz, die laut der Traditionellen Chinesischen Medizin (TCM) zuständig für die Umwandlung der aufgenommenen Nahrung in Qi (Energie) und Blut ist. Dies konnte in klinischen Studien gut beobachtet werden. Die Milz hat eine absolut zentrale und lebenswichtige Funktion und spielt eine wichtige Rolle bei der Nährstoffverwertung. Insbesondere lenkt sie als unangefochtene Herrin die Verdauungsprozesse, die Aufspaltung von Nährstoffen und die Ausscheidung von Abfallstoffen. Das erklärt sehr gut, warum Personen nach dem Verzehr von in der Mikrowelle zubereiteten Speisen Beschwerden haben und speziell über Blähungen und übel riechende Flatulenzen klagen.

Die Milz verteilt die von ihr erzeugte Nahrungsenergie im gesamten Organismus und lässt sie im Körper nach oben steigen, insbesondere zu den Zentren des Stammhirns, die z. B. die Körpertemperatur regulieren. Sie übernimmt aber auch die Appetitregulation und ist aus Sicht der TCM auch zuständig für die Körperform und die Spannkraft aller Körpergewebe. Die von ihr zugeführte Energie verhindert also nicht nur die Ausbreitung von Neoplasien, sondern auch unschöne Zellulitis-Polster, unerwünschte Gewichtszunahmen und die Erschlaffung von Haut und Gewebe. Die Milz filtert alte Blutkörperchen aus dem Blut und ist an der Reifung bestimmter Abwehrzellen beteiligt. Ihre einwandfreie Funktion verhindert schwere Infektionen und einen Mangel an Blutzellen.

Den Mikrowellenherd umgibt ein starkes elektromagnetisches Feld. Er funktioniert durch Hochleistungsstrahlung, die Wassermoleküle in Bewegung setzt, um Lebensmittel aufzuwärmen oder zu garen. Dr. Jean Seignalet weist darauf hin, dass auf diese Weise komplexe Substanzen entstehen, die in der Natur nicht vorkommen und daher von unseren Enzymen nicht erkannt werden.

Leider sind die meisten Mikrowellengeräte nicht ganz dicht, und ein Teil der Wellen nach außen dringen kann. Um Ihre Strahlenbelastung zu minimieren, sollten Sie während seines Betriebs unbedingt auf Abstand gehen. Durch eventuelle Mikrorisse können sogenannte Leckstrahlen entweichen. Und diese sind besonders gefährlich für vulnerable Personen: Kinder, Schwangere, ältere oder kranke Menschen.

Bei Nutzung der Mikrowelle werden jedoch nicht alle Vitamine in den Lebensmitteln zerstört. Allerdings enthält in der Mikrowelle erhitzte

Milch, nicht mehr das Protein L-Prolin in assimilierbarer Form: Es wurde in D-Prolin umgewandelt, das für das Nervensystem, die Leber und die Nieren hoch toxisch ist. Und wenn man dann an all die Baby-Fläschchen denkt, die in der Mikrowelle aufgewärmt werden ...

Das Garen in der Mikrowelle hat auch Einfluss auf die Elektronen, die bei den Vorgängen in Ihrem Körper eine entscheidende Rolle spielen. Unsere Zellen haben alle einen Minuspol (Elektronen) und einen Pluspol (Protonen). Bei einem Protonenüberschuss geht das System zugrunde. Im gegenteiligen Fall, bei einem Elektronenüberschuss, werden Stoffwechselreaktionen und der Zellaustausch gefördert. Unser heutiger Lebensstil ist jedoch eher elektronenarm. So setzen wir uns übermäßig vielen freien Radikalen aus. Wir sollten den Bogen nicht überspannen!

Ihre Immunabwehr steht wirklich auf dem Spiel, wenn Sie all Ihre Gerichte in der Mikrowelle aufwärmen oder garen. Henri Joyeux, Professor für Onkologie und Viszeralchirurgie an der medizinischen Fakultät in Montpellier und Spezialist für Ernährung, Nahrung und Krebs, hat zu diesem Thema ein Experiment durchgeführt. Dafür wurden Mäuse in drei Gruppen unterteilt, die unterschiedlich gefüttert und anschließend mit Tumorzellen beimpft wurden. Die erste Gruppe bekam in der Mikrowelle gegartes Futter. Diese Mäuse weigerten sich zunächst, das Futter zu fressen. Als sie jedoch hungrig wurden, haben sie das, was ihnen vorgesetzt worden war, doch gefressen – mit dem Ergebnis: 100 Prozent der Mäuse starben. Die zweite Gruppe bekam im Autoklav gegartes Futter: 50 Prozent der Mäuse starben. Die dritte Gruppe bekam leicht gedünstetes oder rohes Futter: Keine der Mäuse starb.

Je länger und je heißer gegart wird, desto größer ist die Zerstörung, vor allem bei Spurenelementen und Vitaminen (enzymatische Katalysatoren).

Bei 50 °C wird ein Teil der Enzyme zerstört, bei 60 °C das enthaltene Vitamin C, bei 100 °C werden Mineralstoffe ausgefällt und können dann nicht mehr aufgespalten werden, bei 110 °C werden alle Vitamine zerstört.

In der traditionellen Küche wurde vielfach gesundem Garen, d. h. sanftem Dünsten oder Schmoren, der Vorzug gegeben. **Mit der modernen Küche kamen aggressivere Garmethoden in Mode** wie Dämpfen im Schnellkochtopf, Frittieren oder Grillen. Hierbei werden die meisten Vitamine zerstört, noch bevor das Essen auf unserem Teller liegt.

Wussten Sie, dass ein auf dem Grill gebratenes Fleisch die gleiche Menge an krebserregendem Teer enthält wie tausend Zigaretten? Das Fett schmilzt, fällt auf die heiße Glut und löst eine chemische Reaktion aus, bei der polyzyklische [aromatische] Kohlenwasserstoffe wie Benzopyren entstehen, die ganz beiläufig in das Fleisch eindringen und Krebs im Verdauungstrakt auslösen können. Dieser Vorgang gilt gleichermaßen für alle Fleischsorten, Wurstwaren oder Fische wie Sardinen. **Wer weiterhin gerne grillen möchte, sollte einen Vertikal-Grill oder einen Grill mit seitlicher Feuerstelle verwenden. Auf ihnen kann das geschmolzene Fett abfließen, ohne mit der Glut oder den Heizstäben in Berührung zu kommen.**

Vorsicht auch beim **Braten in der Pfanne.** Es kann langfristig und bei sehr hohen Temperaturen toxisch sein, denn es wird immer noch Fleisch mit Fettstellen gebraten, das ab einer bestimmten Temperatur giftige, krebserregende Verbindungen bildet.

Finger weg von Frittiertem! Viele handelsübliche Öle werden auch heute noch raffiniert und einer Desodorierung unterzogen, indem ihre Temperatur mehrere Stunden lang von 120 °C auf 250 °C erhöht wird. Bei der Zubereitung von Pommes frites oder dem Grillen eines Steaks werden diese Öle erneut überhitzt. Dabei entsteht Acrolein, eine giftige Substanz, die stark reizend auf Schleimhäute und Haut wirkt. Diese Verbindung wird normalerweise zur Herstellung von Kunststoffen, Duftstoffen und in vielen organischen Verbindungen verwendet. (Im Ersten Weltkrieg wurde es als Kampfgas eingesetzt!)

Vorsicht bei immuntoxischen endokrinen Disruptoren

Endokrine Disruptoren sind hormonaktive Substanzen, die auf das Hormonsystem einwirken und damit viele verschiedene hormonelle Prozesse im Körper stören können. Sie beeinflussen die Synthese, die Produktion, den Transport, die Bindung oder die Ausscheidung natürlicher Hormone. Diese Hormone sind jedoch an der Fortpflanzung, dem Wachstum und der Entwicklung, der Aufrechterhaltung der Homöostase (Fähigkeit des Körpers, gesund zu bleiben) und der Energieverfügbarkeit beteiligt. Endokrine Disruptoren können daher wahrscheinlich all diese Abläufe beeinträchtigen.

Endokrine Disruptoren sind äußerst vielgestaltig und vielfach vorhanden:

- in Industriechemikalien: Weichmacher, Bisphenol A oder Alkylphenole, perfluorierte Verbindungen usw., polychlorierte Biphenyle (PCB);
- in Medikamenten: Krebsmitteln wie Tamoxifen, natürlichen und synthetischen Östrogenen (Antibabypille) usw;
- in natürlicher Form: Phytoöstrogene, Isoflavonoide usw.

Sie wirken auf **drei verschiedene Arten.** Zum einen können sie die Wirkung natürlicher Hormone wie Östrogen oder Testosteron nachahmen und als falscher Schlüssel für das Schlüssel-Schloss-Prinzip unserer Organe und Zellen fungieren.

Außerdem blockieren sie die Rezeptoren der Zellen, die Hormone aufnehmen sollen, und verhindern so deren Wirkung, indem sie auf deren Synthese, Transport, Verstoffwechselung und Ausscheidung einwirken. Dadurch verändert sich die Konzentration natürlicher Hormone.

Diese Störungen sind umso schwerwiegender, je früher sie bei schwangeren Frauen (Fötus, Embryo, Kleinkind) auftreten, da unumkehrbare Folgen hervorgerufen werden können. Diese drei Wirkweisen sind die Ursache für die Auswirkungen von endokrinen Disruptoren auf das Wachstum oder auch auf die Fortpflanzung eines Organismus.

Diese Substanzen wurden **Anfang der 1990er-Jahre der breiten Öffentlichkeit bekannt**, als in mehreren Studien festgestellt wurde, dass die Spermienkonzentration in den letzten fünfzig Jahren zurückgegangen war! In einigen Regionen oder Gebieten wie Finnland wurde dieser Rückgang der Spermienzahl zwar nicht beobachtet, hat aber zu heftigen Diskussionen über seine möglichen Ursachen geführt. Daraufhin wurde vermutet, dass chemische Moleküle in unserer Umwelt diese Fortpflanzungsstörungen verursachen: die endokrinen Disruptoren.

Sie sind selbstverständlich **in Nicht-Bio-Lebensmitteln aufgrund deren Behandlung mit Pestiziden enthalten.** Pestizide verbreiten nämlich eine Vielzahl an endokrinen Disruptoren in der Umwelt. Bis vor etwa zwanzig Jahren wusste die breite Öffentlichkeit noch nichts von den Auswirkungen endokriner Disruptoren. Seitdem allerdings mögliche Auswirkungen auf die menschliche Gesundheit nachgewiesen wurden (Krebs, verminderte Spermienqualität usw.), beginnen die Medien über deren Auswirkungen zu berichten.

Vor einigen Jahren hat Frankreich ein nationales Forschungsprogramm zu endokrinen Disruptoren ins Leben gerufen. Darüber hinaus beweist **das Verbot von Bisphenol A** in verschiedenen Ländern, dass die Politik beginnt, sich dieses Problems anzunehmen. **Mehr als 1.000 Produkte stehen nun auf der Liste von Kosmetika mit als unerwünscht eingestuften Substanzen,** die die französische NGO „UFC-Que Choisir" (vergleichbar mit der deutschen Stiftung Warentest, Anm. d. Verlags) regelmäßig aktualisiert.

Einige endokrine Disruptoren sind natürliche Substanzen, im Gegensatz zu anderen, die in Pestiziden, elektronischen Geräten, Körperpflegeprodukten und Kosmetika vorkommen. Auch bestimmte Lebensmittelzusatzstoffe oder Schadstoffe in der Nahrung können das Hormonsystem destabilisieren. Im September 2019 zeigte der erste Teil einer französischen Studie mit dem Namen ESTEBAN, anhand derer die vorhandene Menge endokriner Disruptoren im Körper festgestellt werden soll, dass alle Franzosen **unterschiedlich stark betroffen** waren, Kinder allerdings stärker als Erwachsene. Die Lösung: Nutzen Sie Apps, um sich über jedes Produkt vor dem Kauf zu informieren.

Ihr Gemütszustand – ein Einfallstor für Viren?

Wer häufig und wiederkehrend von negativen Gedanken, Stress, Ängsten, Zweifeln und Selbstvorwürfen geplagt ist, fühlt sich oft leer und ausgelaugt. **Unser seelischer Zustand vergiftet dann unsere Zellen.** Wir setzen damit unser gesamtes Schutzsystem außer Kraft und haben verschiedenen Angreifern wie Viren wenig entgegenzusetzen.

Unser Kopf ist wie der Kapitän des Schiffes. Dieser Kapitän muss so oft wie möglich eine eiserne Moral, unerschütterlichen Optimismus, Motivation und Kampfgeist an den Tag legen, Pläne haben und innerlich lächeln, um seine Besatzung zu führen. Er darf nicht lockerlassen und muss einen kühlen Kopf bewahren.

Unsere zahlreichen Neurotransmitter wirken synergetisch zusammen in einem sehr fein ausbalancierten System, das jedoch aus dem Gleichgewicht gerät, wenn wir längere Zeit unglücklich sind, seelische Erschütterungen oder Traumata erleiden, geistig erschöpft sind oder wenn wir große Veränderungen durchmachen (Trauer, Umzug, Scheidung).

Neurotransmitter sind **chemische Botenstoffe**, die die Übertragung von elektrischen Signalen zwischen den Nervenzellen im Gehirn erregen oder hemmen. Sie sind also dafür verantwortlich, dass alle Arten von Informationen durch Ihr Nervensystem fließen. Sie sind lebensnotwendig, denn ohne sie würden sich Ihre Muskeln nicht zusammenziehen, Ihre Lungen nicht funktionieren, Ihre Hormone nicht durch Ihren Körper wandern, wären Sie nicht in der Lage zu sehen, zu fühlen, zu denken, sich zu erinnern, zu argumentieren.

Die folgenden sechs Neurotransmitter steuern Ihre Leistung in allen Bereichen:

- **Dopamin:** Es schafft den Nährboden für das Empfinden von Freude, Lust und Emotionen und versetzt den Körper in Alarmbereitschaft. Wird es nicht korrekt synthetisiert oder freigesetzt, entstehen Lustlosigkeit, depressive Verstimmungen oder gar Depressionen. Angeregt wird seine Produktion durch Östradiol (das weibliche Hormon) und Testosteron (das männliche Hormon). Es kann aber auch durch Umweltverschmutzung, Gluten- bzw. Laktoseintoleranz oder Mangelernährung, bei der zu wenig Vitamin B3, B6 oder B9, Eisen, Tyrosin und Phenylalanin (Aminosäuren) aufgenommen wird, gehemmt werden. Die Produktion von Dopamin kann mithilfe von naturheilkundlichen Nahrungsergänzungsmitteln wieder angekurbelt werden.

- **Noradrenalin** steigert Aufmerksamkeit, Lernvermögen, die Geselligkeit dank der Sensibilität gegenüber emotionalen Signalen und die Auslösung des sexuellen Verlangens. Personen, bei denen es nicht korrekt synthetisiert oder freigesetzt wird, neigen zu Befangenheit, sozialem Rückzug, Erschöpfung, Teilnahmslosigkeit, Antriebslosigkeit, vermindertem Libido und oft auch zu Angstzuständen. Es führt zu einer Verengung der Arterien und erhöht den Blutdruck. Die Produktion von Noradrenalin kann man mithilfe von naturheilkundlichen Nahrungsergänzungsmitteln positiv beeinflussen.

- **Serotonin,** das berühmte „Glückshormon", fördert überlegtes, ruhiges und selbstbewusstes Verhalten. Es hebt die Stimmung und macht optimistisch. Außerdem gilt es als Dirigent der Schlafstruktur. Umgekehrt führt ein niedriger Serotoninspiegel zu Extrovertiertheit, Aggressivität, Impulsivität und Reizbarkeit. Seine Produktion wird durch Östradiol gesteigert. Die Aminosäure Tryptophan ist eine Vorstufe von Serotonin, die bei Verstopfung schnell abgebaut wird. (Der bei Diäten beliebte und in der Lebensmittelindustrie vielfach verwendete Süßstoff) Aspartam kann den Serotoninspiegel extrem

senken. Es ist jedoch möglich, die Produktion von Serotonin mithilfe
von naturheilkundlichen Nahrungsergänzungsmitteln zu steigern.

• **Acetylcholin** ist der Neurotransmitter, der im Körper am häufigsten vorkommt. Acetylcholin fördert die Fähigkeit, Informationen aufzunehmen,
sie abzuspeichern und dann im richtigen Moment wieder abzurufen.
Bei verminderter Acytylcholinproduktion kommt es zu Gedächtnisstörungen und in den schwersten Fällen zu Formen der Altersdemenz
(Alzheimer). Estradiol und Testosteron erhöhen seine Produktion und
schützen Acetylcholin vor der Zerstörung. Die Produktion von Acetylcholin kann mithilfe von Nahrungsergänzungsmitteln gesteigert werden.

• **GABA** (Gamma-Amino-Buttersäure) ist der Neurotransmitter, der
im Gehirn am häufigsten präsent ist. GABA fördert Entspannung,
Ruhe und guten Schlaf und bewahrt vor Angstzuständen. Es ist in
der Lage, die Übertragung von Nervensignalen zu bremsen, um zu
verhindern, dass das System überdreht und Ihre Neuronen zu schnell
„durchbrennen". Ein niedriger GABA-Spiegel hingegen führt zu
Einschlafproblemen und Angstzuständen. Es wird aus Glutamin-
säure synthetisiert. Das Hormon DHEA ist sein Gegenspieler. GABA
ist in Nahrungsergänzungsmitteln zu finden.

• Und zu guter Letzt **Adrenalin.** Es ermöglicht es Ihnen, in Stresssituationen schnell zu reagieren, indem Sie auf Kampf- oder Flucht-
verhalten vorbereitet werden. Als Neurotransmitter greift es in das
vegetative Nervensystem ein. Dort wirkt es schnell und kurz. (Als
eines der im Nebennierenmark synthetisierten Hormone wirkt es
jedoch im Gegensatz zu den anderen langsam und lang anhaltend.)
Ein zu hoher Adrenalinspiegel führt zu Erschöpfung, Aufmerksam-
keitsdefiziten, Schlaflosigkeit, Angstzuständen und manchmal sogar
zu Depressionen. Gegen einen zu niedrigen Adrenalinspiegel helfen
entsprechende Ernährung und Nahrungsergänzungsmittel. *(Lassen
Sie sich von Ihrem behandelnden Arzt oder Ihrem Heilpraktiker den
Neurotransmitterspiegel bestimmen.)*

4. Kapitel

Die Immundiät-Methode

Geben Sie leichter Kost den Vorzug!

Die verschiedenen Lebensmittelfamilien werden **unterschiedlich schnell verdaut.** Je länger allerdings die Verdauung dauert, desto mehr Energie zieht sie Ihnen ab und beeinträchtigt so Ihre Immunabwehr. Wenn Sie fettige und schwer verdauliche Lebensmittel zu sich nehmen, kostet Sie das unweigerlich viel Energie. Sie werden dadurch anfälliger für zirkulierende Krankheitskeime.

Die Nahrungsmittel, die Sie verzehren, **dürfen daher nicht zu lange in Ihrem Magen oder Ihrem Darm verweilen,** weil sonst ein Gärungs- und Fäulnisprozess ausgelöst wird, der zu übel riechenden Darmwinden und schlecht riechendem Stuhl oder zu weißem Zungenbelag gepaart mit Mundgeruch führt.

Jede Lebensmittelfamilie ist anders. Einige Lebensmittel sind sich sehr ähnlich und können miteinander kombiniert werden. Andere sollten nicht zusammen verzehrt werden, da sonst erhebliche gesundheitliche Beschwerden die Folge sein können. Für jedes Lebensmittel gibt es drei charakteristische Parameter: seine Verdauungszeit, sein Säure-Basen-Milieu und die für seine Verdauung benötigte Energie.

Die für die Verdauung benötigte Zeit ist bei den verschiedenen Lebensmittelfamilien sehr unterschiedlich. Sie reicht von wenigen Minuten bei Fruchtsäften, Obst, Zucker und Honig über rund eine halbe Stunde bei grünem Gemüse bis hin zu fünf Stunden bei Hülsenfrüchten im Allgemeinen.

Energie ist von allen drei Parametern der wichtigste. Sie muss unbedingt berücksichtigt werden. Für die Verdauung und Aufspaltung von Nährstoffen wird eine bestimmte Menge an Energie benötigt. Wenn eine Person mit geringer Vitalität schwere Kost zu sich nimmt, werden ihre Verdauungsfunktionen zwangsläufig beeinträchtigt. Diese Nahrung wird ihr keine Energie liefern, sondern ihr Energie entziehen, weil sie zu lange in Magen und Darm verbleibt.

Das können Sie zu Hause tun
Lichttherapie als neue Hoffnung für Pro-Immunität

Die Lichttherapie nutzt die Bestrahlung mit hellem Kunstlicht, dessen Stärke dem mittäglichen Sonnenlicht im August entspricht, und ist ein anerkanntes Verfahren. Fällt starkes Licht auf die Netzhaut Ihrer Augen, produziert Ihre Hypophyse Hormone zur Regulierung Ihres Organismus. Dieses Licht wird also in erster Linie Ihren Biorhythmus beeinflussen.

Aufgrund ihrer zahlreichen heilenden Wirkungen ist die Lichttherapie inzwischen einer breiten Öffentlichkeit bekannt. Sie wird zur Behandlung von saisonal abhängigen Depressionen (SAD), die auf mangelndes natürliches Licht im Herbst und Winter zurückzuführen sind, und von Menschen mit Lichtmangel aufgrund ihrer vorwiegenden Tätigkeit in Innenräumen eingesetzt. Seit Jahren behandelt man damit Schlafstörungen, Depressionen, Schlaflosigkeit, Zeitverschiebungen oder das prämenstruelle Syndrom.

Inzwischen hat man entdeckt, dass sie auch bei Hautproblemen wie **Ekzemen und Akne** eine positive Wirkung hat. Deshalb floriert das Geschäft mit Tageslichtlampen, die direkt an Verbraucher ohne Rezept verkauft werden.

Heutzutage weiß man, dass unsere Bildschirme mit hoher Strahldichte an blauem Licht Einfluss auf unseren Stoffwechsel ausüben. Wir können also sagen, dass Licht nachweislich eine große Wirkung auf unseren Organismus hat. Deshalb stellen sich manche Menschen einen Lichtwecker in ihr Schlafzimmer, der den Sonnenaufgang simuliert und so den Melatoninüberschuss von der Nacht wieder abbaut. Damit wird unsere Netzhaut auf natürliche Weise angesprochen. Dennoch sollten Sie wissen, dass **diese Lichttherapie natürlich von der Beleuchtungsstärke der verwendeten Lampe und der Beleuchtungsdauer abhängt.** In den meisten Fällen werden Tageslichtlampen mit mindestens 10.000 Lux empfohlen, was einem sehr sonnigen Frühlingstag entspricht. *(Holen Sie vor Beginn der Anwendung unbedingt das Einverständnis Ihres behandelnden Arztes oder Psychiaters ein, wenn Sie Antidepressiva einnehmen, da sich deren Wirkung erheblich verstärken kann.)*

Die Lichtexposition sollte etwa 20 bis 30 Minuten dauern und ausschließlich morgens erfolgen. (Flugbegleitende nutzen sie abends, um die ganze Nacht über wach zu bleiben, und gegen Jetlag.) Stellen Sie die Tageslichtlampe in einem Abstand von 20 bis 30 Zentimeter auf und sehen Sie nicht direkt hinein, sondern gehen Sie am besten Ihren üblichen morgendlichen Tätigkeiten nach: Ihren Kaffee trinken, Ihre E-Mails abrufen, Anrufe tätigen ... Kinder oder Jugendliche sollten sich ausschließlich auf ausdrücklichen medizinischen Rat diesem Licht aussetzen. Personen mit Sehstörungen sollten ebenfalls vorsichtig sein, da ihnen von künstlichem Licht abgeraten wird.

Wissenschaftler fanden neben den vielen genannten positiven Auswirkungen von Lichttherapie zudem heraus, dass Licht nicht nur unsere

Abwehrkräfte stärkt, sondern vor allem wirksam unsere Immunantwort stimulieren kann. Diesbezüglich wurden zahlreiche Studien durchgeführt, sowohl bei Menschen als auch bei Tieren.

In Tierversuchen zeigte die Lichttherapie eine stimulierende Wirkung: Sie reduzierte Entzündungen und andere Faktoren, die das angeborene Immunsystem von Mäusen beeinträchtigen. **Die Anwendung der Lichttherapie auf die Teile des Gehirns, die Körperfunktionen steuern, erhöhte deren Fähigkeit, Entzündungen zu bekämpfen.** Damit verringerte sie die Wahrscheinlichkeit, dass die Mäuse an Arrhythmien und damit an Herzinfarkten litten. Die Wissenschaftler und Wissenschaftlerinnen stellten fest, dass die Anwendung der Lichttherapie auf Milz und Leber der Mäuse (Organe, die anfällig für Entzündungen und Infektionen sind) ihre Körper besser in der Lage waren, das Immunsystem zu nutzen, um die gesundheitsschädigenden Substanzen, die durch die Entzündung abgesondert wurden, zu beseitigen.

Auf diese Weise wurde die Anzahl der Zellen, die das Blut von Entzündungspartikeln reinigen, deutlich erhöht. Auch die Anzahl der roten und weißen Blutkörperchen sowie der nützlichen Proteine, die Vitamine und Mineralstoffe bereitstellen, nahm zu. Wenn das Immunsystem Überstunden macht, um eine Infektion zu bekämpfen, kann es gefährliche Mengen an chemischen Stoffen ins Blut freisetzen und eine allgemeine Entzündung auslösen. Diese Erkrankung, bekannt als *Blutvergiftung (Sepsis)*, führt möglicherweise zum Tod. Die Wissenschaftler konnten jedoch nachweisen, dass **die Lichttherapie bei Mäusen das Immunsystem stärkte und schwere gesundheitsschädigende Folgen verhinderte.** Die Lichttherapie bekämpft nachweislich medikamentenresistente bakterielle Infektionen bei Tieren, indem sie die Reaktion des Immunsystems stärkt. Bei Mäusen hat sie außerdem die Wirksamkeit des Grippeimpfstoffs bestätigt. Die Forschenden fanden heraus, dass die Verabreichung einer Standarddosis dieses Impfstoffs in Kombination mit einer Lichttherapie die Wirkung der Impfung verlängerte. Darüber hinaus konnten die so behandelten Mäuse eine Infektion schneller und mit einer stärkeren Immunantwort bekämpfen.

Versuche an Menschen haben gezeigt, dass die Lichttherapie durch die Lichtenergie **verschiedene biologische Reaktionen im Körper fördert.** Dies trifft beispielsweise auf Wundheilung, Muskelentspannung, Nervenregeneration und vor allem auf die Regulierung des Immunsystems zu.

Bei HIV-Infizierten wurde nachgewiesen, dass **sie die Funktion infizierter Zellen hemmt,** ohne gesunde Zellen zu schwächen. Sie kann auch dazu beitragen, eine Schrumpfung der Thymusdrüse zu verhindern und damit die Immunfunktion bei älteren Menschen zu verbessern und sogar ihr Leben zu verlängern. In Kombination mit anderen Behandlungen ist die Lichttherapie in der Lage, bei Patienten mit Herz-Kreislauf-Problemen, Autoimmunerkrankungen und anderen chronischen gesundheitlichen Problemen die gesunde Zellsignalisierung des Immunsystems zu fördern und so möglicherweise die Schwere dieser Probleme zu mindern.

Eine klinische Studie mit 60 Krebspatienten hat gezeigt, dass eine Lichttherapie das Immunsystem und die T-Zellen der Betroffenen präoperativ stärken kann, ohne den Tumorumfang zu vergrößern.

Es wurde zudem festgestellt, dass die Lichttherapie **die Immunfunktion in der Lunge verbessert,** Atemwegsentzündungen verringert, das Atemvolumen und die Muskelkraft erhöht und das allgemeine Wohlbefinden von Patienten mit Lungenproblemen steigert.

Abschließend lässt sich sagen, dass diese Versuche an Mensch und Tier darauf schließen lassen, dass die Lichttherapie das Immunsystem umfassend stärkt, gegen Alterserscheinungen hilft, die Gesundheit von Gehirn und Herz verbessern kann und dazu beiträgt, anderen gesundheitlichen Beschwerden vorzubeugen. **Klinische Daten bestätigen, dass sie hilft, eine durch eine Infektion oder eine schwere Krankheit wie Krebs beeinträchtigte Immunfunktion ebenso auszugleichen wie ein durch eine Autoimmunerkrankung überaktives Immunsystem.**

Fasten – ein „Immun-Reset" durch Aktivierung von Sirtuinen

In den USA haben Forschende der Universität von Südkalifornien einen Weg gefunden, wie der menschliche Körper gezwungen werden kann, sich zu regenerieren: durch eine **Wasserfastenkur** über 72 Stunden. Dann führt der Organismus nämlich ein „Zell-Update" durch.

Updates elektronischer Geräte sind für uns gang und gäbe. Warum sollten wir das nicht auch für uns selbst in Betracht ziehen? Ein regelmäßiger Reset unserer Zellen und Organe ist durchaus sinnvoll. Dadurch wird die Funktion unseres kompletten Immunsystems wiederhergestellt, denn während des Fastens geben wir unserem Körper Gelegenheit, mit kranken Zellen umzugehen und schadhafte Stellen zu reparieren. *(Achtung: Lassen Sie sich vorher von Ihrem behandelnden Arzt beraten, vor allem bei Fasten über einen Zeitraum von 72 Stunden!)*

Wenn Sie drei Tage lang auf feste Nahrung verzichten, ist das Knochenmark in der Lage, **große Mengen an weißen Blutkörperchen zu produzieren, die unsere Gesundheit schützen können.** Während des Fastens wird sich Ihr Körper von gespeicherten Fetten ernähren, sodass Sie keinen Hunger verspüren werden. Bei ausreichender Feuchtigkeitszufuhr können Sie das bedenkenlos durchhalten. Tiere tun dies seit Urzeiten regelmäßig, vor allem, wenn sie erschöpft oder krank sind, damit ihre Energie für die Heilung mobilisiert werden kann statt für die den Körper ermüdende Verdauung. Auch Religionen empfehlen Fasten wegen seiner reinigenden Wirkung, und weil wir uns dabei unseres Ernährungsstils bewusst werden können. Erst dann sind wir in der Lage, zu erkennen, welche Emotionen uns dazu bringen, ein bestimmtes Lebensmittel eher zu essen als ein anderes. Fasten wirkt dann, als würden wir uns selbst und unser Inneres durch ein Vergrößerungsglas betrachten.

Dazu der französische Arzt Jean-Pierre Willem: „Mehrere Millionen mutierte Zellen entstehen jeden Tag in jedem Menschen, und zwar in einer Größenordnung von drei Prozent der Zellteilungen. Dieses natürliche

Phänomen nennt sich *Karzinogenese*. **Diese mutierten Zellen werden normalerweise von den natürlichen Abwehrkräften des Organismus zerstört.** Ionisierende Strahlen, Viren, mikrobielle Toxine oder Chemikalien können diese Zellen jedoch so negativ verändern, dass Fehlbildungen entstehen. Ab einer Konzentration von 1.000 dysplastischen Zellen handelt es sich um einen Mikrotumor. Ab einer Million Zellen kann die Krebsmasse nicht mehr auf natürliche Weise beseitigt werden. Helfen können dann Intervallfasten oder einzelne Fastentage pro Woche, um die potenzielle Bewegung dieser schädlichen Zellen auszuschalten. Da der Körper dann mit zusätzlicher, intensivierter Energie versorgt wird, kann er besser mit abgenutzten, schadhaften oder minderwertigen Zellen umgehen."

Walter Longo, Professor für Zellbiologie und Leiter des Instituts für Langlebigkeit an der Universität von Südkalifornien, hat nachgewiesen, dass ein Immunsystem, das durch Stress, Infektionen, Krankheiten und Alterung geschädigt wurde, **in der Lage ist, sich nach 72 Stunden Fasten zu regenerieren.** Unser Körper führt dann eine Art Recycling durch, bei dem die mit der Zellerneuerung verbundenen Aminosäuren bereitgestellt werden. Das **Knochenmark ist gezwungen, neue Immunzellen zu bilden.**

Außerdem belegt eine neue Studie, dass während der Fastenperioden Proteine aktiviert werden, die unser Körper unter dem Einfluss einiger unserer Gene herstellt: Sirt1 bis Sirt7, d.h. 7 Gene. **Diese Gene, die unsere Immunabwehr aktivieren können, heißen *Sirtuine.***

Jedes Sirtuin hat eine bestimmte Funktion. In Experimenten mit Mäusen konnte nachgewiesen werden, dass ein hoher Sirtuinspiegel die Lebensspanne verlängern kann, indem er alle Stammzellen stimuliert.

Diese Sirtuine wirken unglaublich auf

- die Energieerzeugung,
- die Reparatur von Zellen und ihrer DNA, die Autophagie,

- die Reaktion auf Zellstress,
- das Absterben alter Zellen und die Zellseneszenz,
- die Empfindlichkeit von Geweben gegenüber Hormonen,
- die Insulinausschüttung und -empfindlichkeit,
- die Funktion der Leber und ihre Regeneration,
- die Fettverbrennung,
- die Anpassung an eine Kalorienrestriktion,
- Entzündungs- und Oxidationsprozesse.

Während des Fastens schaltet der Körper auf *Alarmbereitschaft* um. Dann können die Sirtuine spezifische Befehle an unsere Zellen auslösen, wodurch die Stressresistenz und das Überleben der Neuronen äußerst aktiv gefördert werden. Es heißt, sie könnten so eine hilfreiche Schutzfunktion bei der Vorbeugung von Diabetes und Krebs spielen. Während der Zeit eingeschränkter Nahrungsaufnahme wird insbesondere Sirt1, das besonderen Einfluss auf den Insulinstoffwechsel hat. Intervallfasten sowie Zeiten mit geringer Kalorienzufuhr stimulieren die Sirtuine. Intermittierendes Fasten verbessert die Insulinempfindlichkeit und repariert DNA-Schäden. Der Stoffwechselzustand der *Ketose*, der durch die Nichtaufnahme von Kalorien hervorgerufen wird, induziert automatisch eine beschleunigte Aktivität der Sirtuine.

Schließlich ist das Phänomen, das als *Autophagie* bezeichnet wird, die einzige Möglichkeit, die Zellen unseres Körpers zu reparieren. Übrigens hat die Wissenschaft 2016 dem Japaner Yoshinori Ohsumi den Medizin-Nobelpreis verliehen, weil er alle diese Aussagen über den Nutzen des Fastens nachgewiesen hat.

Es besteht übrigens die Möglichkeit, **vorbeugend zu fasten** – an mindestens einem Tag pro Woche. Bleiben Sie zwischen den täglichen Mahlzeiten vier bis fünf Stunden und zwischen der letzten Mahlzeit am Abend und der am nächsten Morgen mehr als zehn Stunden nüchtern. Oder Sie praktizieren Intervallfasten: Sie essen also abends um 20 Uhr zu Abend und speisen erst am nächsten Tag um 13 Uhr wieder, was einer Fastenzeit von etwa 16 Stunden entspricht.

Eine Entdeckung aus dem Jahr 2003 hat gezeigt, dass bei Kalorienrestriktion neben den Genen für die Regenerierung des Organismus auch die Langlebigkeitsgene aktiviert werden! Mit anderen Worten **hat eine Einschränkung der Nahrungsaufnahme einfach nur eine fantastische Wirkung, sowohl auf unsere Gesundheit als auch darauf, sehr lange bei guter Gesundheit alt werden zu können.** Je älter wir werden, desto notwendiger ist es, unseren Organen eine Ruhepause zu gönnen. Sie belohnen uns, indem sie unser gesamtes Immunsystem neu zusammensetzen. Je mehr Zeit Sie Ihrem Körper zwischen den Mahlzeiten geben, desto besser kann er sich regenerieren, da er nicht mehr verdauen muss. Sie werden mit mehr Energie und einer hohen Widerstandskraft gegen intern oder extern zirkulierende Viren belohnt.

Bislang gibt es keine Medikamente, die unsere Immunabwehr stärken. Dies gelingt einzig über unsere Ernährung und einen entsprechenden Lebensstil. Fasten eignet sich dazu aber auf magische Weise. Das bedeutet, zunächst zwei Mahlzeiten am Tag und später, wenn man dazu in der Lage und gesund ist, nur noch eine Mahlzeit am Tag zu sich zu nehmen. Während dieser Fastenzeiten regeneriert sich Ihr Körper, weil er auf die körpereigenen Fette zurückgreift. Da dem Körper die Nahrung entzogen wird, kann er beschädigte Zellen reparieren. *(Achten Sie darauf, dass Sie die Erlaubnis Ihres behandelnden Arztes einholen, wenn Sie sich in Behandlung befinden oder wegen einer Erkrankung überwacht werden.)*

Fasten hat noch einen weiteren positiven Effekt: Es reduziert das Enzym Proteinkinase A (kurz PKA) im Körper, das mit dem Abbau unserer Zellen in Verbindung gebracht wird. Dadurch wird der Wachstumshormonspiegel erhöht, was wiederum dazu beiträgt, den Alterungsprozess zu verlangsamen.

Unabhängig davon, für welche Art des Fastens Sie sich entscheiden (Intervallfasten oder Fasten über 1, 2 oder 3 Tage), trinken Sie immer ausreichend reines Wasser und bereiten Sie sich im Vorfeld darauf vor. Führen Sie eine Ernährungsumstellung durch, bei der Sie auf alles Schwere, Fette und Süße verzichten. Gehen Sie behutsam vor, indem Sie mit einigen Stunden Fasten beginnen und es dann um weitere Stunden ausdehnen. Sie werden sehen, wie sehr sich Ihr Körper daran gewöhnt, und Sie werden erkennen, dass wir viel zu viel essen. **Fasten Sie nicht länger als drei Tage ohne Überwachung und brechen Sie das Fasten mit einer leichten Mahlzeit.** *(Vergessen Sie nicht, immer auch den Rat und die Zustimmung Ihres Hausarztes einzuholen. Außerdem können Sie sich von einem Heilpraktiker aufklärend begleiten lassen.)*

Heißes Wasser, Ihr neues immunpositives Getränk

Der asiatische Brauch, den ganzen Tag über heißes Wasser ohne Teeblätter oder andere Substanzen zu trinken, hat viele Forschende beschäftigt. Seinen Ursprung hat er in der jahrtausendealten chinesischen Medizin, dem Ayurveda und mehreren anderen Ländern Südostasiens. Die Chinesen trinken ihr Wasser nicht kochend heiß. Sie kochen das Wasser, um Keime abzutöten, und trinken es danach nur warm. Und selbst bei hohen Temperaturen sollten Sie lieber auf warmes statt auf kaltes Wasser zurückgreifen.

In der chinesischen Medizin **wird vom Trinken von kaltem Wasser zu einer warmen Mahlzeit unbedingt abgeraten.** Dies verlangsamt nämlich den Verdauungsprozess. Es ist wider den gesunden Menschenverstand, wenn das, was Sie trinken, und das, was Sie essen, entgegengesetzte Temperaturen aufweisen. Dies gilt ebenfalls für ein Getränk mit Eiswürfeln zu einer warmen Mahlzeit oder das Beenden einer Mahlzeit mit einem Eis. Der Verzehr von Lebensmitteln mit entgegengesetzter Temperatur wird als Irrsinn betrachtet, da kaltes oder eiskaltes Wasser die Ausscheidungsfunktionen der Organe deutlich verlangsamt. So gibt es in China gleich nach dem Aufwachen weder Tee noch Kaffee, die beide harntreibend wirken, sondern **eine Schale warmes Wasser, mit der die Abfallprodukte der Nacht ausgeschieden werden können.**

Schauen wir uns einmal genauer an, was warmes Wasser alles bewirken kann. Zunächst fördert und beschleunigt es die Ausscheidung von Gift- und Abfallstoffen und intensiviert und optimiert die Verdauung und die Aufspaltung von Nährstoffen. Allein warmes Wasser ist in der Lage, das Verdauungssystem aktiv zu stimulieren und sanft mit Feuchtigkeit zu versorgen. Es hat die natürliche Fähigkeit, **unseren gesamten Speisebrei in feine Partikel zu zerlegen.** Dagegen verhärtet kaltes (oder noch schlimmer: eiskaltes) Wasser die Fette im Speisebrei, die sich so in unserem Darm ablagern können.

Warmes Wasser unterstützt also nicht nur aktiv die Organe bei ihrer Verdauungs-, Zerkleinerungs- und Ausscheidungsarbeit, sondern fördert zudem auch eine bessere Durchblutung und löst Giftstoffe und Fettablagerungen aus unserem Körper. Und es **verbessert deutlich die Blutzirkulation.** So lässt sich viel besser ein wenig Gewicht verlieren als mit kaltem oder – schlimmer noch – eiskaltem Wasser. Warum das so ist? Weil warmes Wasser unsere Körpertemperatur und die Geschwindigkeit unseres Stoffwechsels erhöht. Dadurch kann der Körper mehr Kalorien verbrennen und den Nieren wird ihre Arbeit erleichtert. Die Chinesen argumentieren, dass das Trinken von warmem Wasser eine nachweislich wirksame Proimmun-Waffe ist und zudem dem fortschreitenden Alterungsprozess entgegenwirkt.

Zur Förderung einer optimalen Nahrungsverwertung fordert die Traditionelle Chinesische Medizin daher dazu auf, zwanzig Minuten vor dem Essen einen halben Liter warmes Wasser zu trinken. Wenn wir vor und während des Essens warmes Wasser trinken, bleibt unsere Körpertemperatur bei 37 °C, sodass der Körper keine Energie mehr aufwenden muss, um die aufgenommene Nahrung zu erwärmen – ganz im Gegensatz zu kaltem Wasser, das unseren Stoffwechsel stark verlangsamt. Unser Körper empfindet Kälte als Aggression. Er versucht, dieses kalte Wasser gewissermaßen kämpfend loszuwerden, was zu unzureichend verdauter Nahrung führt.

Die Immundiät-Methode empfiehlt, gleich nach dem Aufwachen und dann 20 Minuten vor jeder Mahlzeit einen halben Liter warmes Wasser (ohne Zitrone) zu trinken. Wir raten Ihnen, zu den Mahlzeiten kein kaltes Wasser zu sich zu nehmen, da dies den Speisebrei verwässert, und natürlich zum Abschluss kein Eis oder etwas Eisgekühltes zu essen. Wir empfehlen, den ganzen Tag über warmes Wasser zu trinken, um Müdigkeit entgegenzuwirken, die Leistung des Stoffwechsels zu steigern und Viren wirksam zu bekämpfen.

Sobald Sie sich müde fühlen, sollten Sie sich einen halben Liter warmes Wasser gönnen, und zwar unabhängig von der Jahreszeit. Wenn Sie über den Tag verteilt warmes Wasser trinken, werden Sie Ihre Immunabwehr sowie Ihren Allgemeinzustand stark verbessern und können Ihrem Körper damit helfen, die verschiedenen Giftstoffe auszuscheiden. Doch Vorsicht: Schwarze Tees oder Kräutertees sind kein Ersatz für heißes Wasser. Die in Tees enthaltenen Pflanzenstoffe leiten nämlich einen Verdauungsprozess ein, bei dem die Aufspaltung der darin enthaltenen Nährstoffe verzögert stattfindet.

Wasser fungiert als wichtiger Energieträger

Warmes Wasser speichert Wärmeenergie in großer Menge, die es an den Körper abgeben kann. Es wirkt daher direkt, stark und anregend – sowie gleichzeitig entspannend auf Muskeln, Gelenke und alle Blutgefäße. Es dringt tief in die Haut ein, indem es Poren und kleine Blutgefäße öffnet.

Sehen wir uns nun die anderen Vorzüge und Anwendungen von warmem bzw. heißem Wasser an:

- **Heiße (aber nicht kochend heiße) Bäder**

  Ein heißes Bad steigert durch die Erhöhung der Körpertemperatur den Blutfluss, unterstützt die Zirkulation der weißen Blutkörperchen und intensiviert die Produktion von Endorphinen. Dadurch kann das Immunsystem schneller und effektiver arbeiten. Diese Hormone, die mit Euphorie und Glück assoziiert werden, regen das

Immunsystem an, mindern Schmerzen und helfen dem Gewebe, schneller zu heilen.

- **Heißer Wasserdampf**
Das Einatmen von Heißwasserdämpfen hat eine positive Wirkung auf die Lungen. Der Dampf reinigt leicht die Atemwege und die heiße Luft erweitert die Lungen, sodass sie Schleim abtransportieren können.

Grüner Matcha-Tee, ein Proimmun-Elixier

Matcha-Tee stärkt unser Immunsystem, wodurch es dann besser wirksam dem Eindringen und dem potenziellen Wachstum von Viren und Bakterien entgegenwirken kann. **Er ist reich an Catechinen und schützt uns durch seine besonders antioxidative Wirkung aktiv vor zahlreichen bakteriellen und viralen Erkrankungen.**

Diese wertvollen Catechine binden sich an die Zellen in unserem Körper und hemmen das Wachstum von krankheitserregenden Mikroorganismen. Sie haben sich bereits in wissenschaftlichen Studien als aktive Bekämpfer von Grippe-, Hepatitis-, Herpes- und Angina-Bakterien bewährt. Laut dem ORAC-Test (Oxygen Radical Absorption Capacity, dt.: Fähigkeit zum Abfangen von Sauerstoffradikalen), bei dem der Gehalt an Antioxidantien in Lebensmitteln gemessen wird, enthält Matcha-Tee 1.384 Einheiten pro Gramm – 13 mal mehr als Granatäpfel, 15 mal mehr als Blaubeeren und 125 mal mehr als Spinat!

Catechine sind Moleküle, deren ausgeprägt antioxidative Wirkung selten zu finden ist. Das Catechin EGCG speziell aus Matcha-Tee ist einzigartig in seiner Art. Dieses Molekül hilft, unseren Körper zu entgiften, Azidose (überschüssigen Säuren im Körper) entgegenzuwirken und überschüssigen Schleim (aufgrund von zu viel Zucker, Mehl, Stärke und Fett) abzubauen. Es unterstützt uns beim Abnehmen und fördert die Gesundheit von Herz und Gehirn.

Matcha-Tee **enthält viele Spurenelemente,** darunter Zink, Eisen und Kalium. Die Zufuhr dieser Spurenelemente spielt eine entscheidende Rolle bei der Bekämpfung von Infektionen. Außerdem hat dieses sagenhafte Getränk die Fähigkeit, unsere Leber zu reinigen, sie zu entgiften, indem es sie von Toxinen befreit, die schleichend unseren Körper entkräften. Mit seinen Polyphenolen und Flavonoiden ist Matcha-Tee unser bestes Lebenselixier. Es werden drei bis vier Tassen pro Tag empfohlen. *(Bitten Sie Ihren Hausarzt um seine Meinung, wenn Sie in Behandlung sind.)*

Matcha-Tee verhindert auf einzigartige Weise übermäßigen oxidativen Stress, der unseren Körper entkräften, unsere Zellen beschädigen und eine ganze Reihe von Erkrankungen wie Krebs und degenerative Krankheiten verursachen kann.

Die Atmung, der Sauerstoff unseres Immunsystems

Die Wissenschaft weiß um die elementare Bedeutung der Atmung. Atmen hat unzählige positive Effekte. Mit unserer Atmung können wir vor allem die zahlreichen Stressformen wirksam bekämpfen.

Folgende Formen von Stress gibt es:

- **Körperlicher Stress:** Er wird verursacht durch die Außentemperatur, den Wasserhaushalt im Körper, der sich bei Wassermangel in einem permanenten Entzündungszustand befindet, durch Kohlenhydrate (zu viel Zucker im Speisebrei) sowie durch oxidativen Stress (ständige Angriffe freier Radikale durch Sonnenbäder, verschiedene Umweltgifte, Tabak und Alkohol).
- **Ernährungsbedingter Stress:** Schnelle Zucker und Fette, ein Mangel an Vitaminen und Spurenelementen und eine unausgewogene Darmflora bedeuten Stress für den Organismus.
- **Umweltbedingter Stress:** Er wird ausgelöst durch chemische Schadstoffe, die Hormonbelastung von Trinkwasser und Nahrungsmitteln sowie psychische Belastungen.
- **Stress, der auf die Körperhaltung zurückzuführen ist:** Hier sind Fehlhaltungen, gebeugte Haltung und Muskelverspannungen die Ursachen.

Durch wiederholten Stress befindet sich unser Organismus in einem permanenten Entzündungszustand, der an unser zweites Gehirn, den Darm, übermittelt wird.

Um herauszufinden, ob in Ihrem Körper eine Entzündung vorliegt, müssen Sie einfach nur Ihre natürliche Atmung beobachten. Der belgische Atemcoach Jean-Marie Desfossez hat das in seinem wunderbaren Buch ganz eindrücklich beschrieben: Wer schnell atmet (mehr als 20 Atemzüge pro Minute), atmet flach (die Lungen werden bei jedem Atemzug kaum gefüllt bzw. entleert). Geatmet wird dann nur im oberen Brustkorb. Flaches Atmen bedeutet, dass Sie besonders gestresst sind und damit vor allem sich selbst und ihre Gesundheit „potenziell" gefährden.

Dann müssen Sie Ihre Lebensweise ändern, um „wieder zu Atem zu kommen". Sicherlich ist Ihnen schon aufgefallen, dass Sie im Urlaub anders atmen. Genau so entspannt sollten Sie das ganze Jahr über atmen. Jean-Marie Desfossez bietet Ihnen im Internet zahlreiche Podcasts zur Atmung an, die auf den Vagusnerv einwirken. Er argumentiert, dass in mehreren Studien herausgefunden wurde, dass unser Vagusnerv der Schlüssel zum Gleichgewicht zwischen unserem sympathischen und parasympathischen Nervensystem ist.

Indem Sie lernen, jeden Tag richtig zu atmen, werden Sie in jedem Alter neue Kraft schöpfen, sich entspannt fühlen, Ihren Stress- und Entzündungspegel im Körper senken, Ihr Gehirn wieder mit Sauerstoff versorgen und Ihre Organe und Gewebe besser und tiefer durchbluten können.

Steigerung der Immunabwehr durch die Atmung. Vielen Dank, Wim Hof!

Niederländische Wissenschaftler um den Arzt Dr. Cox entdeckten 2011 die unerklärlichen Leistungen eines Athleten namens Wim Hof. Dieser Extremsportler trotzte den Gesetzen der Natur und des menschlichen Körpers, er reizte seine Physis bis zum Äußersten aus und bewies, dass er Extremen standhalten kann. Aufgrund dieser neuartigen und völlig überraschenden Erkenntnis baten die Forschenden ihn, sich medizinischen Experimenten zu unterziehen.

Wim Hof fühlte sich von dieser Einladung geehrt und diente daraufhin Dr. Cox als „Versuchskaninchen". Er ließ sich von ihm ein Bakterium ins Blut spritzen, das eigentlich eine starke, schlimme Grippe auslösen sollte. Zum Zeitpunkt der Injektion und danach schützte sich Wim Hof mit aktiven Atem- und Konzentrationsübungen.

Eigentlich hätte er krank werden und Fieber haben müssen.
Wim Hof, der auch als *„Iceman"* bekannt ist (er kann 80 Minuten lang eisbaden und in kurzen Hosen die höchsten Gipfel der Welt erklimmen), ging es zum Erstaunen von Dr. Cox jedoch blendend. Nach der Injektion mit dem gefährlichen Erreger hatte Wim Hof zwar leichte Kopfschmerzen, aber das war auch alles. Es gab keine weiteren Symptome. Seine Atemtechniken (Sie finden alle von Wim Hof empfohlenen Atemtechniken auf seinem YouTube-Kanal) sind für jedermann zugänglich und sehr wirksam. Sie funktionieren sofort. Wim Hof ist kein Erleuchteter, sondern ein Sportler. Er stellt seine Erkenntnisse der Allgemeinheit zur Verfügung, damit wir begreifen, dass wir zu viel mehr fähig sind, als wir denken.

Über die Atmung erhöht Wim Hof seinen Adrenalinspiegel, wodurch er Angriffe aller Art abwehren kann: sowohl von außen wie Kälte oder Hitze als auch von innen durch Krankheitserreger.

Die erste Säule für ein gesundes Immunsystem ist für Wim Hof daher **die Atmung:** 30 mal tief durch Mund oder Nase ein- und ausatmen, wodurch der CO_2-Gehalt im Blut gesenkt wird. [Anschließend die Luft eine Minute lang anhalten.] Diese dreißig Atemzüge erhöhen die Spiegel von Dopamin, Serotonin und Adrenalin.

Die zweite Säule der Immunabwehr ist für Wim Hof die **Kälteexposition.** Dabei wird die Atmung genutzt, um die Körperreaktionen zu kontrollieren.

Die dritte Säule ist **die innere Haltung:** Sie müssen Vertrauen haben, wenn Sie atmen, und so Ihre innere Körperchemie ausgleichen und verändern. Dadurch werden Sie zum Alchemisten Ihrer selbst, und es verleiht Ihnen absoluten Glauben an all Ihre Ressourcen.

Wim Hof beweist wissenschaftlich, dass tägliches gezieltes Atmen in Verbindung mit einer kalten Dusche und einer positiven Geisteshaltung immer und überall eine wirksame Barriere gegen Viren und Bakterien schafft – also ein unschlagbares Immunsystem. Er ist der lebende Beweis dafür.

Proimmun-Atemprotokolle

Wenn Sie dies mindestens dreimal täglich und immer bei negativen Emotionen machen, wird Ihr Immunglobulinspiegel innerhalb von drei Wochen auf 100 Prozent steigen. Die Techniken zur Entwicklung der Immunabwehr basieren darauf, den Atem mit vollen bzw. leeren Lungen zu halten. *(Bitte holen Sie vor Anwendung dieser Methode die Zustimmung Ihres behandelnden Arztes ein.)*

Doch Vorsicht:
Zu Beginn sollte zuerst einmal ausgeatmet werden, um die Lungen so weit wie möglich zu leeren.

Die sogenannte Vier-Quadrat-Atmung:
- 4 Sek. einatmen
- 4 Sek. halten
- 4 Sek. ausatmen
- 4 Sek. halten

Die 4-8-16-Atemtechnik: Sie ist äußerst wirksam. Vorher sollten Sie zunächst jedoch die sogenannte Vier-Quadrat-Atmung üben.
- 4 Sek. einatmen
- 8 Sek. halten

- 16 Sek. ausatmen
- 8 Sek. halten

Oder die Wechselatmung zur Aktivierung Ihrer Immunabwehr oder in jeder Stresssituation:

Halten Sie mit dem Zeigefinger eines Ihrer Nasenlöcher geschlossen und atmen Sie 5 Sekunden lang ein, während Ihre Augen unter den geschlossenen Lidern nach oben blicken.

Dann halten Sie beide Nasenlöcher zu und halten zirka 5 Sekunden lang den Atem an, wobei die Augen unter den geschlossenen Lidern weiter nach oben gerichtet sind.

Öffnen Sie dann das andere Nasenloch und atmen Sie 7 Sekunden lang aus (das Ausatmen sollte länger sein als das Einatmen).

Sie können diese Atmung auch üben, ohne die Nase zuzuhalten, d. h. Sie atmen 5 Sekunden lang durch das linke Nasenloch ein, halten 5 Sekunden die Luft an und atmen dann 5 Sekunden lang wieder aus, entweder mit offenen oder mit geschlossenen Augen. Bedenken Sie, dass die Wechselatmung immer noch die wirksamste Atemmethode ist. Sie mindert Schmerzen und stärkt Ihr Immunsystem, indem sie sofort auf Ihren Gemütszustand einwirkt und Ihrem Körper und Ihren Organen Ruhe vermittelt.

Kalte Duschen, Immun-Pushs vom Feinsten

Im Jahr 2008 wies der russische Arzt Nikolai Shewchuk nach, dass eine zwei- bis dreiminütige Dusche bei 20 °C zu einer starken Ausschüttung elektrischer Signale im Gehirn führt. Für diesen Arzt hat **die Kaltwassertherapie neben einer Immunstärkung auch eine antidepressive Wirkung. Kalte Duschen steigern die Ausschüttung von Endorphinen.** Diese Neurotransmitter werden im Hypothalamus freigesetzt und haben den Ruf, die schmerzlindernde Wirkung von Morphin zu imitieren. Erst seit etwas mehr als einem Jahrhundert gibt es heißes Wasser aus der Ar-

143

matur. Bis dahin musste sich die Menschheit mehrheitlich mit kaltem Wasser waschen. Nun, sie hatte Recht!

Mittlerweile haben viele Forschende bestätigt, dass kaltes Wasser **die Anzahl bestimmter Lymphozyten erhöht,** dieser weißen Blutkörperchen, die unseren Körper verteidigen. Eine zehnminütige kalte Dusche im Sommer wie im Winter verbessert unser Immunsystem und unsere Vitalität. Kaltes Duschen stimuliert, stärkt und belebt unsere Abwehrkräfte, entlast unsere Organe und verbessert die Blutzirkulation, indem sie das Blut dazu zwingt, unsere Organe richtig zu durchbluten. Kaltes Wasser macht unseren Körper widerstandsfähiger gegen Viruserkrankungen, fördert unsere Gesundheit und verbessert unseren Gemütszustand.

Andere immunfördernde Wirkungen

Kaltes Wasser hilft uns, Stress auszuhalten, indem es unseren Endorphin- und Dopaminspiegel erhöht. Es hält uns wach und weckt uns in jeder Hinsicht, indem es unsere Nebennieren aktiviert. Es erhöht unsere Herzfrequenz, die kontrolliert, welche Menge Blut jeden Teil des Körpers durchströmt. Eine kalte Dusche liefert die nötige Energie, um gestärkt in den Tag zu starten.

- Durch die Kälteeinwirkung fördert sie die Atmung. Die Lungen weiten sich dabei genauso wie bei körperlicher Betätigung. Der Körper wird gestrafft und man bleibt den ganzen Tag über in Form.
- Eine kalte Dusche steigert außerdem die Hormonproduktion, indem sie die körpereigenen Drüsen stimuliert. Sie ist sehr wirksam für die männliche Fruchtbarkeit.

Kalt duschen leicht gemacht

(Bitte sprechen Sie vorher mit Ihrem behandelnden Arzt.) Beginnen Sie mit einer lauwarmen Dusche und reduzieren Sie allmählich die Wassertemperatur, indem Sie Ihre Füße und Schienbeine, dann Ihre Beine und Ihr Becken abbrausen. Fahren Sie mit den Armen fort und arbeiten Sie

sich allmählich zum Oberkörper hoch, bis Sie schließlich den Kopf erreichen. Ideal ist es, wenn man mit etwas Übung in ein Bad mit kaltem Wasser eintauchen kann, wie es die Skandinavier tun.

Die immunologischen Vorzüge von Bio-Lebensmitteln

Bei der Ernährung kann das, was für den einen gut ist, für den anderen schlecht sein. Darauf werden wir, was jede einzelne Blutgruppe betrifft, im zweiten Teil unseres Buches im Detail eingehen. Genauso kann das, was in einem bestimmten Alter von Vorteil ist, in einem anderen schädlich sein. Mit den Jahren weiß jeder ungefähr, was ihm guttut und was nicht, und ernährt sich dementsprechend. Es gibt inzwischen übrigens eine naturheilkundliche Empfehlung, sich auf mehr als 250 gängige und alltägliche Lebensmittel im Labor testen zu lassen, um ein genaues Raster zu erhalten, was Sie am besten verdauen und vertragen. Dies ist ein echter medizinischer Durchbruch, auch wenn dieser Test derzeit nicht von den Krankenkassen erstattet wird. Es ist aber ein erster Schritt für alle, die sich nicht ganz sicher sind, was ein bestimmtes Lebensmittel in ihrem Körper auslöst. Unsere Ernährung kann nämlich zu Nahrungsmittelallergien führen, wenn das Problem der Unverträglichkeit nicht rechtzeitig erkannt wird.

Im 20. Jahrhundert haben Forschung und Medizin nicht aufgehört, das Risiko von Vergiftungen durch Bakterien und Viren, von für schwere Verdauungsstörungen verantwortlichen Parasitosen und von Angriffen auf lebenswichtige Organe (Leber, Nieren, Nervensystem) durch Schimmelpilze beständig zu verringern. Hierbei handelt es sich um ein weiteres schleichendes Vergiftungsrisiko, vor dem Sie nicht gewarnt wurden und das heimtückische Entzündungen herbeiführen kann.

Allerdings muss man auch sagen: Dass Rauchen tödlich ist, ist bekannt. Aber Millionen von Menschen rauchen trotzdem weiter und riskieren dabei ihren eigenen Tod.

Auf der anderen Seite hat der Mensch eine ganze **Reihe von Techniken zur landwirtschaftlichen Ertragssteigerung weiter ausgebaut.**

Diese belasten jedoch die Nahrungskette erheblich – und zwar mit gravierenden Folgen für unsere Gesundheit. Im 19. Jahrhundert begnügte man sich, Ernte zerstörende Schädlinge mit Kupferkalkbrühe, Nikotin, Schwefel und Arsenderivaten zu bekämpfen, die nur moderate Auswirkungen auf das Ökosystem hatten. Im Zuge des intensiven Wettlaufs um höhere Erträge ist inzwischen das Angebot an Pestiziden explodiert, wodurch ein immer schneller werdender Teufelskreis zwischen Schädlingen, die sich an die Mittel anpassen, und vermeintlich wirksameren Neuheiten, die unablässig auf den Markt gebracht werden, entsteht. So kommt es, dass Menschen Erkrankungen erleiden, die wissenschaftlich noch nicht erforscht sind. Wissenschaftler sind sich jedoch darin einig, dass Pestizide einen erheblichen Einfluss auf die Fruchtbarkeit von Mann und Frau, auf Schilddrüsenstörungen und -erkrankungen, auf die Entstehung bestimmter Krebsarten und anderer degenerativer Erkrankungen haben.

Nehmen wir zum Beispiel Insektizide. Es gibt sie in drei Formen:
- Organochlorverbindungen werden von der WHO seit 1979 als krebserregend eingestuft. Sie sind remanent, d. h. sie haben eine Halbwertszeit von vierzig Jahren im Boden und von zehn Jahren im Wasser.
- Organophosphorverbindungen sind für den Menschen genauso giftig wie für Insekten! Einige werden sogar als Kampfgas eingesetzt.
- Insektizide pflanzlichen Ursprungs (Nikotin, Rotenon usw.) können manchmal tödlich für den Menschen sein. Auch industrielle und im Handel erhältliche Herbizide haben eine sehr schädliche Wirkung. Sie sind z. B. in der Lage, die Fotosynthese zu blockieren, die Zellteilung zu beeinträchtigen oder Pflanzen regelrecht zu zerstören. Für den Menschen sind sie mehr oder weniger giftig. Aber einige sind definitiv tödlich und wiederum andere können Missbildungen bei Kindern oder sogar Fehlgeburten auslösen.

DDT wurde zwar aufgrund seiner Schädlichkeit, aber vor allem weil es immer unwirksamer wurde, schließlich verboten und darf nicht mehr verwendet werden. Aber es ist nach wie vor in den meisten unserer Lebensmittel enthalten, weil die Böden immer noch voll davon sind. **Wenn Sie herkömmliche Lebensmittel essen, nehmen Sie phosphororganische Insektizide auf** – beim Verzehr von Getreide, bestimmten Gemüsesorten wie Endivien, Kresse, Tomaten und bestimmten Obstsorten wie Zitrusfrüchten, Erdbeeren, Birnen usw. Es lässt sich mit Fug und Recht behaupten, dass heutzutage alle Produkte der herkömmlichen, nicht ökologischen Lebensmittelindustrie Pestizide oder andere Schadstoffe enthalten.

Die Hauptargumente für Bio-Lebensmittel

Ernährungswissenschaftler und -berater wissen, dass Lebensmitteln in der konventionellen Landwirtschaft mit ihren brachialen Methoden einige wichtige Bestandteile wie Vitamine, Mineralien, Spurenelemente und essenzielle Aminosäuren entzogen werden. Außerdem lassen sich Pflanzenschutz- und Düngemittel nicht durch Waschen, Schälen oder Kochen beseitigen, weil sie sich im Gewebe festsetzen.

Entdeckungen zufolge weisen die in der konventionellen Landwirtschaft verwendeten Insektizide eine ähnliche Molekularstruktur wie Östrogene auf und beeinflussen so unsere Hormone. Es kann zu Subfertilität kommen. Aber es kommt noch schlimmer!

Der Anstieg von Lymphomen, lymphatischer Leukämie und Tumoren ließ sich auf die erhöhte Belastung durch die in der konventionellen Landwirtschaft eingesetzten Chemikalien zurückführen.

Bio-Nahrungsmittel hingegen zeichnen sich dadurch aus, dass sie ohne synthetische Chemikalien, Farb- und Aromastoffe oder Geschmacksverstärker produziert und verarbeitet werden.

Es gibt inzwischen genügend Nachweise dafür, dass Lebensmittel aus ökologischem Anbau mehr Alkaloide und andere Stoffwechselprodukte enthalten, die für die Entwicklung des Gehirns und die Aufrechterhaltung eines funktionierenden Immunsystems wichtig sind. Sie haben einen positiven Einfluss auf die Gewebeentwicklung, helfen dem Organismus, sich selbst zu regenerieren, und verursachen weniger Allergien als Produkte aus der industriellen Landwirtschaft.

Gemüse aus ökologischem Anbau ist zudem reicher an wichtigen Mineralien und Mikronährstoffen und enthält geringere Mengen an Nitraten als konventionell angebautes Gemüse. Sie erkennen Bio-Produkte am Bio-Siegel. In Frankreich wurde 1986 das AB-Siegel eingeführt. Es ist auf dem Etikett oder der Verpackung aufgedruckt und garantiert, dass die Produkte Kontrollen und Zertifizierungen durch vom französischen Landwirtschaftsministerium und Industrieministerium zugelassene Stellen durchlaufen haben. (Anm. d. Verlags: EU-weit müssen vorverpackte Bio-Lebensmittel aus der EU, welche die strengen Normen der EU-Rechtsvorschriften für den ökologischen Landbau erfüllen, seit dem 1. Juli 2010 verpflichtend mit dem EU-Bio-Logo gekennzeichnet werden. In Deutschland können diese Produkte zusätzlich mit dem Bio-Siegel versehen werden.)

Inzwischen erkennen Sie sicher die außerordentlichen Vorteile einer Ernährung mit Bio-Lebensmitteln und können sich bewusst für den **Kauf von saisonalem Bio-Obst und -Gemüse entscheiden.** Denn Saisonobst und -gemüse ist nach seinem natürlichen Rhythmus gewachsen. Es wurde nicht in Gewächshäuser gezwängt oder mit Düngemitteln überfrachtet. Deshalb ist es gesünder und nährstoffreicher und hat bessere Schwingungen als Obst und Gemüse außerhalb der Saison.

Außerdem schmeckt es besser und ist aromatischer. Am besten verzehren Sie Obst und Gemüse möglichst reif. Dann lässt es sich besser verdauen und verwerten.

Geben Sie nach Möglichkeit Obst und Gemüse den Vorzug, das in Ihrer Region geerntet wurde (die Chinesen empfahlen, das zu essen, was in Sichtweite wuchs). Es hat das gleiche Klima, die gleiche Sonneneinstrahlung und die gleiche Luft genossen wie Sie. So entsteht eine Schwingungsaffinität, die die Aufspaltung der enthaltenen Nährstoffe erleichtert. Und weil die Lager- und Transportzeit vom Erzeuger zum Verbraucher kürzer ist, ist es zudem oft frischer. Außerdem sind Obst und Gemüse aus Ihrer Region wegen der kürzeren Transportwege umweltfreundlicher. So wird weniger Energie verbraucht und die Umwelt geschont.

Rohkost, eine essenzielle Immunabwehrwaffe

Wie viele rohe Lebensmittel haben Sie heute, gestern und vorgestern zu sich genommen? Dies muss Ihre vorrangige Frage sein! Sie haben sicher schon festgestellt, dass wir im Vergleich zu früheren Generationen viel weniger Rohkost und mehr Gekochtes verzehren. Aber wir alle stammen von den Jägern und Sammlern mit Blutgruppe 0 ab. Und Blutgruppe 0 ist weltweit am stärksten vertreten. Steinzeitmenschen ernährten sich hauptsächlich von Rohkost: Obst, Körnern, Wurzeln, Blättern, Kräuter, Gemüse usw. Glauben Sie, dass es uns zugutekäme, mit dieser archetypischen Gewohnheit zu brechen? Die Antwort lautet natürlich Nein. Um gesund zu bleiben, sollten wir so viel Rohkost wie möglich essen. Perfekt wäre zunächst ein Bio-Rohkostteller und anschließend gedünstetes und mit Kräutern wie Schnittlauch, Basilikum, Koriander oder Dill gewürztes Bio-Gemüse.

Roh sind Bio-Lebensmittel genauso lebendig wie Sie selbst! Sie kommen aus dieser fantastischen Erde, die uns so wunderbar ernährt! Bio-Obst und -Gemüse enthält Leben in sichtbarer Form: Gemüse keimt, Wurzeln entwickeln sich, ebenso in unsichtbarer Form: Die Schwingungen, die sie aussenden, interagieren bei ihrem Verzehr mit unseren eigenen Schwingungen. Wenn wir sie also essen, nehmen wir damit „mehr Leben" auf. Bio-Obst und -Gemüse wird anhand seiner Schwingungszahl und damit seiner Wellenlänge im Vergleich zur Wellenlänge des menschlichen

Organismus definiert. Dieser Aspekt ist für Ihre eigene Gesundheit von entscheidender Bedeutung.

Die Lebensmittel, die am besten verdaut und verwertet werden können, die Sie vitaler machen, sind diejenigen, die höher schwingen als Ihr Organismus. **Zusammenfassend lässt sich sagen, dass man für ein gesundes Leben das zu sich nehmen sollte, was höher schwingt als man selbst, und das sind in erster Linie Obst und Gemüse von guter Bio-Qualität sowie deren Säfte.** Es sollte vollreif verzehrt werden, da es dann am höchsten schwingt. Auch mild gedünstetes Gemüse bekommt Ihrem Körper fantastisch, ebenso wie:

- ungeröstete Nüsse (Walnüsse, Haselnüsse, Mandeln, Kokosnüsse, Sojabohnen usw.),
- gekeimtes Getreide (echte Bomben an Vitaminen, Aminosäuren, Mineralstoffen, Fruktose usw.). Es reicht, wenn Sie täglich eine kleine Menge davon essen, um eine ausgewogene Ernährung zu fördern,
- frisch gefangene Meeresfische und -schalentiere,
- rohe, nicht pasteurisierte und sehr frische Bio-Butter, aber nur in kleinen Mengen und nicht jeden Tag,
- Öle in Bioqualität, aus erster Kaltpressung,
- frische Bio-Eier, die nicht älter als acht Tage sind und in denen noch die meisten Proteine, Vitamine und Fette im Eigelb enthalten sind,
- naturbelassener, nicht wärmebehandelter Honig,
- unbehandelte Fruchtsäfte, die frisch gepresst oder püriert wurden. Sofort getrunken zählen sie zu den gesündesten Getränken.

Diese gesunden Lebensmittel mit hoher Vitalschwingung sind besonders vitaminreich und nahrhaft, wenn sie roh verzehrt werden.

Gönnen Sie sich ab jetzt viel Rohkost: ein vitalisierendes „Medikostament"!

Ein basischer Organismus ist der beste Nährboden für die Immungesundheit

Kehren wir noch einmal zu Otto Warburgs Maxime zurück:

„Keine Krankheit kann in einem basischen Milieu existieren. Nicht einmal Krebs."

Das Säure-Basen-Gleichgewicht im Verdauungstrakt ist existenziell. Es wird direkt davon beeinflusst, wie sich die Lebensmittel in unseren Speisen miteinander verbinden.

Alle Medien haben nämlich einen bestimmten pH-Wert, der sie irgendwo zwischen sauer und basisch ansiedelt. Dieses Verhältnis befindet sich auf einer Skala von 0 bis 14, wobei 7 für pH-neutral steht, d. h. für ein perfektes Gleichgewicht zwischen Säuren und Basen. Die Milieus in unserem Körper sind so programmiert, dass sie in einem Gleichgewicht funktionieren, in dem nur kleine Abweichungen vom pH-Wert (5 bis 9) toleriert werden, während große Abweichungen zu schweren Erkrankungen führen können. Auch die Verdauung findet mit einem bestimmten pH-Wert statt. Dieser hängt von der Gesamtheit der Lebensmittel ab, aus denen eine Mahlzeit besteht, und der Reihenfolge ihres Verzehrs. Mit anderen Worten – es muss auf die jeweilige Kombination geachtet werden.

Einfluss der Ernährung auf Ihren Säure-Basen-Haushalt

In der heutigen Ernährung wird tierischen Proteinen und raffiniertem Zucker der Vorzug gegeben. Durch unsere stressige Lebensweise und mangelnde Bewegung entsteht in unserem Körper täglich ein Säureüberschuss, der von unseren Ausscheidungsorganen nicht mehr bewältigt werden kann. **Dies begünstigt die Entwicklung einer Gewebsazidose und Knochendemineralisation.** Das Verhältnis zwischen den im Körper vorhandenen sauren und basischen Elementen sorgt für einen ausgeglichenen pH-Wert im Blut. Wenn dieses Gleichgewicht gestört ist, kommt es zu einer Azidose: Das Blut wird zu sauer.

Der pH-Wert des Blutes liegt normalerweise bei etwa 7,4; er ist also leicht basisch, was den reibungslosen Ablauf vieler physiologischer Prozesse begünstigt. Eine Azidose hingegen beeinträchtigt diese Prozesse. **Zu den Beschwerden, die durch eine Übersäuerung ausgelöst oder verschlimmert werden können, gehören Nervosität, Depressionen, Schmerzen, Infektanfälligkeit, Magenübersäuerung, Nieren- und Blasensteine, trockene und gereizte Haut, Pilzinfektionen, brüchige Haare und Nägel, bestimmte Muskel- und Knochenerkrankungen und vor allem Immunschwäche.**

Dann müssen wir unsere Ernährung unbedingt umstellen, denn die Säuren gelangen über die Ernährung in unseren Organismus. Zunächst einmal sollte auf säurebildende Lebensmittel verzichtet werden.

Säurebildend sind vor allem proteinreiche Lebensmittel. Sie bilden jedoch oft die Grundlage unserer Ernährung. Wir empfehlen daher nicht, sie komplett vom Speiseplan zu streichen, sondern sie nur in Maßen zu konsumieren (20 g Protein pro Tag sind ausreichend. Die jeweiligen Proteinarten sind in den Ernährungsempfehlungen für die einzelnen Blutgruppen beschrieben).

Säurebildende Lebensmittel: Fleisch, Geflügel, Aufschnitt, Fleischextrakte, Fisch, Meeresfrüchte, Eier, kräftige Käsesorten, raffinierte Pflanzenöle, gehärtete Fette, Hülsenfrüchte, Vollkorn- oder raffiniertes Getreide, raffinierter Zucker, Süßes (Sirup, Kuchen, Gebäck, Schokolade), zuckerhaltige Softdrinks, ölhaltige Nüsse und Ölsaaten – mit Ausnahme von Mandeln, Kaffee, Tee, Kakao, Wein, Spirituosen.

Basenspendende Lebensmittel: Kartoffeln, rohes oder gekochtes grünes Gemüse, buntes Gemüse außer Tomaten, Sauerampfer, Rhabarber, Gemüse- und Fruchtsäfte, Mais, Milch, Milchpulver, abgetropfter Quark (Topfen), Sahne, Butter, Bananen, Mandeln, Esskastanien, Dörrobst,

Datteln, Weintrauben, basisches Mineralwasser, Mandelgetränke, Soja und Sojaprodukte, Kräuter.

Neutrale Lebensmittel: frische Walnüsse, grüne Bohnen, Zuckerschoten, Hirse und Hirseerzeugnisse, Roggenvollkornbrot, Weizenkeime, frische Butter von guter Qualität, Vollzucker.

Denken Sie immer daran, dass Ihre Lebensweise (Bewegungsmangel, Schlafmangel, Rauchen) ein saures Milieu in Ihrem Körper schaffen und sogar aufrechterhalten kann. In diesem Fall hilft es, die Säuren durch körperliche Aktivitäten, bei denen man ins Schwitzen kommt, wieder auszuscheiden.

Sie müssen unbedingt verhindern, dass Ihr Körper sauer wird, und ihn stattdessen basisch halten. Wenn Ihr Körper übersäuert ist, können Sie sich nicht als gesund bezeichnen. Denn Übersäuerung erhöht das Risiko für chronische Krankheiten, schnelles Altern, Gewichtszunahme, Infektionen und öffnet Virusangriffen Tür und Tor. Um wieder ins Gleichgewicht zu kommen, müssen Sie mehr basische Lebensmittel in Ihren Speiseplan aufnehmen. Die Übersäuerung in Ihrem Körper kann durch andere Faktoren noch verstärkt werden: Umweltverschmutzung, Stress, Rauchen, Medikamente, Dehydrierung und Umweltgifte.

Maßnahmen-Mix, um Ihren Körper wieder basisch zu machen

- Jede Mahlzeit sollte zu 50 bis 70 Prozent aus Bio-Gemüse bestehen.
- Essen Sie ein saisonales Stück Obst 30 Minuten vor oder zwei Stunden nach den Mahlzeiten.
- Trinken Sie täglich mindestens 1,5 Liter Wasser.
- Üben Sie moderate körperliche Aktivitäten aus, z. B. Spaziergänge von mindestens 30 Minuten.
- Geben Sie Monodiäten den Vorzug, bei denen nur eine Art von Lebensmitteln pro Mahlzeit verzehrt wird, vorzugsweise am Abend.

- Essen Sie außerhalb der Mahlzeiten nur Obst, Melonen, Wassermelonen, Honig.
- Um den Säuregehalt von Hülsenfrüchten zu senken, weichen Sie diese ein oder lassen Sie sie keimen.
- Das meiste Dörrobst wirkt basenspendend, wenn man es mindestens 4 Stunden einweichen lässt, idealerweise bereits am Vortag.
- Für Vinaigrette lieber Zitronensaft statt Essig verwenden.

Immunfördernde Nahrungsmittelkombinationen

Auf die Nahrungsmittelkombinationen, die Ihrem Stoffwechsel nicht zuträglich sind, sind wir bereits eingegangen. Es liegt nun an Ihnen, Nahrungsmittel so zu kombinieren, dass sie Ihrem Organismus Zeit und Energie lassen, Ihre Zellen zu reparieren oder Ihnen zusätzliche Vitalität zu verschaffen.

Die wichtigste Regel lautet, **Gemüse, roh oder gekocht, mit einem stärkehaltigen Nahrungsmittel zu kombinieren,** und zwar zu jeder Mahlzeit:

- **Eiweiß + Gemüse + Kohlenhydrate mit niedrigem glykämischen Index** (ohne Fettzusatz): z. B. Fleisch mit grünen Bohnen und Bulgur.
- **Eiweiß + Eiweiß:** z. B. Garnelen mit Fisch.
- **Gemüse + gekochtes Obst.**
- **Gemüse + stärkehaltige Lebensmittel.**

Was man sonst tun kann
Kryotherapie, der neue Kurs für mehr Immunität
Wissenschaftliche Untersuchungen und praktische Beobachtungen haben gezeigt, dass die Kryostimulation durch die lokale Anwendung von Kälte einen perfekten immunregulatorischen Effekt mit sich bringt.

Wie wir bereits wissen, arbeiten unsere Organe im Dienst unseres Immunsystems. Dabei wird unterschieden zwischen zentralen Organen wie dem Knochenmark und peripheren Organen wie der Milz, den Lymphknoten und dem Lymphgewebe. Lymphozyten, die bei einem Erwachsenen etwa 25 bis 40 Prozent der weißen Blutkörperchen ausmachen, stimulieren das Immunsystem.

Es sind die Lymphozyten, die Mikroorganismen und Fremdstoffe aufspüren. Sie regulieren die Arbeit der übrigen Zellen. Auch wenn es seltsam klingt, zeigen wissenschaftliche Untersuchungen, dass nach zehn dreiminütigen Kryotherapiesitzungen bei Temperaturen von -130 °C positive Folgen im Blut nachweisbar sind. Die Menge der Lymphozyten und Monozyten hat zugenommen. Dies erklärt die Verbesserung der immunologischen Reaktionen nach Kryotherapiebehandlungen.

Seit etwa zehn Jahren wenden sie Sportler zur Behandlung von Schmerzen an. Sie nutzen die Kryotherapie zur Regeneration, Gewebereparatur, Entzündungshemmung und um einen erschöpften Körper wieder auf Vordermann zu bringen. Die Senkung der Körpertemperatur um -5 °C bis -12 °C löst im Körper regenerative Prozesse aus, stärkt seine Abwehrfunktionen und regt das Immunsystem an.

Durch die Kälte zirkuliert das Blut wesentlich schneller, sodass Giftstoffe wirksam eliminiert werden. Außerdem nutzen derzeit viele Frauen die Kryotherapie, um schlanker zu werden. In unserem Körper existieren nämlich zwei Formen von Fett nebeneinander: braunes und weißes Fett. Sie werden nicht auf die gleiche Weise verbrannt. Für weißes Fett braucht man Sport, für braunes Kälte. Kälte hat die Fähigkeit, das braune Fettgewebe zu aktivieren und damit zu verbrennen.

Andere Forschungsergebnisse bestätigen die positiven Auswirkungen der Kryotherapie auf das zentrale Nervensystem. Depressionen können bekämpft, der Schlaf verbessert und Schlafprobleme unterbunden werden. **Die Kryotherapie kann außerdem die Ausschüttung von En-**

dorphinen (den Glückshormonen) im Blut stimulieren, genauso wie Lachen, Schokolade oder Ihre Lieblingsmusik. Mit einem komplexen Ansatz zeigt die Kryotherapie wirklich hervorragende Ergebnisse. Standardmäßig regt es die Arbeit des Immunsystems an und unterstützt die körperliche Regeneration. Es ist an der Zeit, dass Sie die Vorteile der Kryotherapie in einem Therapiezentrum kennenlernen.

Kryotherapie ist eine neue Waffe gegen Krebs

In der Medizin kommt die Anwendung der Kryotherapie einer Offenbarung gleich. Sie erlebt einen unglaublichen Boom bei der Behandlung bestimmter Krebserkrankungen, speziell bei kleineren Tumoren. „Kälte hat gegenüber Hitze den Vorteil, dass die Wirkung erst allmählich einsetzt. Die Anwendung kann unterbrochen werden, um zu vermeiden, dass Gewebe in der Nähe des zu behandelnden Bereichs geschädigt wird", betont Prof. Jean-Claude Deharo, Kardiologe mit Schwerpunkt Rhythmologie am Universitätsklinikum La Timone in Marseille.

In den USA kommt die Kryoablation bei vielen Krebsarten oft und gerne zum Einsatz, da sie ohne Anästhesie und ohne Operationssaal durchgeführt werden kann. Sie wird beispielsweise bei Prostatakrebs empfohlen und eingesetzt. Wenn die Tumoren lokal sehr begrenzt sind, kann nämlich die vollständige oder teilweise Entfernung der Prostata oder die Zerstörung des umliegenden Gewebes damit vermieden werden.

Kryotherapie-Gebrauchsanweisung
für die Behandlung von Krebszellen

Kleine, über Flüssigkeit aus Stickstoff oder Argon gekühlte Metallsonden führt man in das Innere von Organen ein und zerstört damit kleine Krebstumoren oder Zellgruppen, die die Herzfunktion beeinträchtigen. Die genaue Position der Kryosonden, die die Kälte zu den zu zerstörenden Zellen bringen, wird dabei immer live über Bildgebung (Ultraschall, CT oder MRT) überwacht.

Um die Zellen auf eine Temperatur von -40 °C abzukühlen, wendet man die Kälte allmählich an. Bei dieser Temperatur entstehen im Zellinneren Eisklumpen, mit deren Hilfe Zellen zerstört werden können. Durch das Eis, das sich rundherum bildet, ziehen sich die Zellen zusammen und lassen Wasser nach außen dringen. Wird anschließend zugelassen, dass die Zellen sich wieder erwärmen, dehnen sie sich wieder aus, bis sie schließlich platzen. Der Behandler wendet die Kälte in aufeinanderfolgenden Wellen an, um gezielt Zellen zu zerstören, ohne zuzulassen, dass sich die Kälte außerhalb des zu behandelnden Bereichs ausbreitet. Die Überreste der geplatzten Zellen werden dann vom Immunsystem, vor allem von den weißen Blutkörperchen, abgebaut. Mehrere Studien deuten darauf hin, dass dieser Abbauprozess zerschlagener Zellreste die Zerstörung der verbleibenden Krebszellen durch das Immunsystem fördert.

Darüber hinaus führt die Kälte auch zur Zerstörung jener kleinen Blutgefäße, die die Krebszellen versorgen. Wenn also einige Krebszellen der Behandlung entgehen, wird so das Risiko eines Rückfalls verringert: „Die Rezidivrate bei kleinen Nierentumoren, die wir in unserer Abteilung häufig behandeln, liegt unter fünf Prozent", erklärt Prof. Eric de Kerviler, Radiologe am Klinikum Saint-Louis in Paris. „Diese Rückfälle können oftmals auf die gleiche Weise erneut behandelt werden. Inzwischen gibt es in Frankreich rund fünfzehn Zentren. (In Deutschland gibt es 19 Zentren, Stand: 2022, Anm. d. Verlags.) Jeder Fall wird in einem multidisziplinären Team erörtert, um die für den Patienten vorteilhafteste Technik zu ermitteln. Inzwischen behandelt man in unserem Klinikum etwa 30 Prozent mehr Nierentumorpatienten. Da es in Frankreich an Anästhesisten mangelt (ebenso in Deutschland, Anm. d. Verlags), wird damit begonnen, diese Praxis auch über kleine Nieren- oder Brusttumoren hinaus anzuwenden", sagt de Kerviler.

Dieses von interventionellen Radiologen durchgeführte Verfahren wird noch nicht allzu häufig praktiziert, denn die Sonden sind teuer (1.000 Euro pro Stück) und die Kosten für einen solchen Eingriff werden nicht von den Krankenkassen übernommen. Und trotzdem haben wir ein neues Zeitalter der Medizin erreicht! Extreme Kälte wird zur neuen Behandlungsmethode für lokal begrenzte Tumore. Daher ist es wichtig, sich regelmäßig untersuchen zu lassen und sich vorsorglich ab einem Alter von 50 Jahren alle 2 bis 3 Jahre einem bildgebenden Verfahren zu unterziehen.

Klangbäder, der magische Zugang zur Immunität

(Auch unter den Namen Klangtherapie, Klangmassage, Klangschalenmassage, Berührung durch Klang und Musik oder Phonophorese bekannt.)

Heutzutage sind wir zunehmend dem Lärm der digitalisierten Welt mit ihren Meldungen und Bildschirmen ausgesetzt, die unsere gesamte Aufmerksamkeit beanspruchen. Wir alle erleben eine Reizüberflutung von allen Seiten durch E-Mails, SMS, Bildschirme, Anrufe – kurz gesagt: Wir sind getrieben angesichts der Notwendigkeit, nahezu zeitgleich auf alle Meldungen zu reagieren.

Als Reaktion auf dieses moderne Trommelfeuer der Reize ist eine spannende Bewegung entstanden, die es uns ermöglicht, innerhalb von 1,5 Stunden unsere Mitte wieder zu finden und unsere Gehirnhälften neu zu synchronisieren. Dabei handelt es sich nicht um Meditation, wobei es manch einem bzw. manch einer gelingt, während eines Klangbads zu meditieren.

Hier gibt es keine Texte, keine Bildschirme, keinen Small Talk mehr. Stattdessen werden Klangfrequenzen benutzt, um unsere Zellen durch Schallwellen in Bewegung zu setzen und uns wieder tief mit den Erwartungen und Bedürfnissen unseres Körpers zu verbinden, der während dieser Klangbäder Informationen aussendet, bevor er harmonisch neu geordnet wird.

Ein neuer, wachsender Trend ist aus Kanada zu uns gekommen: Emmanuel Comte erforschte nach seiner Krebsdiagnose die Wirkung von Klang als Ergänzung zur Schulmedizin und gründete 1994 sein eigenes Forschungs- und Ausbildungszentrum in Kanada.

Wo kommen Klangbäder eigentlich her?

Zellgedächtnis, Zellneuprogrammierung, Bioresonanz ... Diese Worte lassen Raum für alle möglichen Fragen und Interpretationen, von wissenschaftlichen bis hin zu esoterischen. Dennoch sind Forschende von diesen Themen fasziniert. Bereits in den 1930er-Jahren interessierte sich Dr. Valnet, der französische Papst der Aromatherapie, ebenso für elektromagnetische Phänomene wie für die Musiktherapie. Seinen Ursprung hat dieser jahrtausendealte Brauch in Tibet und China.

In einem geschlossenen Raum, auf dem Boden liegend oder sitzend, nimmt unser Körper die Klangschwingungen als Ganzes auf, wodurch wir veränderte Bewusstseinszustände erreichen und verdrängte Emotionen an die Oberfläche gebracht und geheilt werden können.

Auf diese Weise in Kontakt mit unseren negativen Emotionen und Denkschleifen gebracht, können die Töne uns davon auf zellulärer Ebene befreien. Verwendet werden dazu jahrtausendealte Gongs, tibetische Klangschalen und zahlreiche weitere Instrumente, die wie eine heilende innerliche Massage auf unsere Zellen wirken.

Die Töne bringen unsere Chakren zum Schwingen und harmonisieren sie in einem Energiefeld, sodass wir in 1,5-stündigen Sitzungen, die auch einmal bis zu sechs oder acht Stunden dauern können, in einen Zustand tiefen Friedens gelangen, in dem Körper und Geist eins werden.

Klangbäder führen bei allen Altersgruppen *(nach Absprache mit Ihrem behandelnden Arzt)* zu tiefer Entspannung, zu einem neuen Bewusstseinszustand. Sie mindern Stress und Angstzustände, sie befreien von körperlicher und seelischer Erschöpfung.

Die Töne der Instrumente lösen Verspannungen und Blockaden im Körper, indem sie den Organismus auf allen Ebenen berühren: physisch, mental, emotional und spirituell. Da unser Körper überwiegend aus Wasser besteht, wirken die tiefen Klangwellen und Schwingungen ähnlich wie Farben auf alle Organe, Gewebe und Zellen, ebenso wie auf das Kreislauf-, Hormon- und Stoffwechselsystem.

Für Klangbäder genutzte Instrumente im Detail

Schalen: Schalen aus Kristall oder Metall. Jede dieser Schalen hat ihren eigenen Ton, der einem der sieben Chakren entspricht.

Gongs: Es gibt mehrere große Gongs, darunter den Big Mama. Gongschwingungen wirken auf Menschen mit Beschwerden, die mit Ereignissen des alltäglichen Lebens zusammenhängen.

Klangspiele: In China, wo Feng Shui seinen Ursprung hat, zählen sie zu den reinsten therapeutischen Instrumenten, die mit ihren Obertönen in der Lage sind, positive Schwingungen in unserem gesamten Organismus zu erzeugen.

Das Klangbad ist ein improvisiertes meditatives Konzert, das einen tiefen Zustand der Entspannung und Erholung bewirkt – eine unglaubliche Erfahrung, die Körper und Geist in Einklang bringt. Klang sorgt für Ausgeglichenheit und tiefe Entspannung. Die Obertöne der harmonischen Schwingungen, die von den tibetischen Klangschalen erzeugt werden, versetzen das Gehirn in einen Alpha- oder gar Theta-Zustand (sie erzeugen die gleichen Gehirnfrequenzen wie Meditation und Hypnose). Diese Klangwellen breiten sich im Körper aus und bringen eine wohltuende Wirkung auf alle Zellen mit sich. Wenn die Gehirnwellen und der Körper synchronisiert sind, wird das Gleichgewicht wiederhergestellt, Stress abgebaut und die Immunabwehr gestärkt.

Diese einzigartige Erfahrung ist sowohl für Neulinge, Anfänger und erfahrene Meditierende wohltuend, als auch für jeden, der einen Moment tiefer Entspannung oder einen meditativen Zustand erreichen möchte, auch wenn er vorher noch nie meditiert hat.

Schall wird nicht nur von unseren Ohren wahrgenommen. Alle Teile unseres Körpers, der größtenteils aus Wasser besteht, sind dafür empfänglich. Klang hat somit eine tiefgreifende positive Wirkung auf Organe, Gewebe und Zellen sowie auf das Kreislauf-, Hormon- und Stoffwechselsystem. Schwingungen berühren den Körper auf allen Ebenen – physisch, mental, emotional und spirituell – und tragen grundlegend zu unserer Immunität bei.

5. Kapitel

Die Immunstimulanzien der Immundiät-Methode

Zink als Immunwächter

Zink wurde vor 65 Jahren entdeckt. **Dieses Spurenelement ist von grundlegender Bedeutung.** Zink ist für die Steuerung und Expression von Wachstumsgenen unentbehrlich, doch den größten Einfluss hat es auf das Immunsystem. Es ist ein echter Wachtposten, der vor allem virale, aber auch bakterielle Angriffe abwehrt. Darüber hinaus hat Zink antioxidative und entzündungshemmende Eigenschaften, die besonders im Kampf gegen Krebs von Bedeutung sind.

Zink wird von Transportern verteilt, die von einem Gen kodiert werden. Man hat herausgefunden, dass die Expression dieses Transportergens bei Entzündungen stark vermindert ist. In den Betazellen der Bauchspeicheldrüse, die stark an der Entstehung von Diabetes beteiligt sind, wird hingegen viel Zink gelagert. Dadurch ist Zink auf natürliche Weise genetisch an Diabetes und Übergewicht beteiligt.

Im Bereich der Immunabwehr sind es besonders die Leukozyten, die weißen Blutkörperchen, die uns gegen Mikroben verteidigen und die für ihre Genexpression auf Zink angewiesen sind. Zink ist außerdem sehr aktiv in den Zellkernen, die die Kernstabilität der Genexpression, also der Proteine, regulieren.

Es wirkt auf die Zellteilung, die Zellreifung und den programmierten Zelltod *(Apoptose)*.

Im Klartext bedeutet dies, dass Zink präventiv wirkt, sowohl gegen Virusattacken als auch gegen das Auftreten von Diabetes mellitus und zur Vorbeugung von Tumoren, da Zink Krebszellen vernichten kann.

Beim Auftreten von COVID-19 wurde beobachtet, dass eines der Anzeichen für Zinkmangel der Verlust des Geruchs- und Geschmackssinns ist. **Tatsächlich „frisst" der Virus buchstäblich das gesamte Zink im Organismus „auf". Deshalb kann es bei von Natur aus niedrigem Zinkspiegel zu Geschmacksverlust kommen.** 1971 wies Henkin auf Anomalien der Geschmacksknospen bei Zinkmangel hin. Eine Supplementierung ist daher sowohl für den zinkinduzierten Immunschutz als auch für die Wiedererlangung des Geschmackssinns von entscheidender Bedeutung.

Darüber hinaus haben verschiedene Experimente an Mäusen gezeigt, dass Zinkmangel die Widerstandsfähigkeit gegen Infektionen sowie die Immunabwehr gegen Krebs untergräbt.

Dies trifft gleichermaßen auf Diabetiker, Bluthochdruckpatienten und Personen zu, die gegen schwere Krankheiten behandelt werden. Außerdem wurde vor Kurzem nachgewiesen, dass Hydroxychloroquin die Zinkaufnahme in die Zellen unterstützt und sogar verbessert.

„Die Aufnahme von Zink in die Zelle blockiert die intrazelluläre virale Replikation. Aus diesem Grund ist Zink DER antivirale Mineralstoff schlechthin. Deshalb wird empfohlen, seine Ernährung in Pandemiezeiten damit aufzuwerten", so der tunesische Professor für Kardiologie Faouzi Addad.

Zinkmangel führt nämlich unwiderruflich zu einer nahezu chronischen Entzündung, die das Immunsystem beeinträchtigt, und zu einer unangemessenen Zunahme von Entzündungsreaktionen und einer langsameren Heilung.

Zinkmangel verstärkt außerdem oxidativen Stress, ohne den Herz-Kreislauf-Probleme, Diabetes und Bluthochdruck keine Chance hätten. Schätzungsweise 40 Prozent aller älteren Menschen leiden unter Zinkmangel, einmal ganz abgesehen von der Tatsache, dass unser Organismus im Laufe der Jahre Zink immer schlechter aufnimmt. Zinkmangel ist ab einem Alter von 65 Jahren besonders ausgeprägt und kann bei Diabetikern, die besonders anfällig für COVID-19 sind, bei bis zu 50 Prozent liegen.

Zink ist in sehr geringen Mengen in vielen Lebensmitteln enthalten (Käse, Kakao, Kichererbsen, Mandeln, Vollkornbrot, Avocado, Rettich, Knoblauch, Meeresfrüchte, Leber u. v. a. m.). Eine Zufuhr von Zink ist von grundlegender Bedeutung. *(Sprechen Sie mit Ihrem Arzt oder Heilpraktiker darüber.)*

Echinacea, die Immunitätsvermittlerin

Dr. Meyer war der erste Arzt, der die Pflanze 1850 in den USA einsetzte, nachdem er von den amerikanischen Ureinwohnern über die Heilkraft der Pflanze unterrichtet worden war. Sein Wissen gab er zunächst an Professor John King und dann an den Apotheker John Uri Lloyd weiter, die beide diese Informationen auf der ganzen Welt verbreiteten. Ab 1900 setzten Homöopathen sie zur Behandlung ihrer Patienten ein. Übrigens kaufte Frankreich 1937 fast die gesamte amerikanische Ernte auf.

Echinacea ist seit mehr als hundert Jahren berühmt für **seine Fähigkeit, das Blut und die Lymphflüssigkeit zu reinigen, die Ausscheidungsorgane bei ihrer Elimination von Abfallstoffen zu unterstützen und unser Immunsystem zu stärken.** Sie wird von Heilpraktikern in erster Linie wegen ihrer hervorragenden Wirkung bei schweren Atemwegsinfektionen oder Grippesymptomen empfohlen.

Echinacea ist daher eines der Mittel, das Sie zusätzlich einnehmen sollten *(mit Zustimmung Ihres behandelnden Arztes)*, sobald Sie selbst oder Ihre Angehörigen grippeähnliche Symptome zeigen. Sie können es aber auch einnehmen, wenn Sie sich in Zeiten, in denen Viren um Umlauf sind, müde und erschöpft fühlen.

Wenn Sie nicht auf einen gesunden Lebensstil achten, können Ihre Energiezentren geschwächt und infolgedessen Ihre Immunabwehr erheblich beeinträchtigt werden – insbesondere, wenn Sie sich unausgewogen ernähren, unter Schlafmangel oder schlechtem Schlaf leiden, ständig oder wiederholt Stress haben, viel und hart arbeiten, familiär stark belastet sind, Schicksalsschläge erleiden oder durch Urlaubs- oder Geschäftsreisen häufigen Temperaturwechseln ausgesetzt sind.

Diese magische Heilpflanze verfügt sowohl über die Fähigkeit, auf unsere weißen Blutkörperchen einzuwirken, als auch für eine harmonische Verteilung dieser weißen Blutkörperchen in Richtung unserer Organe zu sorgen. Außerdem kann sie unser Lymphsystem stimulieren, indem sie für eine „Entgiftung" unserer durch virale oder bakterielle Angriffe überlasteten Ausscheidungsorgane Sorge trägt. Studien bestätigen, dass Echinacea durch seine antibakteriellen und antiviralen Eigenschaften auf die Aktivierung der verschiedenen Immunzellen einwirkt. **Sie neutralisiert alle an Atemwegsinfektionen beteiligten Viren, indem sie Entzündungen lindert.** Sie erhöht die Produktion von weißen Blutkörperchen, um so ungebetene Eindringlinge unschädlich zu machen. Und sie wirkt schleimlösend.

Wie Sie sehen, **hilft Echinacea auf vielen Ebenen:** Sie wirkt antiseptisch und antipyretisch (fiebersenkend) und bremst die Ausbreitung von Bakterien. Darüber hinaus, und das ist elementar, kann sie die Dauer von Infektionen verkürzen.

Quercetin als Immunfeuerwehr

Quercetin, der hyperaktive gelbe Naturfarbstoff, ist als das stärkste Antioxidans überhaupt bekannt. Es ist in der Lage, allen äußeren Einflüssen entgegenzuwirken.

Antioxidantien sind Moleküle, die für den Schutz unserer Zellen unerlässlich sind, denn sie fangen freie Radikale, das heißt, jene Giftstoffe, die unsere Körperzellen angreifen (Umweltverschmutzung, Stress, Tabak, Viren). Quercetin stimuliert die Biogenese der Mitochondrien und wirkt gegen Krebs, Viren und Bakterien. Durch seine natürlichen entzündungshemmenden Eigenschaften bietet es unserem Immunsystem wirksame Unterstützung.

Es stimuliert die Immunantwort, wirkt Entzündungen entgegen und fördert die Arbeit der „Energiekraftwerke" im Körper. Es stärkt die Wände unserer kleinen Blutgefäße und hemmt so deren Durchlässigkeit.

Außerdem unterstützt es die Wirkung von Vitamin C durch Verbesserung seiner Aufnahme. Man könne davon ausgehen, dass Quercetin eine bemerkenswerte entzündungshemmende Wirkung aufweist, da es laut einigen Studien antibakterielle und antivirale Eigenschaften besitzt, so Dr. Michel Chrétien vom Institut für klinische Forschung in Montreal. Er erwähnt im Interview auf Radio Canada, dass Quercetin in Kanada derzeit zur Behandlung und Vorbeugung von Viruserkrankungen verwendet wird.

Seiner Meinung nach könne dieses Molekül zur Behandlung des Coronavirus COVID-19 eingesetzt werden. (Achtung! Diese Annahme wurde noch nicht wissenschaftlich bestätigt. Dies wird derzeit noch geprüft!) Durch seine antioxidative Wirkung kann Quercetin zudem die Degradation unserer Zellen verlangsamen und gilt daher unbestreitbar als Anti-Aging-Waffe. Daneben ist es als Antihistaminikum bekannt, d. h. als hochaktives natürliches Antiallergikum.

Quercetin kommt in der Natur in zahlreichen Obst-, Gemüse- und Kräuterarten vor. Pflanzliche Flavonoide sind in der Lage, schädliche Keime abzuwehren. Einen hohen Gehalt an Quercetin weisen rohe rote Zwiebeln auf (aber auch weiße Zwiebeln, sie sind allerdings weniger wirksam). Quercetin ist aber auch in folgenden Lebensmitteln enthalten: Weintrauben, Äpfeln, wilden Blaubeeren, grünem Tee, schwarzen Johannisbeeren, Brokkoli, Peperoni, Kapern, Holunderbeeren, Grünkohl, Knoblauch, Liebstöckel, Schnittlauch und gelben Paprika. Leider können wir in Virenzeiten und auch nicht genügend Quercetin über die Nahrung aufnehmen. Es muss daher auf Nahrungsergänzungsmittel zurückgegriffen werden.

Coenzym Q10 als Immunitätsschutzschirm

Coenzym Q10 ist als **Nahrungsergänzungsmittel gegen Bluthochdruck und Herzprobleme** bekannt. Laut einer Studie kann es den systolischen und diastolischen Blutdruck bei Menschen mit Bluthochdruck senken. In Japan und mehreren europäischen Ländern wird es übrigens zu medizinischen Zwecken genau gegen diese Art von Beschwerden eingesetzt.

Coenzym Q10 (auch Ubichinon-10 genannt, Anm. d. Verlags) wird aber auch als wirksamer Booster unserer Immunabwehr empfohlen. In jeder unserer Zellen wird die Energie aus der Nahrung in körpereigene Energie umgewandelt. Q10 ist als Coenzym an oxidativen Prozessen beteiligt, über die fast die gesamte Körperenergie erzeugt wird. Und da die am Immunsystem beteiligten Gewebe und Zellen einen hohen Energiebedarf haben, benötigen sie viel Q10.

Lassen Sie uns einen Blick auf eine Anfang 2019 veröffentlichte wissenschaftliche Studie werfen. In dieser randomisierten kontrollierten Studie über drei Grippesaisons sollte festgestellt werden, ob eine akute Grippeinfektion mit einer Abnahme von Coenzym Q10 in Verbindung gebracht werden konnte. Die Studie ergab, dass der Coenzym-Q10-Spiegel bei Patienten mit akuter Grippeinfektion signifikant niedriger war als bei gesunden Personen der Kontrollgruppe.

In einer anderen Studie wurde bereits 2012 der Zusammenhang zwischen dem Coenzym-Q10-Spiegel und den klinischen Ergebnissen von stationär behandelten Kindern (die an der pandemischen Influenza H1N1 erkrankt waren) analysiert. Laut Ergebnissen der Studie waren die Coenzym-Q10-Spiegel bei diesen Grippepatienten im Vergleich zu einer Kontrollgruppe mit nicht infizierten Kindern eindeutig zu niedrig.

Beachten Sie bitte, dass unser Organismus mit zunehmendem Alter immer weniger Coenzym Q10 produziert. Es konnte aufgezeigt werden, dass ältere Patienten oder Patienten mit Bluthochdruck, Diabetes, Herzproblemen oder Krebs in der Regel einen relativ niedrigen Coenzym-Q10-Spiegel aufweisen. Alles deutet darauf hin, dass dieses Coenzym auch einen hohen Blutspiegel an zytotoxischen T-Lymphozyten fördert, die für die Zerstörung infizierter Zellen verantwortlich sind.

1993 wurde in einer anderen Studie untersucht, welchen Einfluss Coenzym Q10 auf die Immunantwort hat. Das Fazit dieser Studie war eindeutig: Das Verhältnis der T-Lymphozyten stieg nach der Verabreichung an.

Coenzym Q10 wird durch den Verzehr von Rindfleisch, mariniertem Hering, Hühnchen oder Brokkoli sowie über Nahrungsergänzungsmittel aufgenommen. Zur Vorbeugung bei Epidemien ist es besser, auf eine Supplementierung von Coenzym Q10 zurückzugreifen *(in Absprache mit Ihrem Spezialisten)*. Am besten wird Coenzym Q10 zu Beginn von Mahlzeiten eingenommen, da es dadurch am besten aufgenommen wird. *(Personen, die in Behandlung sind, sollten unbedingt ihren behandelnden Arzt um dessen Einverständnis bitten.)*

Pilze als neue Schlüssel zum Immunschutz

„Pilze sind pharmazeutische Mini-Fabriken: Von den Tausenden von Arten, die in der Natur vorkommen, haben unsere Vorfahren und moderne Wissenschaftler ein Dutzend identifiziert, die eine einzigartige Kombination gesundheitsfördernder Eigenschaften aufweisen" (Paul Stamets, berühmter US-amerikanischer Mykologe und Mitglied des Redaktionsausschusses der US-amerikanischen Fachzeitschrift *The International Journal of Medicinal Mushrooms,* die sich mit medizinisch verwendbaren Pilzen beschäftigt).

Europäer und Nordamerikaner neigen dazu, bei Pilzen vorsichtig zu sein, weil sie giftig sein könnten. Umgekehrt haben die Asiaten ihnen einen festen Platz in ihren Arzneibüchern eingeräumt. Inzwischen konnte der therapeutische Nutzen von Pilzen wissenschaftlich nachgewiesen werden.

Nach Meinung vieler Experten **stellen Pilze derzeit einen der vielversprechendsten Bereiche in der Medizin dar.** Die Schulmedizin steckt allerdings noch in den Kinderschuhen, was die Ausschöpfung ihres enormen Potenzials anbelangt. Pilze, wissenschaftlich Eumyzeten genannt, sind uns phylogenetisch näher als Pflanzen. Pilze gelten als Adaptogene, die dazu beitragen, verschiedene aus dem Gleichgewicht geratene Parameter des Körpers auszugleichen, indem sie sich auf einzigartige Weise an jede Person anpassen. Sie sind sehr reich an Ballaststoffen. Sie enthalten auch unverdauliche Zucker, die den nützlichen Bakterien im Darm und Dickdarm als Nahrung dienen und so zu einer intakteren Darmbarriere und weniger Entzündungen beitragen.

Der Verzehr von Pilzen wird denjenigen helfen, die von ihrer extrem stärkenden und schützenden Wirkung profitieren möchten. Wer seinen Körper auf natürliche Weise schützen will und unter Energiemangel, Schmerzen, Darmbeschwerden oder einem schwachen Immunsystem leidet, dem tut Pilzverzehr gut. Die Organisation einer guten Immunabwehr ist die Paradedisziplin von Pilzen. Tatsächlich können die meisten der unten genannten Sorten ein geschwächtes Immunsystem stärken.

Der Maitake (Grifola frondosa)

Bevor es 1979 gelang, ihn zu züchten, wurde der Maitake (deutsch: *Gemeiner Klapperschwamm*, Anm. d. Verlags) als „tanzender Pilz" bezeichnet, weil diejenigen, die ihn im Wald fanden, vor Freude tanzten, wenn sie ihn entdeckten. Er ist ein äußerst hochwertiger Vitalpilz, dessen Verzehr viele positive Eigenschaften hat:

- Senkung des Blutzuckerspiegels,
- Senkung des Blutdrucks,

- Senkung des Cholesterinspiegels,
- Stimulierung der Aktivität bestimmter Immunzellen.

Der Reishi (Ganoderma lucidum)

In Asien gilt der Reishi als Pilz des ewigen Lebens und genießt seit über zweitausend Jahren einen außergewöhnlich guten Ruf.

Er fand bereits im ältesten chinesischen Arzneibuch (veröffentlicht 56 v. Chr.) Erwähnung. Wahrscheinlich haben Asiaten ihn aber schon Jahrtausende vorher verwendet. In freier Natur ist er äußerst selten zu finden. Dennoch ist es Asiaten nach 1970 gelungen, ihn unter sehr speziellen Laborbedingungen zu kultivieren. Seine therapeutischen Eigenschaften sind von äußerst großem Nutzen:

- Senkung des Cholesterinspiegels,
- Stimulation des Immunsystems,
- Hemmung von Entzündungen,
- Steigerung der antioxidativen Kapazität,
- Schutz der Leber,
- Verlangsamung der Zellproliferation,
- Stärkung des gesamten Organismus.

Der Shiitake (Lentinula edodes)

Der Shiitake ist wahrscheinlich der Pilz, der am meisten auf seine krebsbekämpfenden Eigenschaften hin untersucht wurde. Auch er wird seit über zweitausend Jahren wegen seiner positiven Eigenschaften genutzt:

- Senkung des LDL-Cholesterinspiegels (das Lipoprotein LDL ist für den Transport von Cholesterin aus der Leber zu den anderen Organen verantwortlich),
- Stärkung des Immunsystems im Kampf gegen Krebs und Infektionen,
- Stärkung des Bindegewebes und damit der Gefäßwände.

Der Mandelpilz (Agaricus subrufescens)

Der ursprünglich aus Brasilien stammende, aber auch in Asien verbreitete brasilianische Mandelegerling, auch unter dem Namen Sonnenpilz bekannt, ist wegen seines schmackhaften Fruchtfleisches mit Mandelaroma sehr beliebt. Auch er besitzt einige äußerst interessante gesundheitsfördernde Eigenschaften:

- Verbesserung der Lebensqualität von Krebspatienten,
- Unterstützung der Leberfunktion, östrogenähnliche Aktivität,
- Milderung einer Insulinresistenz,
- Senkung des Blutzuckerspiegels,
- Senkung des Cholesterinspiegels.

Der Chaga (Inonotus obliquus)

Wer hätte gedacht, dass dieser immer beliebter werdende Pilz nur ein Parasit der Birke ist? Er wird seit Jahrhunderten in Asien und Russland verwendet, um Entzündungen zu lindern und die Verdauung zu fördern:

- Stärkung der antioxidativen Kapazität,
- Verringerung von Entzündungen und Müdigkeit,
- Schmerzlinderung,
- Stimulierung des Immunsystems,
- Eindämmung von Krebswachstum.

Propolis, Honig für unsere Immunabwehr

Propolis dient Bienen als Baumaterial, um das Innere von Bienenstöcken fester, dichter und widerstandsfähiger gegen Invasionen von Bakterien, Pilzen und anderen Mikroorganismen zu machen. Sie stellen sie aus Harzen her, die sie von Knospen und teilweise an Wunden von Bäumen sammeln, und fügen noch Wachs und Speichel hinzu. Ursprünglich dienten diese Harze dazu, die Knospen durch ihre stark antiseptischen Eigenschaften vor Krankheitserregern zu schützen. In den Bienenstöcken wird Propolis später von Imkern gesammelt, indem sie die Rähmchen in den Stöcken abkratzen und sie anschließend von Wachs und Unreinheiten befreien. **Grüne Propolis gehört zu den ungeahnten Schätzen der Natur.** Diese Substanz gilt in der traditionellen Kräuterheilkunde als äußerst wertvoll. Ihre Zusammensetzung ist unglaublich reich an Flavonoiden und sehr komplex, genau wie die des Honigs.

Es gibt verschiedene Arten von Propolis – je nach geografischer Lage des Bienenstocks, den dort vorhandenen Pflanzen, deren Verfügbarkeit während der Jahreszeiten und der Bienenart. Aber vor allem das Ökosystem, in dem sich die Bienen ihre Harze beschaffen, beeinflusst ihre Zusammensetzung. In unseren Breitengraden ist die Pappel die Hauptbezugsquelle, wohingegen die brasilianischen Sorten die meisten therapeutischen Eigenschaften aufweisen. Dort genießen die Bienen ein außergewöhnliches Habitat, weit entfernt vom Unsegen der Intensivlandwirtschaft mit ihren Pestiziden. Die Farbe der grünen Propolis von der Wildpflanze *Baccharis dracunculifolia* erklärt sich dadurch, dass Bienen vorrangig das Chlorophyll ihrer Knospen sammeln, und durch den Propolisreichtum mehrerer spezifischer Bestandteile. Im Durchschnitt hat Propolis über 300 verschiedene Inhaltsstoffe, die alle mit modernen Analysemethoden identifiziert wurden:

- Flavonoide: Sie spielen eine wichtige Rolle bei der Färbung der Pflanzen und verleihen Propolis starke antioxidative und entzündungshemmende Eigenschaften.
- Phenolsäuren: Die wichtigsten Phenole sind Kaffeesäure (ein sehr starkes Antioxidans), Zimtsäure (ein außergewöhnliches Antimykotikum), Benzoesäure, Diterpensäure und Ferulasäure (wirkt entzündungshemmend).
- Aromastoffe (u. a. Vanillin und Isovanillin): flüchtige ätherische Öle (u. a. Anethol und Eugenol); die Vitamine A und B sowie Mineralstoffe (u. a. Zink und Siliciumdioxid).

Brasilianische grüne Propolis wirkt direkt auf Mikroorganismen, indem sie das Bakterienwachstum durch Blockierung der Zellteilung hemmt. Sie stimuliert aber auch das Immunsystem. Darüber hinaus lindert sie Entzündungen und dämmt die Zellproliferation. Propolis hat aber noch weitere interessante Wirkungen: Flavonoide und deren Derivate hemmen die Prostaglandinsynthese (ein wichtiger Bestandteil von Entzündungsreaktionen) sowie die Synthese mehrerer Enzyme, die an über den Stoffwechsel verbreiteten Entzündungen beteiligt sind.

Sie enthält zahlreiche Antioxidantien, die freie Radikale „fangen" können. Diese hochreaktiven Sauerstoffmoleküle sind sehr aggressiv und die Hauptakteure der Zellalterung. Durch die etwa 40 Flavonoide ist Propolis neben Tee eines der antioxidativsten Lebensmittel.

Alle oben aufgeführten therapeutischen Eigenschaften machen Propolis zu einem **wirksamen natürlichen Mittel zur Steigerung der Abwehrkräfte und der allgemeinen Widerstandskraft des Organismus.**

Entgegen der landläufigen Meinung ist die Phytotherapie auch heute noch die weltweit am häufigsten angewandte Medizin. Ihr therapeutisches Spektrum ist bemerkenswert: Sie wird abwechselnd antiseptisch, antiviral, bakterizid, antidiabetisch, zur Wiederherstellung des Hormongleichgewichts und sogar zur Behandlung von Rheuma eingesetzt. Die Aromatherapie (Verwendung von ätherischen Ölen) ist Teil dieses pflanzlichen medizinischen Erbes. In den letzten Jahren hat sie dank Persönlichkeiten wie René-Maurice Gattefossé, der als einer der Gründerväter der Aromatherapie gilt, oder Dr. Jean Valnet, der die Forschung in diesem Bereich noch vertieft hat, und sehr vielen weiteren Wissenschaftlern an Popularität gewonnen.

Heutzutage haben natürliche Heilmittel nichts mehr mit den Elixieren einstiger Alchemisten zu tun, auch wenn einige der von ihnen entwickelten Extraktionsverfahren uns dazu veranlassen, ihnen anerkennend Dank zu zollen. Naturheilmittel werden von der Wissenschaftsgemeinde gebilligt und finden bei Menschen, die auf der Suche nach einer wirksamen, aufgrund des überlieferten Erfahrungsschatzes bestätigten Medizin ohne schädliche Nebenwirkungen sind, großen Anklang.

(Sprechen Sie vor der Einnahme unbedingt mit Ihrem Arzt oder Ihrem Heilpraktiker. Schwangeren und Stillenden wird von der Einnahme abgeraten.)

Immunitätsfördernde ätherische Öle

Diese Öle werden vermischt mit etwas Süßmandelöl auf die Handgelenke aufgetragen.

Ätherisches Niauliöl

Dieses Öl ist sehr mild und daher sehr gut verträglich und beugt Herbst- und Winterbeschwerden optimal vor. Es wirkt stärkend, reinigend und energiespendend. Zudem schützt es den Organismus und verleiht der Haut mehr Spannkraft.

Ätherisches Teebaumöl

Dieses Öl ist für seine stimulierenden Eigenschaften bekannt und unterstützt die Abwehrkräfte in Zeiten, in denen viele Bakterien bzw. Viren zirkulieren. Seine heilende Wirkung verdankt es einem reinigenden und stärkenden Molekül, das sich optimal zur Stärkung des Immunsystems eignet.

Ätherisches Ravintsaraöl

Dieses ätherische Öl ist eine echte Referenz zur Stärkung der Immunabwehr und verdankt seine heilende Wirkung hauptsächlich dem Cineol, das die Abwehrmechanismen des Organismus positiv beeinflusst, wodurch Husten- und Atemwegsbeschwerden wirksamer bekämpft werden können. Alpha-Terpineol unterstützt die positive Wirkung dieses außergewöhnlichen Öls.

Ätherisches Thymianöl

Dieses ätherische Öl wirkt positiv auf die Abwehrkräfte. Es stimuliert die Aktivität der wichtigsten Akteure des Immunsystems und gilt als zuverlässiger Helfer bei Atemwegserkrankungen und Entzündungen.

Ätherisches Zimtrindenöl

Ätherisches Zimtrindenöl wirkt reinigend und stärkend, schützt wirksam vor einem sehr breiten Spektrum schädlicher Mikroben und beugt so winterlichen Beschwerden vor. Es ist optimal bei Beschwerden der Atemwege oder des Verdauungstrakts. Zimtrindenöl wirkt, indem es aggressive Stoffe direkt bekämpft und die körpereigenen Abwehrkräfte stimuliert.

Ätherisches Oreganoöl

Ätherisches Oreganoöl ist reich an Carvacrol und Thymol. Dieses Öl hilft besonders bei Infektionen. Es wirkt antibakteriell, antiviral und fungizid, indem es die Zerstörung der Zellmembran von Krankheitserregern fördert.

Ätherisches Zitronenöl

Dieses Öl ist bekannt für seine antibakteriellen und reinigenden Eigenschaften.

Tragant, eine immunaktive Pflanze

Tragant (*Astragalus*, auch *Huang Qi* genannt) ist eine Pflanze aus Nordostchina, die an Waldrändern wächst. Der russische Arzt Dr. Alexander von Bunge untersuchte den Tragant bereits 1868, aber erst in den 1970er-Jahren konnten seine mannigfaltigen Heilwirkungen im Rahmen von zahlreichen wissenschaftlichen Untersuchungen bestätigt werden. Bei diesen Untersuchungen wurden seine immunmodulierenden, antihyper-glykämischen, entzündungshemmenden, anti-oxidativen und antiviralen Eigenschaften entdeckt.

Tragant trägt zur Steigerung der natürlichen Abwehrmechanismen des Organismus bei, indem er die Produktion von Immunglobulinen, auch bekannt als Antikörper, erhöht, die Regeneration der T-Lymphozyten fördert und die natürlichen Killerzellen aktiviert. Bei weiteren Studien hat man herausgefunden, dass Tragant den Blutzuckerspiegel senkt und die Insulinresistenz verbessert.

Chlorophyll als Immunitätshebel

Chlorophyll ist ein grünes Pigment, das an der Fotosynthese beteiligt ist, einem physiologischen Prozess, bei dem Pflanzen mithilfe von Wasser und Sonnenlicht ihre eigene Energie erzeugen und Sauerstoff herstellen.

Strukturell ist Chlorophyll mit den roten Blutkörperchen verwandt, welche als Zentralatom jedoch nicht Magnesium (wie Chlorophyll), sondern Eisen enthalten. Dies verleiht ihm eine chelatbildende Kraft, die giftige Substanzen, insbesondere Schwermetalle, fängt und dafür sorgt, dass sie auf natürlichem Wege ausgeschieden werden. Es ist als Nahrungsergänzungsmittel erhältlich und unterstützt auch die Entgif-tung der Leber.

Dank seiner magnesiumbasierten Struktur wirkt es einerseits remi-neralisierend, hilft andererseits aber auch, überschüssige Säuren im Kör-per abzupuffern: **Chlorophyll beeinflusst den pH-Wert und unseren Säure-Basen-Haushalt, da es eher basenspendend wirkt.** Indem es den Säuregehalt in unserem Körper, die eigentliche Eintrittspforte für Entzündungen, reduziert, gleicht es den Säure-Basen-Haushalt aus und unterstützt die Verdauung. Chlorophyll wird insbesondere Menschen empfohlen, die unter übel riechenden Blähungen leiden. In diesem Fall sollte es mit Grapefruitkernextrakt und Probiotika wie Bakterien der Gattung *L. Gasseri* kombiniert werden. Es ist ein wertvoller Verbündeter im Kampf gegen den Hefepilz *Candida albicans* (Erreger einer weitverbreiteten Darmcandidose, der sowohl den Appetit anregt als auch das Abnehmen beeinträchtigt). **Es stärkt unsere Immunabwehr durch Verbesserung der Sauerstoffaufnahmefähigkeit.** Unser Organismus wird so gereinigt und ist dann besser in der Lage, sich selbst zu verteidigen und die Vermehrung und Virulenz von Bakterien zu hemmen oder gar komplett zu unterbinden.

Spurenelemente als Immunitätsunterstützer

Spurenelemente sind Mineralstoffe, die in unserem Körper nur in geringer Konzentration oder in Spuren vorkommen. Dennoch „spielen sie eine wichtige Rolle als Katalysator, ähnlich wie der Funke, der den Motor eines Autos zündet", sagt die französische Biochemikerin Isabelle Hininger-Favier. Außerdem „ist das Risiko einer Überdosierung praktisch gleich Null, da die zuzuführenden Mengen von Präparaten, die aus Spurenelementen bestehen, im Milligramm- oder Mikrogrammbereich liegen, sodass man sie sogar Kindern ab 3 bis 4 Jahren geben kann", erklärt die französische Chemikerin Florence Raynaud.

Jeder Mensch ist in seiner Fähigkeit, Viren zu bekämpfen, einzigartig.Seine Abwehrkräfte hängen von seiner Lebensweise, seiner Vitalkraft und seiner Blutgruppe, ab. Bei einer Person mit durchschnittlichem Immunsystem kann eine Erkältung schnell zu einer Bronchitis, Rachenentzündung oder Angina werden, weil der Körper nicht in der Lage ist, dem Immunangriff des Virus Einhalt zu gebieten. Wie Louis Pasteur selbst am Ende seines Lebens wiederholte: „Der Virus ist nichts, das Terrain ist alles."

Der Immundiät-Methode nach empfiehlt es sich, auf Kombinationspräparate aus Mineralstoffen und Ultraspurenelementen zuzugreifen, insbesondere auf die Kombination Kupfer-Gold-Silber (immer in Absprache mit Ihrem Arzt), die vor dem 65. Lebensjahr zur Bekämpfung von Viren und Bakterien empfohlen wird. Kupfer wirkt nämlich sowohl antiviral als auch antibakteriell, Gold regt die Aktivität der weißen Blutkörperchen an und Silber wirkt eher bakterizid. Mit diesen Spurenelementen, die in unserem Stoffwechsel nur sehr gering vorkommen, können Sie Ihr Immunsystem ankurbeln. Sie sind unsere Retter im Herbst und Winter, wenn Viren aller Art zirkulieren.

Die Supplementierung mit Spurenelementen hat nicht einen sofortigen Energieschub zur Folge. Diese winzigen Nährstoffe helfen, das Terrain zu verändern, um langfristig von mehr Energie zu profitieren. Sie stimulieren zum einen unser Immunsystem, helfen aber auch gegen Erschöpfung. Studien belegen, dass dank ihrer Supplementierung die Immunmarker „deutlich verbessert" werden konnten.

Bei chronischen HNO-Infektionen (Angina, Entzündungen des Nasen-Rachen-Raums, Nasennebenhöhlenentzündungen usw.) sollte dieses Trio um Schwefel ergänzt werden, der zur Regeneration der Nasen- und Rachenschleimhäute beiträgt. Diese Spurenelemente können alle zur vorbeugenden Basisbehandlung ab Herbst über eine Dauer von mindestens drei Monaten eingesetzt werden. *(Bitten Sie Ihren Arzt vorher um sein Einverständnis.)*

Teil 2

6. Kapitel

Der Immunschutzschild:
Die Immundiät-Methode nach Blutgruppen

„Gesunder Menschenverstand kommt von gesundem Blut."
Edmond Desbonnet (französischer Arzt)

Was ist eigentlich eine Blutgruppe?

Vor mehr als zweitausend Jahren entwickelte unser großer Vorfahre, der griechische Arzt Hippokrates, die Humoralpathologie (Viersäftelehre), die im Grunde besagt, dass der menschliche Körper aus vier Substanzen (Blut, Schleim, gelbe Galle und schwarze Galle) besteht. Nur bei richtiger Mischung dieser Säfte sei ein Mensch gesund. Abgeleitet davon entstand später die Temperamentenlehre, laut der das Verhältnis der Körpersäfte Konstitution und Gesundheitszustand der Menschen beeinflusst. Den vier Körpersäften wurden später noch vier Temperamente zugeordnet und die Menschen in vier Grundtypen unterteilt: die Sanguiniker (Blut), die Phlegmatiker (Schleim), die Choleriker (gelbe Galle) und die Melancholiker (schwarze Galle). Dies war lange Zeit Stand der Forschung, bis 1901 Karl Landsteiner die Blutgruppen entdeckte. Diese Entdeckung, für die er übrigens 1930 mit dem Nobelpreis ausgezeichnet wurde, hat den Lauf der Geschichte und der Wissenschaft seither grundlegend verändert. Für Karl Landsteiner waren die Blutgruppen Ausdruck des Lebens selbst. Blutgruppen sind praktisch genetische Fingerabdrücke, die Aufschluss darüber geben, wie das Immunsystem funktioniert. In der Folgezeit haben viele Forschende und Heilpraktiker, darunter der US-Amerikaner Dr. James D'Adamo, verdeutlicht, dass bestimmte Krankheiten und Reaktionen mit bestimmten Blutgruppen zusammenhängen. Vater und Sohn D'Adamo widmeten sich dieser umfangreichen Arbeit über Blutgruppen. So zeigte sich, dass ein blutgruppenspezifischer Lebensstil die Immunabwehr stärkt und der Gesundheit förderlich ist.

Ihre Blutgruppe spielt daher eine große Rolle in Bezug auf Ihre Fähigkeit, Krankheiten im Allgemeinen und Viren im Besonderen zu bekämpfen und zu überleben.

Ihre Blutgruppe ist der Schlüssel zu Ihrem Immunsystem. Wenn Sie wissen, wie Sie Viren den Zugang verwehren, kann kein Krankheitserreger mehr in Sie eindringen.

Ihre Blutgruppe ist eine Art Gen-Ausweis. Das Antigen Ihrer Blutgruppe ist ein Wachtposten, der Antikörper produziert und Eindringlinge erkennen kann.

Wenn Ihr Immunsystem einen potenziell gefährlichen Eindringling entdeckt, sucht es zunächst nach Ähnlichkeiten mit dem Antigen Ihrer Blutgruppe. Unterscheidet sich dieser Eindringling (Virus, Lebensmittel, Bakterium) von Ihrer Blutgruppe, sorgt der Wachtposten für Antikörper, um ihn zu zerstören. Wenn nun ein Antikörper auf ein fremdes Antigen trifft, kommt es zur sogenannten *Agglutination:* Der Antikörper verklumpt mit unerwünschten Zellen, Viren, Parasiten, Bakterien, wodurch deren Beseitigung erleichtert wird. **Blutgruppe 0 verfügt über Antikörper gegen A und B und wehrt alle Zellen ab, die A- oder B-Antigene tragen. Blutgruppe A produziert Antikörper gegen die**

Blutgruppe B, Blutgruppe B Antikörper gegen A. Nur die Blutgruppe AB produziert keine Antikörper und ist daher gefährdeter als die anderen drei Gruppen.

Was bedeuten Lektine für Ihre Blutgruppe?

Der sogenannte Agglutinationsprozess findet nicht nur bei Giftstoffen aus der Umwelt, sondern auch bei Lebensmitteln statt, die Sie zu sich nehmen und die genetisch nicht zu Ihrer Blutgruppe passen. **Wenn Sie also Lebensmittel zu sich nehmen, die mit Ihrer genetischen Veranlagung unvereinbar sind, verklumpen die sogenannten *Lektine* in Ihrem Körper.** So werden all Ihre Organe, insbesondere Leber, Niere und Gehirn geschwächt und eine angemessene Insulinverwertung über Ihre Bauchspeicheldrüse verhindert.

Insulinresistenz ist meist die Folge eines übermäßigen Verzehrs von Lebensmitteln, die nicht zu Ihrer Blutgruppe passen – von Lebensmitteln, die Lektine enthalten. Lektine sind Proteine, die in bestimmten Lebensmitteln reichlich vorkommen. Sie haben agglutinierende Eigenschaften, die zu einer chemischen Reaktion im Blut führen. Wenn Sie ein Lebensmittel essen, das Lektine enthält, die nicht mit den Antigenen in Ihrem Blut kompatibel sind, gelangen diese Lektine über Ihren Darm in die Blutbahn und nehmen von da aus eines Ihrer Organe zum Ziel, wo sie dann verklumpen. **Bestimmte Lektine, die insbesondere in sehr vielen Getreidesorten und vor allem in Weizen vorkommen, können regelrechten Schaden anrichten, indem sie an den Insulinrezeptoren andocken.** Sobald sie an diesen Rezeptoren kleben, senden sie den Fettzellen ein Signal, das ihnen befiehlt, die Fettverbrennung zu unterbrechen und überschüssige Kalorien in Form von Fett zu speichern.

Ein übermäßiger Verzehr von Lektinen, die nicht zu Ihrer Blutgruppe passen, ahmt daher die Wirkung von Insulin nach. Diese Lektine fördern so die Insulinresistenz und damit eine Gewichtszunahme.

Mit der immunfördernden oder immunneutralen Ernährung Ihrer Blutgruppe verhindern Sie, dass sich agglutinierende Leptine in Ihrem Körper bilden. Sie stellen damit die Funktion Ihrer Organe wieder her und steigern deren Leistungsfähigkeit durch aktive Stärkung Ihrer Immunabwehr.

In diesem Buch finden Sie für jede Blutgruppe eine Liste der immunfördernden Lebensmittel (d. h. ohne agglutinierende Lektine), die von Ihrem Stoffwechsel perfekt verarbeitet werden. Außerdem wird die immunneutrale Ernährung für Ihre Blutgruppe beschrieben und die Lektine in immunschädlichen Lebensmitteln werden aufgelistet. *(Wenn Sie diese nur ab und an verzehren, haben sie keinen Einfluss auf Ihren Organismus. Sie können aber eine Gewichtsabnahme ausbremsen, Sie auslaugen und dadurch Ihre Immunabwehr beeinträchtigen.)*

Inzwischen werden Sie erkannt haben, dass eine unpassende Ernährung alle Organe aus dem Gleichgewicht bringt, Ihr Immunsystem schwächt und eine Gewichtszunahme begünstigt.

Wenn Sie sich an die immunfördernde Ernährung Ihrer Blutgruppe halten, werden Sie jedes Lebensmittel perfekt verstoffwechseln, sodass Ihr Körper überschüssiges Fett und Wasser abbauen kann und gleichzeitig Ihre Immunabwehr gestärkt wird. Nur wenn Sie sich entsprechend Ihrer Blutgruppe immunfördernd und immunneutral ernähren, können Sie Ihr Immunschutzschild aufbauen.

Jede Blutgruppe hat ihre immunologischen Besonderheiten, die unbedingt berücksichtigt werden sollten. Ernähren Sie sich deshalb immunfördernd und immunneutral und verzichten Sie weitestgehend auf immunschädliche Lebensmittel.

So werden Sie Ihre Abwehrkräfte wiederherstellen, Ihr Entzündungspotenzial reduzieren, Ihren für unzählige Beschwerden verantwortlichen Säureüberschuss wieder ausgleichen und optimale Energie und Lebenskraft zurückgewinnen, selbst im hohen Alter. Sie haben alles in der Hand, vor Ihren Augen. Jetzt ist es an Ihnen zu handeln!

Sie werden konkret dagegen vorgehen, dass Ihr Stoffwechsel schädliche Lektine im Überschuss erzeugt. Die agglutinierenden Lektine stammen aus Zuckern, stärkehaltigen Lebensmitteln und Fetten. Sie schwächen all Ihre Organe, verursachen zahlreiche Beschwerden und begünstigen die Entwicklung einer Vielzahl von entzündlichen Prozessen.

Erfahren Sie, welche schädlichen Lektine es für jede Blutgruppe gibt. Jetzt, da Sie die Möglichkeit haben, den Schutz Ihres Immunsystems selbst in die Hand zu nehmen, es aufzubauen und zu optimieren, liegt es an Ihnen!

Blutgruppe A

Das Gen der Blutgruppe A tauchte auf, als Menschen mit Blutgruppe 0 sich nicht mehr ihren Vorvätern gleich mit dem Jäger- und Sammlerdasein zufriedengaben, sondern in landwirtschaftlichen Gemeinschaften sesshaft wurden. Ihre Ernährung bestand daher vorwiegend aus Getreide und Hülsenfrüchten. Deshalb bevorzugt ihr Blut und damit auch ihr Verdauungssystem diese Art von Nahrung, die perfekt zu ihrem Stoffwechsel passt, so unglaublich das auch klingen mag. Und wie Sie wissen, ist Ihre Blutgruppe der Schlüssel zu Ihrer Immunabwehr, wenn Sie sich an die für Ihre Blutgruppe typische Ernährung halten.

Ihr Immunkennzeichen

Das Immunsystem von Personen mit Blutgruppe A ist nicht sehr widerstandsfähig. Es kann Immunangriffe nicht gut abwehren (sie fordern ihm mehr Arbeit ab und ermüden es). Daher ist es für Personen mit Blutgruppe A unabdingbar, eine immunfördernde Ernährung strikt einzuhalten, um ihre Abwehrkräfte perfekt zu stärken.

Ihre Verdauung

Angehörige dieser Blutgruppe sind empfindlicher und haben merkliche Schwierigkeiten, tierische Proteine und Fette richtig zu verdauen und zu verstoffwechseln. Umgekehrt sind Eiweiß aus Fisch, Gemüse, Ölsaaten und langsame Kohlenhydrate für sie besonders bekömmlich. Personen mit dieser Blutgruppe müssen unbedingt ihrem Biorhythmus entsprechend leben, denn sie verstoffwechseln perfekt, wenn sie der inneren biologischen Uhr ihrer Organe folgen und so deren Fähigkeit zur Verdauung tageszeitabhängig unterstützen.

Ihr Nervensystem

Personen mit Blutgruppe A reagieren sehr empfindlich auf Stress, da ihre Toleranzschwelle recht niedrig ist. Sie neigen daher zu Angstzuständen und Überforderung, wodurch ihr Immunsystem erheblich geschwächt wird. Mehr als jede andere Blutgruppe müssen sie auf erholsamen Schlaf (mindestens 8 Stunden täglich) achten und Ruhepausen (Zeiten, in denen man nichts tut, aber nicht schläft, z. B. Achtsamkeitsmeditationen oder geführte Meditationen) in den Alltag einbauen.

Die Grundlagen der immunfördernden Ernährung für Personen mit Blutgruppe A

Für Menschen mit Blutgruppe A ist vegetarische Ernährung besonders bekömmlich, denn sie kommt der Ernährung ihrer Vorfahren, den ersten Ackerbauern, sehr nahe. Um ihre Immunabwehr zu optimieren, sollten sie deshalb ihren Fleischkonsum minimieren. Fisch dürfen Personen mit Blutgruppe A weiter essen und sich auch ab und zu ein Stück Geflügel gönnen. Auf industriell hergestellte Fertiggerichte, Aufschnitt, Schinken und Würste sollten sie komplett verzichten, denn sie enthalten Nitrite, die bei Menschen mit wenig Magensäure (einem Merkmal der Blutgruppe A) Krebs begünstigen.

Blutgruppe A ist also das genaue Gegenteil von Blutgruppe 0. Während tierisches und pflanzliches Eiweiß den Stoffwechsel von Angehörigen der Blutgruppe 0 beschleunigen, verlangsamen diese Proteine bei Menschen mit Blutgruppe A den Stoffwechselprozess. Letztere neigen auch stark zu Wassereinlagerungen, was eben auf ihre biologische Unfähigkeit zurückzuführen ist, proteinreiche Nahrung angemessen zu zerlegen und zu verstoffwechseln. Blutgruppe 0 verbrennt die in Fleisch enthaltenen Nährstoffe und Kalorien, Blutgruppe A hingegen speichert sie als Fett. Eine eiweißreiche Grundnahrung ist für Menschen mit Blutgruppe A deshalb gesundheitsschädlich und eindeutig wider ihre Natur. Angehörige der Blutgruppe A verstoffwechseln leider *langsam*. Sie neigen daher zu Gewichtszunahme und bisweilen sogar zu Fettleibigkeit. Darüber hinaus haben sie eine weitere Herausforderung zu bewältigen, denn sie leiden außerdem häufig an einer überschießenden Cortisolproduktion, die, wie wir gesehen haben, Insulinresistenz verursachen kann und das Risiko birgt, dass Betroffene ein metabolisches Syndrom oder Diabetes entwickeln. Für den Umgang mit ihrem natürlichen Cortisolüberschuss müssen sie tägliche Ruhephasen einhalten, übermäßigen Stress vermeiden und vor allem ausreichend schlafen. Das ist wirklich außerordentlich wichtig, sowohl für ihre Immunabwehr als auch für ihr Gewicht.

Der Ausweis der Blutgruppe A

Fleisch für Blutgruppe A

Angehörige der Blutgruppe A haben nicht genügend Magensäure und nicht die richtigen Enzyme, um tierisches Eiweiß richtig zu verdauen und zu verstoffwechseln. Eine zu fleischlastige Ernährung kann eine bereits vorhandene Tendenz zur schnellen Blutgerinnung verstärken und damit das Herz-Kreislauf-Risiko erhöhen. Essen Sie lieber kleine Portionen und geben Sie magerem Fleisch den Vorzug.

Immunfördernde Fleischsorten für Personen mit Blutgruppe A: keine.
Fleischsorten ohne Immuninteraktion (d. h. sie haben keinen Einfluss auf Ihre Immunabwehr, wenn Sie sie nur ab und zu essen): Kapaun, Huhn, Truthahn, Perlhuhn.
Immunschädliche Fleischsorten: Lamm, Speck, Rind, Büffel, Wachtel, Ente, Hirn, Pferd, Zicklein, Herz, Fasan, Leber, Wild, Schinken, Kaninchen, Schaf, Gans, Rebhuhn, Schwein, Kalb, jede Art von geräuchertem Fleisch.

Fisch für Blutgruppe A

Personen mit Blutgruppe A wird dringend empfohlen, drei- bis viermal pro Woche Meeresfrüchte und rohen oder gekochten Fisch zu essen. Diese Lebensmittel unterstützen speziell den Aufbau von nützlichem Gewebe mit aktivem Stoffwechsel. Außerdem ist Fisch reich an Omega-3-Fettsäuren und deshalb sehr gut für die Regulierung des Blutzuckerspiegels und zur Vermeidung von Herz-Kreislauf-Erkrankungen.

Immunfördernde Fischsorten (und dergleichen) für Personen mit Blutgruppe A: Makrele, Pollack, Karpfen, Fingerfisch, Wittling, Kabeljau, Schnecken, Dorsch, Barsch, Zander, Sardine, ungeräucherter Lachs, Forelle.

Immunneutrale Fischsorten (und dergleichen) für Personen mit Blutgruppe A: Seebarsch, Hecht, Goldbrasse, Stint, Schwertfisch, Stör, Knurrhahn, Flunder, Makrele, Meeräsche, Lachsrogen, Seeohren, Mondfisch, Papageienfisch, Drachenkopf, Thunfisch, Lachsforelle.

Immunschädliche Fischsorten (und dergleichen) für Personen mit Blutgruppe A: Sardelle, Aal, Barrakuda, Kalmar, Kaviar, Seehecht,

Jakobsmuschel, Krabbe, Garnele, Flusskrebs, Heilbutt, Frösche, Schellfisch, Hering, Hummer, Austern, Languste, Miesmuscheln, Seeteufel, Wels, Tintenfisch, Venusmuschel, Räucherlachs, Seezunge. *(Aber Vorsicht: Verzehren Sie keinen gebratenen oder panierten Fisch.)*

Milchprodukte und Eier für Blutgruppe A

Personen mit Blutgruppe A sollten auf alle aus Vollmilch hergestellten Milchprodukte verzichten und ihren Eierkonsum auf zwei Bio-Eier aus Freilandhaltung pro Woche beschränken. Darüber hinaus wäre es für sie besser, Kuhmilch durch Ziegenmilch zu ersetzen. Bei Angehörigen dieser Blutgruppe, die bereits stark zur Schleimbildung neigen, könnte der Verzehr von Milchprodukten diese Schleimbildung noch verstärken. Und Schleim kann zu Atemwegsproblemen und einer Immunschwäche der Lunge führen.

Für diese Blutgruppe gibt es daher keine immunfördernden Milchprodukte.

Immunneutrale Milchprodukte: Feta, Ziegenkäse, Schafsfrischkäse, Kefir, Büffel-Mozzarella, Bio-Eier, Ricotta, Ziegenjoghurt, Schafjoghurt.

Immunschädliche Milchprodukte: Butter, Blauschimmelkäse, Brie, Camembert, Cheddar, Hüttenkäse, Eiscreme, Eis, Edamer, Emmentaler, Gouda, Gruyère, alle Kuhmilcharten (auch fettarme), Münsterkäse, Parmesan.

Öle für Blutgruppe A

Die unten aufgeführten einfach ungesättigten Öle eignen sich sehr gut für Personen mit Blutgruppe A. Aber Vorsicht: Sie benötigen nämlich nur wenig zugesetztes Fett. Gehen Sie also mit Öl sparsam um und verwenden Sie lieber ein Spray statt eines Esslöffels.

Immunfördernde Öle: Leinsamenöl, Walnussöl, natives Olivenöl extra, Kürbiskernöl, Johannisbeerkernöl, Reisöl.

Immunneutrale Öle ohne Immuninteraktion: Süßmandelöl, Borretschöl, Färberdistelöl, Rapsöl, Lebertran, Weizenkeimöl, Nachtkerzenöl, Sojaöl, Sonnenblumenöl, Sesamöl.

Immunschädliche Öle: Erdnussöl, Kokosöl, Baumwollsaatöl, Maisöl, Rizinusöl, Butter.

Nüsse und Samen für Blutgruppe A

Nüsse, Samen, Körner bzw. Kerne sind wichtig für Personen mit Blutgruppe A. Sie regulieren ihren Blutzuckerspiegel, helfen also bei der Gewichtsabnahme, und wirken anregend auf ihr Immunsystem. Außerdem dämmt lignanreicher Leinsamen unerwünschte Darmbakterien ein, was Sie, wie wir im Kapitel über die Mikrobiota gesehen haben, konsequent beim Abnehmen unterstützt.

Immunfördernde Nüsse und Samen: Erdnüsse, Erdnussbutter, Kürbiskerne, Leinsamen, Walnüsse.

Immunneutrale Nüsse und Samen ohne Immuninteraktion: Mandeln, Esskastanien, Distelsamen, Mohnsamen, Sonnenblumenkerne, Mandelmilch, Haselnüsse, Pekannüsse, Pinienkerne, Sesamsamen, Macadamianüsse.

Immunschädliche Nüsse und Samen: Paranüsse, Cashewnüsse, Pistazien.

Hülsenfrüchte für Blutgruppe A

Da die Immundiät der Personen mit Blutgruppe A vorzugsweise wenig tierisches Eiweiß enthält, wird ihnen empfohlen, stattdessen auf Hülsenfrüchte und Erbsen zurückzugreifen. Sie enthalten pflanzliches Eiweiß, das für Angehörige dieser Blutgruppe besonders wichtig ist, wobei sie natürlich immunschädliche Lektine vermeiden sollten, die in der nachstehenden Kategorie zusammengefasst sind. Ansonsten können diese Personen sich darauf stürzen, denn diese pflanzlichen Proteine werden Sie satt machen, aber vor allem Ihren Blutzuckerspiegel senken, Ihnen also beim Abnehmen helfen, und sie werden Ihren Organismus nicht über Gebühr strapazieren. Außerdem ist pflanzliches Eiweiß sehr reich an essenziellen Aminosäuren, die für den Aufbau Ihrer Gewebemasse wichtig sind.

Immunfördernde Hülsenfrüchte für Personen mit Blutgruppe A: roter Sojakäse, rote Sojabohnen, schwarze Bohnen, Linsen, Korallenlinsen, gelbe und grüne Sojabohnen, Tofu.

Immunneutrale Hülsenfrüchte ohne Immuninteraktion: weiße Bohnen, Mungobohnen, grüne Bohnen, Erbsen, Zuckerschoten, Saubohnen.

Immunschädliche Hülsenfrüchte: Tamarindenkörner, Lima-Bohnen, Kidneybohnen, Kichererbsen, spanische weiße Bohnen.

Getreidearten und -produkte für Blutgruppe A

Alle Vollkorn- und unraffinierten Getreidearten eignen sich wunderbar für Personen mit Blutgruppe A. Achten Sie darauf, den Verzehr von Weizen und Mais konsequent einzuschränken, denn diese beiden Getreidearten machen Sie dick und strapazieren Ihren Stoffwechsel. Außerdem fördern sie bei Ihnen die Schleimbildung (Erkältungen und dergleichen sind die Folgen), was in Virenzeiten katastrophal ist. Weizen- und Maiskörner fördern die Insulinresistenz, also Vorsicht!

Immunfördernde Getreidearten und -produkte Amaranth, Hafermehl, Reismehl, Roggenmehl, Reiswaffeln, Haferbrot, Essener Brot, Buchweizen (alle Arten von Brot, Nudeln oder Waffeln), Reiskleie.

Immunneutrale Getreidearten und -produkte: Kamut, Couscous, Vollkorn-Cornflakes, Hirse, Gerste, Vollkornweizenmehl, Dinkelmehl, Maismehl, Maisstärke, Hafermehl, Haferflocken, Roggenwaffeln, Reismilch, Mais, Reisbrot, Quinoa, Basmati-Reis, Vollkornreis, Wildreis, Haferkleie, Reiskleie, Tapioka, Sorghum.

Immunschädliche Getreidearten und -produkte: Dinkelkleie, Weizenkleie, Weizenschrot, Weizenkeime, Grießbrei, ungesäuertes Brot, Weizengrieß, Kartoffelstärke.

Gemüse für Personen mit Blutgruppe A

Gemüse sollte die Grundlage der Ernährung von Personen mit Blutgruppe A sein. Wegen seines hohen Gehalts an Antioxidantien und Ballaststoffen ist es für Angehörige dieser Blutgruppe von größter Bedeutung. Es wird ihnen besonders deshalb nahegelegt, weil es Quercetin und Polysaccharide enthält, die die Regulierung ihres Blutzuckerspiegels unterstützen. Außerdem ist Gemüse aufgrund seines Kaliumgehalts das beste Mittel gegen Wassereinlagerungen. Bereiten Sie Bio-Gemüse vorzugsweise im Schnellkochtopf oder im Dampfgarer zu. Nehmen Sie möglichst Saisongemüse. So kommen Sie in den Genuss der meisten willkommenen Eigenschaften von Gemüse.

Immunförderndes Gemüse: Artischocken, Aloe-Vera-Saft, Brokkoli, Chicorée, Endiviensalat, Fenchel, Gemüsekürbis, Grünkohl, Ingwer, Kohlrabi, Knoblauch, Lauch, Löwenzahn, Maitake, Mangold, Meerrettich, Möhren, Okraschoten, Pastinaken, Petersilie, Rote Bete, Steckrüben, Romanasalat, Romanesco, Sellerie, Spinat, Zwiebeln.

Immunneutrales Gemüse: Algen, Avocado, Bambussprossen, grüne Bohnen, Blumenkohl, Erbsen, Esskastanien, Gurken, Kohlsaft, Kopfsalat, Kresse, Kürbis, Laminaria (eine Algenart), Mais, Mesclun (Schnittsalat-Mischung), grüne Oliven, Pilze, Radieschen, Rosenkohl, Rucola, Schalotten, Schwarzwurzeln, Sellerie, Senf, Spargel, Stangenbohnen, Steckrüben, Spargel, Zuckerschoten, Zucchini.

Immunschädliches Gemüse: Auberginen, Kartoffeln, Kohl, Paprika, Peperoni, Rhabarber, Sauerkraut, schwarze Oliven, Süßkartoffeln, Tomaten und Tomatensaft.

Obst für Personen mit Blutgruppe A

Obst, insbesondere Heidelbeeren, Holunderbeeren, Brombeeren und Kirschen, enthält Polysaccharide, die die Immunabwehr und den Gewichtsverlust wirksam unterstützen. Außerdem hilft es gegen Wassereinlagerungen. Sehr süßes Obst sollte dennoch nur in Maßen verzehrt werden. Genau wie Gemüse sollten Personen mit Blutgruppe A dreimal täglich ein Stück Obst essen.

Immunförderndes Obst: Ananas, Aprikosen, Backpflaumen, Brombeeren, frische und getrocknete Feigen, Grapefruits, Heidelbeeren, Kirschen, Limetten, Schwarzkirschsaft, Pflaumen, Zitronen.

Immunneutrales Obst ohne Immuninteraktion: Äpfel, Birne, Cranberrys, Datteln, Erdbeeren, Guaven, Granatäpfel, Himbeeren, Holunderbeeren, Johannisbeeren, schwarze Johannisbeeren, Kakis, Kiwis, Melonen, Nektarinen, Pfirsiche, Quitten, Rosinen, Sternfrucht, Wassermelonen, helle und dunkle Weintrauben.

Immunschädliches Obst: Bananen, Bittermelonen, Clementinen, Kokosnüsse, Mangos, Orangen, Papaya, Rhabarber.

Kräuter und Gewürze für Personen mit Blutgruppe A

Personen mit Blutgruppe A sollten ihre Mahlzeiten mit Gewürzen, insbesondere Kurkuma, verfeinern. Kurkuma wirkt gegen alle unerwünschten Bakterien und Giftstoffe im Darm, kurbelt die Fettverbrennung an und hilft gegen Entzündungen und Wassereinlagerungen.

Immunfördernde Kräuter und Gewürze: Gerstenmalz, Ingwer, Knoblauch, Kurkuma, Meerrettich, Petersilie, Senf, Soja-Soße, Tamarindenkörner, Zuckerrübensirup.

Immunneutrale Kräuter, Gewürze und Zusatzstoffe: Agar, Ahornsirup, Anis, Apfelpektin, Bierhefe, Basilikum, Bergamotte, Bohnenkraut, Curry, Dextrose, Dill, Estragon, Fruchtkonfitüre, Fruktose, Gelee, Guarana, Honig, Johannisbrotkerne, Kardamom, Kerbel, Koriander, Kreuzkümmel, Kümmel, Lorbeerblätter, Maissirup, Maisstärke, Majoran, Meersalz, Minze, Muskatnuss, Nelken, Oregano, Paprika, Reissirup, Rosmarin, Safran, Schnittlauch, Schokolade, Süßholz, weißer Zucker, brauner Zucker, Tapioka, Thymian, Vanille, Wacholderbeeren, Zimt.

Immunschädliche Kräuter, Gewürze und Zusatzstoffe: Algen, Aspartam, Cayennepfeffer, getrocknete Chilischoten, Essig (alle Sorten), Gelatine, Guargummi, Gummi arabicum, Kapern, Ketchup, Mayonnaise, Natriumglutamat, Pfefferkörner, gemahlener Pfeffer (alle Pfeffersorten).

Getränke für Blutgruppe A

Da Rotwein – in Maßen – Ihnen hervorragend bekommt, sollten Sie ihn aus biologischem Anbau bevorzugen. Grüner Tee über den Tag verteilt ist ein guter Ersatz für Kaffee, der Ihnen vor allem morgens guttut.

Immunfördernde Getränke: Kaffee, entkoffeinierter Kaffee, grüner Tee, Rotwein.

Immunneutrale Getränke: Bier, Weißwein. (Alles in Maßen!)

Immunschädliche Getränke: Spirituosen, Sprudelwasser, Softdrinks, entkoffeinierter Tee, schwarzer Tee.

Zusammengefasst:

IMMUNWIRKSAME ERNÄHRUNG

FÜR PERSONEN MIT BLUTGRUPPE A

Fleisch und Geflügel: 1-2 Mal pro Woche

Fisch: 2-4 Mal pro Woche

Eier: 4-6 Mal pro Woche

Getreidearten und -produkte: 1 Mal pro Tag, vorzugsweise zum Mittagessen

Käse: 1-2 Mal pro Woche

Gemüse: täglich immunneutrales und immunförderndes Gemüse

Obst: täglich immunförderndes Obst

Hülsenfrüchte: 25 Mal pro Woche

Ölsaaten: täglich in Maßen

ZU VERMEIDENDE LEBENSMITTEL

Getränke: Bier, kohlensäurehaltige Getränke, schwarzer Tee, entkoffeinierter Tee

Fleisch: Rind, Kalb, Kaninchen, Bresaola, Schweinefleisch und -wurstwaren, Speck, alle Arten von Schinken

Desserts: Vermeiden Sie Zubereitungen aus Mehl und Zucker in Kombination, Creme-Desserts, Eiscreme aus Kuhmilch

Gewürze: keine

Getreide und getreidebasierte Nahrungsmittel: Roggen, Weizen, Dinkel, Kamut und dessen Derivate, Brot, Nudeln, Cracker, Grissini, Zwieback, Kekse, Kleie, Grieß, Couscous, Fougasse (provenzalisches Brot), Pizza, ungesäuertes Brot

Obst: Orangen, Mandarinen, Clementinen, Bananen, Melonen und jedes Obst, das mit Getreide kombiniert wird

Dörrobst und Ölsaaten: Pistazien, Cashewnüsse, Paranüsse

Milch und Milchderivate: Kuhmilch, Kuhmilchjoghurt, Kuhmilchkäse. Vermeiden Sie fetten und gereiften Käse!

Hülsenfrüchte: spanische weiße Bohnen, Kichererbsen

Gemüse: Tomaten, Kartoffeln, Paprika, Auberginen, schwarze Oliven, Süßkartoffeln

Fisch: Sardellen, Aal, Hering, Barsch, Austern, Seehecht, Seezunge, Wels, Frösche, Räucherfisch, Schalentiere, Weichtiere

Eier: Vermeiden Sie unbedingt den Verzehr von in Öl oder Butter gebratenen Eiern!

Immunwirksame Nahrungsergänzungsmittel für Personen mit Blutgruppe A

Vitamin B12, Ihr Schwachpunkt

Personen mit Blutgruppe A benötigen zusätzlich Vitamin B12, das überwiegend in tierischen Proteinen enthalten ist, weil sie es nur sehr schlecht resorbieren. Für Sie empfohlene Lebensmittel, die Vitamin B12 enthalten: Miso, Eier, Fisch, Soja-Soße, Tempeh.

Vitamin C

Personen mit Blutgruppe A produzieren von allen Blutgruppen am wenigsten Magensäure. Achten Sie vor allem darauf, geräucherte oder gepökelte Lebensmittel von Ihrem Speiseplan zu streichen, denn sie enthalten viel zu viel Nitrit für Sie. Ihr Immunsystem ist nicht in der Lage, gut damit zurechtzukommen. Vitamin C hilft Ihnen, sich zu schützen. Die besten Lebensmittel für Sie, die äußerst viel Vitamin C enthalten und die Sie perfekt verstoffwechseln, sind Ananas, Beeren, Brokkoli, Kirschen, Zitronen, Grapefruit.

Vitamin E

Dieses antioxidative und Anti-Aging-Vitamin schützt auch vor Krebs. Da Personen mit Blutgruppe A eher von Krebs und Herz-Kreislauf-Erkrankungen betroffen sind, sollten Sie dieses Vitamin das ganze Jahr über supplementieren. Die besten Lebensmittel, die viel Vitamin E enthalten, sind Erdnüsse, Vollkornprodukte, Weizenkeime, Pflanzenöle und grünes Blattgemüse.

Kalzium

Männer und Frauen mit Blutgruppe A sollten ab dem 50. Lebensjahr für eine angemessene Kalziumzufuhr sorgen. Dies gelingt besonders gut mit Brokkoli, Spinat, Ziegenmilch, Sojamilch, Bio-Eiern, Sardinen, Wildlachs und frischem Lachs.

Eisen

Personen mit Blutgruppe A leiden oftmals an Eisenmangel, weil sie rotes Fleisch, das sehr eisenhaltig ist, nur in geringen Mengen verzehren sollten. Frauen, die ihre Periode haben, wird geraten, unbedingt Eisen zu supplementieren. Folgende eisenreiche Lebensmittel sollten auf Ihrem Speiseplan stehen: Vollkorngetreide, Feigen, Hülsenfrüchte, unraffinierter Zuckerrübensirup.

Immunfördernde Nahrungsergänzungsmittel für Blutgruppe A

Antivirales Schutzschild-Aufbauprogramm *(im Vorfeld oder in Virenzeiten zu befolgen; bitten Sie vorab immer Ihren Arzt um dessen Einverständnis)*

Koreanischer Ginseng (Panaxginseng): 250 mg (1-2 Kapseln) täglich

Lindenblüten: 1-3 Tassen pro Tag
Polygonum multiflorum (Vielblütiger Knöterich): 250 mg (1-2 Kapseln) täglich
Morinda-citrifolia-Extrakt (Nonibaum): 250 mg (1-2 Kapseln) täglich.

Programm zur Unterstützung der Lungen

Quercetin: 500 mg (1 Kapsel) zu jeder Mahlzeit
Frischer Meerrettich: 1 Teelöffel zweimal täglich
Tribulus terrestris (Erd-Burzeldorn): 150 mg (1 Kapsel) täglich
MSM (Methyl-Sulfonyl-Methan): 1-2 Tabletten zweimal täglich

Programm zur *Boosterung* des Immunsystems

Zink: 2 mg (1 Tablette) täglich
Vitamin A: 10.000 IE (1 Tablette) täglich
Tragant: 500 mg (1-2 Kapseln) täglich
Vitamin C (Acerola): 1.000 mg einmal täglich

Programm zur Stoffwechseloptimierung

Tigergras (*Centella asiatica* oder *Gotu kola*): 100 mg (1-2 Kapseln) zweimal täglich
L-Tyrosin: 1-2 Tabletten zweimal täglich

Programm zur Darmharmonisierung und -pflege

Quercetin: 500 mg (1 Tablette) zu jeder Mahlzeit
Johannisbeersamenöl: 500 mg (2-3 Kapseln) täglich
Aloe vera: 200 mg (1 Kapsel) zu jeder Mahlzeit
Topinamburpulver: 750 mg (1 Kapsel) zu jeder Mahlzeit
Zichorienpulver: 400 mg (1 Kapsel) zweimal täglich
Klette: 1-3 Tassen Kräutertee pro Tag

Blutgruppe B

Personen mit Blutgruppe B tragen den genetischen Fußabdruck ihrer Vorfahren in sich, der diese Menschen einst dazu veranlasste, in unerforschte Gebiete vorzudringen. Das Gen der Blutgruppe B erlaubte es ihnen, in rauem Klima und großen Höhen zu leben und zu gedeihen.

Sie sind in der Lage, sowohl Fleisch und Milchprodukte als auch Getreide und Gemüse optimal zu verwerten. Man kann also sagen, dass die Blutgruppe B die ausgewogenste Blutgruppe ist. Denn sie kann sich sowohl tierisch als auch pflanzlich bestens ernähren. Ihr Verdauungstrakt ist immer noch genauso aufgebaut wie vor Tausenden von Jahren.

Achten Sie jedoch auf bestimmte Lektine in der Nahrung, die Ihre Immunabwehr schwächen und Sie auslaugen, Ihren Blutzuckerspiegel deregulieren und Ihren Stoffwechsel aus dem Gleichgewicht bringen können. Wie weiter oben erläutert, haben Lektine die Fähigkeit, Wassereinlagerungen zu verstärken und die Insulinresistenz sowie die Ansiedlung unerwünschter Bakterien in Ihrem Darm zu fördern. Weiter unten finden Sie eine Liste an Lebensmitteln mit unerwünschten Lektinen nach Lebensmittelgruppen.

Ihr Immunkennzeichen

Personen mit Blutgruppe B haben ein recht robustes Immunsystem, das Viren und Erkrankungen energisch entgegentritt.

Ihre Verdauung

Ihnen bekommen alle Lebensmittel gut, sofern Sie sich an die richtigen Lebensmittelkombinationen halten. De facto sollten Sie z. B. nicht acht verschiedene Lebensmittel in einer Mahlzeit zu sich nehmen. Personen mit Blutgruppe B stärken ihr Immunsystem, wenn sie es vermeiden, bei jeder Mahlzeit zu große Mengen zu essen.

Ihr Nervensystem

Personen mit Blutgruppe B sind anfällig für Stress, ihnen gelingt es aber meist, Abstand zu gewinnen. In diesem Fall sind sie in der Lage, besser mit Stress und anderen Angstursachen umzugehen.

Der Ausweis der Blutgruppe B

Fleisch und Geflügel für Personen mit Blutgruppe B

Personen mit Blutgruppe B können tierische Proteine perfekt verstoffwechseln, mit Ausnahme von Hühnerfleisch, das ein für sie absolut schädliches Lektin enthält. Nehmen Sie stattdessen Pute. Versuchen Sie, möglichst mageres Fleisch und Bio-Fleisch zu essen.

Immunfördernde Fleisch- und Geflügelsorten: Lamm, Zicklein, Wild, Kaninchen, Schaf.

Immunneutrale Fleischsorten: Strauß, Rind, Büffel, Truthahn, Fasan, Leber, Kalb.

Immunschädliche Fleischsorten: Speck, Waldschnepfe, Wachtel, Ente, Pferd, Schinken, Gans, Rebhuhn, Perlhuhn, Schwein, Huhn.

Fische, Schalentiere und Weichtiere für Blutgruppe B

Der Verzehr von Fisch, Weichtieren und Schalentieren ist für diese Blutgruppe heilsam. Sie können sie mehrmals pro Woche konsumieren. Achten Sie auf die Zubereitungsart: Verzichten Sie darauf, sie zu frittieren oder zu oft in der Pfanne zu braten. Nutzen Sie besser einen Dampfgarer.

Immunfördernde Fischsorten und Schalentiere: Hecht, Kaviar, Seehecht, Goldbrasse, Glasaugenbarsch, Stör, Flunder, Heilbutt, Knurrhahn, Schellfisch, Seeteufel, Makrele, Dorsch, Zackenbarsch, Zander, Sardine, Lachs, Seezunge.

Immunneutrale Fische, Schalentiere und Weichtiere: Kabeljau, Fingerfisch, Karpfen, Jakobsmuscheln, Felchen, Kaiserfisch, Stint, Schwertfisch, schwarzer Trommler, Hering, Wittling, Meeräsche, Seeohren, Barsch, Wels, Papageienfisch, Drachenkopf, Thunfisch, Tilapia, Blaufisch.

Immunschädliche Fischsorten, Schalentiere, Weichtiere (und dergleichen): Sardelle, Seebarsch, Barrakuda, Venusmuscheln, Krabben, Garnelen, Flusskrebse, Schnecken, Frösche, Hummer, Austern, Langusten, große Fechterschnecken, Pollack, Miesmuscheln, Tintenfisch, Räucherlachs, Forelle.

Milchprodukte und Eier für Blutgruppe B

Personen mit Blutgruppe B haben das große Glück, Eier und Milchprodukte sehr gut verwerten und verdauen zu können. Achten Sie dennoch darauf, es nicht zu übertreiben. Geben Sie frischem oder jungem Käse den Vorzug, da dieser viel weniger Fett enthält.

Immunfördernde Milchprodukte und Eier: Ziegenkäse, Feta, Hüttenkäse, Kefir, Ziegenmilch, Schafsmilch, Schafskäse, Mozzarella, Ricotta. Kuhmilch können Sie gut vertragen. In geringen Mengen ist sie Ihnen zuträglich.

Immunneutrale Milchprodukte: Butter, Brie, Camembert, Cheddar, Edamer, Emmentaler, Quark, Gouda, Greyerzer, Münsterkäse, Eier, Parmesan.

Immunschädliche Milchprodukte: Blauschimmelkäse, Eiscreme.
Immunschädliche Eier: Wachteleier, Gänseeier.

Öle für Blutgruppe B

Ihnen bekommt ausgezeichnet ausschließlich Olivenöl im Wechsel mit Bio-Olivenöl aus schwarzen Oliven und erster Kaltpressung.

Immunfördernde Öle: Olivenöl.

Immunneutrale Öle: Mandelöl, Lebertran, Weizenkeimöl, Leinsamenöl, Walnussöl, Nachtkerzenöl, Johannisbeerkernöl.

Immunschädliche Öle: Erdnussöl, Borretschöl, Färberdistelöl, Kokosöl, Rapsöl, Maisöl, Rizinusöl, Sesamöl, Sojaöl, Sonnenblumenöl.

Nüsse und Samen für Blutgruppe B

Nüsse und Samen sind für Personen mit dieser Blutgruppe von Interesse, wobei auf immunschädliche Nüsse und Samen verzichtet werden sollte. *(Genießen Sie Nüsse und Samen immer in Maßen.)*

Immunfördernde Nüsse und Samen: Walnüsse.

Immunneutrale Nüsse und Samen: Mandeln, Esskastanien, Leinsamen, Pekannüsse, Macadamianüsse, Tamarindenkerne.

Immunschädliche Nüsse und Samen: Erdnüsse, Kürbiskerne, Mohnsamen, Sesamsamen, Sonnenblumenkerne, Haselnüsse, Cashewnüsse, Pinienkerne, Pistazien.

Bohnen und Hülsenfrüchte für Blutgruppe B

Hülsenfrüchte werden für Personen mit Blutgruppe B empfohlen, wobei auf Soja und Sojaderivate sowie Mungobohnen verzichtet werden sollte, da sie Enzyme enthalten, die negativ mit dem B-Antigen interagieren können.

Immunfördernde Bohnen und Hülsenfrüchte: Limabohnen, weiße Bohnen, Kidneybohnen.

Immunneutrale Bohnen und Hülsenfrüchte: Saubohnen, Flageolettbohnen, Stangenbohnen, grüne Bohnen, Erbsen, Zuckerschoten.

Immunschädliche Bohnen und Hülsenfrüchte: Cocobohnen, Mungobohnen, schwarze Bohnen, Sojagranulat, Sojamilch, Tofu, Miso, Linsen, Kichererbsen.

Getreidearten und -produkte für Blutgruppe B

Getreide und Getreideprodukte werden von Personen mit Blutgruppe B nicht gut vertragen. Bei übermäßigem Verzehr neigen sie zu Gewichtszunahme und gleichzeitiger Schwächung ihres Immunsystems. Dies gilt vor allem für Mais, der mit seinem Lektin die Fettmasse bei Angehörigen dieser Blutgruppe erhöht, aber auch für Roggen und Buchweizen, da beide eine korrekte Regulierung des Blutzuckerspiegels verhindern. Und auch das

Gluten im Weizen wirkt bei ihnen schädlich, denn es verursacht Blähungen und bisweilen sogar eine mehr oder weniger leichte Darmentzündung.

Immunfördernde Getreidearten und -produkte: Dinkel, Haferflocken, Reiswaffeln, Reismilch, Hirse, Essener Brot, Puffreis, Haferkleie, Reiskleie.

Immunneutrale Getreidearten und -produkte: Hartweizenmehl, Reiscreme, Dinkelmehl, Reismehl, Sojamehl, Quinoa, Basmati-Reis, weißer Reis, Vollkornreis.

Immunschädliche Getreidearten und -produkte: Weizenschrot, Kamutweizen, Cornflakes, Couscous, Weizenmehl, Maismehl, Weizenkeime, Mais, Gerste, Mehrkornbrot, Buchweizen, Roggen, Weizenkleie, Sorghum, Tapioka.

Gemüse für Personen mit Blutgruppe B

Personen mit Blutgruppe B sollten täglich Gemüse zu sich nehmen. Es ist sehr reich an Antioxidantien und Ballaststoffen und wirkt sich daher sehr positiv bei Menschen mit dieser Blutgruppe aus. Daneben ermöglicht es die Aufnahme von Quercetin und Polysacchariden, die die Regulierung des Blutzuckerspiegels unterstützen. Außerdem ist Gemüse aufgrund seines Kaliumgehalts das beste Mittel gegen Wassereinlagerungen. Bereiten Sie Bio-Gemüse vorzugsweise im Schnellkochtopf oder im Dampfgarer zu. Nehmen Sie möglichst Saisongemüse. So kommen Sie in den Genuss der meisten positiven Eigenschaften von Gemüse.

Immunförderndes Gemüse: Auberginen, Blumenkohl, Brokkoli, Champignons, Grünkohl, Ingwer, Kohl, Möhren, Paprika, Pastinaken, milde Peperoni, Petersilie, Rote Bete, Rosenkohl, Süßkartoffeln, Yamswurzel.

Immunneutrales Gemüse: Algen, Bambus, Blatttang, grüne Bohnen, Chicorée, Chilischoten, Endiviensalat, Esskastanien, Fenchel, Gurken, Karottensaft, Kartoffeln, Knoblauch, Knollensellerie, Kohlrabi, Kopfsalat, Kresse, Butternut-Kürbis, Löwenzahn, Maitake, Mangold, Meerrettich, Okraschoten, Porree, Romanasalat, Romanesco, Rucola, Rüben, Sauerkraut, Schalotten, Schnittlauch, Schnittsalat-Mischung (Mesclun), Spargel, Spinat, Stangenbohnen, Stangensellerie, Steckrüben, Schwarzwurzeln, Taro, Zucchini, Zuckerschoten, Zwiebeln.

Immunschädliches Gemüse: Artischocken, Avocado, Mungobohnen, Mais, Rettich, Rhabarber, Tomaten, Topinambur.

Obst für Blutgruppe B

Obst ist ebenso wie Gemüse für Blutgruppe B äußerst zuträglich, insbesondere Heidelbeeren, Holunderbeeren, Brombeeren und Kirschen, die Polysaccharide enthalten. Außerdem hilft der Verzehr von Obst gegen unerwünschte Wassereinlagerungen. Zähmen Sie jedoch Ihren Appetit bei sehr süßen Früchten. Genau wie Gemüse sollten Menschen mit Blutgruppe B drei bis fünf Mal täglich ein Stück Obst essen.

Immunförderndes Obst: Ananas, Bananen, Cranberrys, Papaya, Wassermelonen, Pflaumen, Weintrauben.

Immunneutrales Obst: Äpfel, Aprikosen, Backpflaumen, Birnen, Brombeeren, Clementinen, Datteln, Erdbeeren, Feigen, Guaven, Grapefruits, Holunderbeeren, Heidelbeeren, Himbeeren, Johannisbeeren, Kirschen, Kiwis, Kochbananen, Mangos, Melonen, Nektarinen, Orangen, Pfirsiche, Quitten, Rosinen, schwarze Johannisbeeren, Zitronen.

Immunschädliches Obst: Bittermelonen, Granatäpfel, Kaki, Kaktusfeigen, Kokosnüsse, Sternfrucht.

Kräuter, Gewürze und Zusatzstoffe für Blutgruppe B

Menschen mit Blutgruppe B reagieren nicht nur sehr gut auf sogenannte „wärmende" Gewürze wie Curry, Ingwer, Meerrettich oder Cayennepfeffer, sie benötigen sie sogar.

Immunfördernde Kräuter, Gewürze, Zusatzstoffe: Chili, Curry, Ingwer, Meerrettich, Petersilie, Zuckerrübensirup.

Immunneutrale Kräuter, Gewürze, Zusatzstoffe: Agar, Ahornsirup, Anis, Apfelpektin, Bierhefe, Basilikum, Bergamotte, Blatttang, Bohnenkraut, brauner Zucker, Dill, Essig, Estragon, Fruchtgelee, Fruktose, Honig, Johannisbrotkerne, Lorbeerblätter, Kapern, Kardamom, Kerbel, Knoblauch, Koriander, Kreuzkümmel, Kümmel, Kurkuma, Majoran, Marmelade, Mayonnaise, Meersalz, Minze, Muskatnuss, Nelken, Oregano, Paprika, Pfefferminze, Reissirup, Rosmarin, Safran, Salbei, Schnittlauch, Schokolade, Senf, Tamarindenkörner, Thymian, Vanille.

Immunschädliche Kräuter, Gewürze, Zusatzstoffe: Aspartam, Gelatine, Gerstenmalz, Guarana, Gummi arabicum, grauer, schwarzer oder weißer Pfeffer, Ketchup, Maissirup, Maisstärke, Mandelöl, Miso, Natriumglutamat, Sojasoße, Tapioka, Wacholder, Zimt.

Getränke für Blutgruppe B

Wein ist nicht nachteilig für Personen mit Blutgruppe B, wirkt aber auch nicht immunfördernd. Sie können ihn dennoch in Maßen konsumieren, am besten natürlich Bio-Rotwein.

Immunfördernde Getränke: grüner Tee.

Immunneutrale Getränke: Bier, Kaffee, entkoffeinierter Kaffee, Apfelwein, entkoffeinierter Tee, schwarzer Tee, Weißwein, Rotwein.

Immunschädliche Getränke: Spirituosen, Sprudelwasser, zuckerhaltige Limonaden, zuckerfreie Limonaden.

Zusammengefasst:
IMMUNWIRKSAME ERNÄHRUNG FÜR PERSONEN MIT BLUTGRUPPE B

(Wählen Sie selbst aus den immunfördernden oder immunneutralen Lebensmitteln aus):

Fleisch: 3-5 Mal pro Woche (vorzugsweise weißes Fleisch)

Fisch: 3-5 Mal pro Woche

Eier: 4-6 Mal pro Woche
Getreidearten und -produkte: täglich zum Mittagessen
Käse: 1-3 Mal pro Woche
Gemüse: täglich
Obst: täglich
Hülsenfrüchte: 2-4 Mal pro Woche
Ölsaaten: täglich in Maßen

ZU VERMEIDENDE LEBENSMITTEL

Getränke: kohlensäurehaltige Getränke, Gerstenkaffee
Fleisch: Huhn, Schweinefleisch und -aufschnitt, Speck, Schinken
Desserts: Verzehr aller mehl- und zuckerbasierten Süßspeisen einschränken
Gewürze: Hühnerbrühe-Brühwürfel und Brühwürfel mit Glutamat
Getreide und getreidebasierte Nahrungsmittel: Gerste, Roggen, Buchweizen, Mais, Weizen, Dinkel, Kamut und dessen Derivate (Brot, Nudeln, Cracker, Grissini, Zwieback, Kleie, Kekse, Couscous, Grieß, Fougasse, Pizza, ungesäuertes Brot, Weizenkeime)
Obst: Kaki, Kokosnuss, jedes Obst, das mit Getreide kombiniert wird
Dörrobst und Ölsaaten: Erdnüsse, Haselnüsse, Pinienkerne, Pistazien, Sesam-, Sonnenblumen- und Kürbiskerne
Hülsenfrüchte: Linsen, Kichererbsen
Gemüse: Tomaten, Artischocken, Kürbis, grüne und schwarze Oliven, Radieschen
Fischsorten (oder dergleichen): Sardellen, Aal, Krabben, Schnecken, Garnelen, Frösche, Austern, Langusten, Miesmuscheln, Venusmuscheln, Tintenfisch, Räucherfisch

Immunwirksame Nahrungsergänzungsmittel für Personen mit Blutgruppe B

Magnesium

Die meisten Personen mit Blutgruppe B laufen Gefahr, regelmäßig an Magnesiummangel zu leiden. Ein Magnesiummangel führt jedoch dazu, dass die Betroffenen anfälliger für Viren sowie psychische und physische Erschöpfung sind. Außerdem fungiert Magnesium bei Angehörigen dieser Blutgruppe als Katalysator für ihren Stoffwechsel, damit sie Kohlenhydrate perfekt verarbeiten können und in der Lage sind, Gewicht zu verlieren. Auf ihrem Speiseplan sollten daher alle grünen Gemüsesorten und Hülsenfrüchte als Hauptnahrungsmittel stehen.

Vitamin B

Da Angehörige der Blutgruppe B vielfach zu viel Cortisol produzieren und somit ihre Nebennieren überfordern, ist für sie eine zusätzliche Einnahme der Vitamine B1, B5 und B6 von größter Bedeutung, um dem erhöhten Cortisolspiegel entgegenzuwirken. Die besten Lebensmittel mit hohem Vitamin-B-Gehalt sind für sie: Leber, Obst, grünes Blattgemüse, Nährhefe, Eier, Fisch, Fleisch. Vegetarier und Veganer müssen diese B-Vitamine auf jeden Fall supplementieren.

Vitamin C

Da Personen mit Blutgruppe B sehr anfällig für körperlichen und geistigen Stress sind, benötigen Sie viel Vitamin C. Eine Nahrungsergänzung mit Acerola ist daher äußerst wichtig, um die Nebennieren zu entlasten, in denen Vitamin C in außergewöhnlich hoher Konzentration vorhanden ist. Vitamin C ist übrigens in folgenden Lebensmitteln enthalten: Ananas, Beeren, Brokkoli, Grapefruits, Kirschen, Zitronen.

Immunfördernde Nahrungsergänzungsmittel für Personen mit Blutgruppe B

Antivirales Schutzschild-Aufbauprogramm

Schmetterlingsporling *(Coriolus versicolor)*: 300 mg (1-2 Kapseln) tägl.
Taigawurzel *(Eleutherococcus senticosus)*: 500 mg (1-2 Kapseln) täglich
Tribulus terrestris (Erd-Burzeldorn): 50 mg (1-2 Kapseln) täglich
Chlorella: 200 mg (1-2 Kapseln) täglich

Programm zur Unterstützung der Lungen

N-Acetyl-Cystein: 500 mg (1 Tablette) zweimal täglich
Thymian-Tinktur: 5-10 Tropfen zweimal täglich Ätherisches Ingwer-Öl: 1-2 Kapseln täglich

Programm zur *Boosterung* des Immunsystems

Maitake-Extrakt: 500 mg (2 Kapseln) zweimal täglich
Cordyceps: 500 mg (1-2 Kapseln) täglich
Hiobsträne (Coix lacryma-jobi): 250 mg (max. 2 Kapseln) täglich
L-Arginin: 250 mg (1-2 Tabletten) täglich
Salbei-Tinktur: 15 Tropfen zweimal täglich

Programm zur Darmharmonisierung und -pflege

Magnesium: 350 mg (1 Tablette) zweimal täglich
Tocotrienol (natürliches Vitamin E): 50 mg (1-2 Kapseln) täglich
Alant: 500 mg (1 Kapsel) zu jeder Mahlzeit
Flüssiges Chlorophyll: zweimal täglich einen Teelöffel

Die Blutgruppe AB

Diese Blutgruppe ist erst etwa 1.000 Jahre alt und somit die jüngste Blutgruppe. Sie ist daher selten und nur bei zwei bis fünf Prozent der Bevölkerung vertreten. Die Blutgruppe AB ist das Ergebnis der Verschmelzung von Blutgruppe A und Blutgruppe B. Als sogenanntes „Mischprofil" ist sie besonders komplex: Sie benötigt sowohl die überwiegend vegetarische Ernährung der Blutgruppe A als auch Fleisch und Milchprodukte wie Blutgruppe B. Wie Blutgruppe A ist sie anfällig für Herz-Kreislauf-Erkrankungen und Diabetes, und wie Blutgruppe B ist sie sehr empfindlich gegenüber bestimmten Lektinen, die Insulin nachahmen.

Ihr Immunkennzeichen

Personen mit dieser Blutgruppe sind häufig empfänglich für Viren, Bakterien und verschiedene Krankheitsbilder, wobei sie recht lange brauchen, um sich von einer Krankheit zu erholen. Bei ihnen dauert der Heilungsprozess am längsten. Aufgrund dessen ist es notwendig, dass sich Personen mit Blutgruppe AB am sorgsamsten um ihr Immunsystem kümmern. Sie müssen sich in Virenzeiten schützen, auf die optimale Einhaltung ihrer immunfördernden Ernährung achten und einen gesunden Lebensstil pflegen (viel frische Luft, Ruhepausen, Schlaf, körperliche Betätigung).

Ihre Verdauung

Personen mit dieser Blutgruppe haben den empfindlichsten Verdauungstrakt von allen. Aufgrund ihres trägen Immunsystems neigen diese Menschen zu Verdauungsstörungen.

Ihr Nervensystem

Personen mit Blutgruppe AB haben eine äußerst langsame Reaktionsfähigkeit und eine sehr geringe Stressresistenz. Bei starkem Druck können sie anfällig für depressive Verstimmungen oder Depressionen sein.

Deshalb müssen sie sich mehr als Personen der anderen Blutgruppen schützen, da Stressepisoden ihr Immunsystem erheblich schwächen.

Der Ausweis der Blutgruppe AB

Fleisch und Geflügel für Personen mit Blutgruppe AB

Auch wenn Ihr Stoffwechsel dank der Hilfe Ihres B-Antigens tierisches Eiweiß sehr gut verstoffwechseln kann, sollten Sie auf Ihren Cholesterinspiegel achten. Lassen Sie ihn nicht zu sehr steigen, indem Sie sich so oft wie möglich für mageres Fleisch entscheiden.

Hinweis: Personen mit Blutgruppe AB sollten darauf achten, Fleisch nur in kleinen Portionen zu verzehren, da ihr Magen nicht genügend Magensäure produziert.

Immunfördernde Fleisch- und Geflügelsorten: Lamm, Zicklein, Kaninchen, Schaf, Truthahn.

Immunneutrale Fleisch- und Geflügelsorten: Fasan, Kalbsleber, Truthahnaufschnitt.

Immunschädliche Fleisch- und Geflügelsorten: Ente, Bresaola vom Rind, Reh, Pferd, Wildschwein, Fleisch und Wurstwaren oder Aufschnitt vom Schwein, Rind, Gans, Kapaun, Huhn, Hahn, Kalb und alle Arten von Räucherfleisch.

Fisch für Blutgruppe AB

Fische, Schalentiere und Weichtiere bekommen Personen mit dieser Blutgruppe sehr gut. Denn Fisch stärkt auf wunderbare Weise das Nerven- und Herz-Kreislauf-System und beeinflusst positiv den Kohlenhydrathaushalt im Körper.

Immunfördernde Fischsorten, Schalentiere und Weichtiere (und dergleichen): Zackenbarsch, Hecht, Schnecken, Kabeljau, Seehecht, ungeräucherter Lachs, Sardinen, Makrelen, Stör, Thunfisch.

Immunneutrale Fischsorten und Schalentiere (und dergleichen): Hering, Kalmar, Karpfen, Jakobsmuscheln, Miesmuscheln, Umberfisch, Goldbrasse, Seeohren, Glatthai, Barsch, Wels, Schwertfisch, Sepia, Seezunge, Meerbarbe, Forelle.

Immunschädliche Fischsorten und Schalentiere (und dergleichen): Sardellen, Aal, Langusten, geräucherter Hering, Meeres- oder Flussgarnelen, Krabben, Austern, Flunder, Tintenfisch, geräucherter Lachs, Wolfsbarsch, Venusmuscheln.

Milchprodukte für Blutgruppe AB

Ziegen- und Schafsmilch sind für Personen mit dieser Blutgruppe von Vorteil, da sie diese im Gegensatz zu Personen anderer Blutgruppen gut verstoffwechseln können. Da Käse viel Fett enthält, sollten Sie damit vorsichtig sein und es nicht übertreiben.

Hinweis: Personen mit Blutgruppe AB sind anfällig für Kuhmilchallergien. Achten Sie daher darauf, möglichst wenig davon zu konsumieren.

Immunfördernde Milchprodukte: Feta, Ziegen- und Schafsfrischkäse, Mozzarella, Ricotta, Ziegenjoghurt.

Immunneutrale Milchprodukte: Edamer, Emmentaler, Ziegenmilch.

Immunschädliche Milchprodukte: Brie, Butter, Camembert, Eiscreme, Gorgonzola, Grana Padano, Kuhmilch, Sahne, Parmigiano Reggiano, Provolone.

Getreidearten und -produkte für Blutgruppe AB

Personen mit dieser Blutgruppe bekommt Getreide nachweislich gut. Achten Sie jedoch auf das Gluten im Weizen, das eine Gewichtszunahme begünstigt und Ihre Immunabwehr schwächt.

Bei Personen mit dieser Blutgruppe lösen Weizenmehle oft Allergien, Entzündungen, Unverträglichkeiten oder eine Stoffwechselverlangsamung aus. Stattdessen sollten Sie zu Reis-, Kürbis- oder Quinoamehl greifen. Diese sind doppelt so wirksam, wenn es um den Schutz Ihres Immunsystems geht, und helfen sogar abzunehmen. Verzichten Sie abends auf Getreide, essen Sie stattdessen Gemüse.

Immunfördernde Getreidearten und -produkte: Hirse, alle Reissorten.

Immunneutrale Getreidearten und -produkte: Amaranth, Hafer, Kartoffelstärke, Quinoa, Roggen, Gerste, Reismehl.

Immunschädliche Getreidearten und -produkte: Maisstärke, Couscous, Maismehl, Weizenmehl (alle Weizenarten, einschließlich Vollkorn), Dinkel, Weizen, Kamut, Buchweizen, Tapioka.

Nüsse und Samen für Blutgruppe AB

Ölsaaten sind sehr förderlich für Ihre Gesundheit, Ihr Idealgewicht und Ihre Immunabwehr. Sie sollten in Maßen verzehrt werden, da einige viel Fett enthalten.

Immunfördernde Nüsse und Samen: Erdnüsse, Erdnussbutter, Esskastanien, Walnüsse.

Immunneutrale Nüsse und Samen: Cashewnüsse, Mandeln, Paranüsse, Macadamianüsse, Pekannüsse, Pinienkerne, Pistazien, Hanfsamen.

Immunschädliche Nüsse und Samen: Sonnenblumenkerne, Haselnüsse, Mohnsamen, Kürbiskerne, Sesamsamen.

Gemüse für Blutgruppe AB

Personen mit Blutgruppe AB sollten täglich Gemüse zu sich nehmen. Es ist sehr reich an Antioxidantien und Ballaststoffen und wirkt sich daher sehr positiv bei Menschen mit dieser Blutgruppe aus. Darüber hinaus enthält es Quercetin und Polysaccharide, die die Regulierung des Blutzuckerspiegels unterstützen. Außerdem ist Gemüse aufgrund seines Kaliumgehalts das beste Mittel gegen Wassereinlagerungen. Bereiten Sie Bio-Gemüse vorzugsweise im Schnellkochtopf oder im Dampfgarer zu.

Nehmen Sie möglichst Saisongemüse. So kommen Sie in den Genuss der meisten willkommenen Eigenschaften von Gemüse.

Immunförderndes Gemüse: Auberginen, Blumenkohl, Brokkoli, Grünkohl, Gurken, Knoblauch, Löwenzahn, Mangold, Pastinaken, Petersilie, Rote Bete, Süßkartoffeln, Sellerie.

Immunneutrales Gemüse: Bambussprossen, Chinakohl, Endiviensalat, Fenchel, Ingwer, Karotten, weiße, gelbe und rote Kartoffeln, Kopfsalat, Koriander, Kresse, Kürbis, Lauch, Meeresalgen, grüne Oliven, Pilze, Rosenkohl, Rotkohl, Schalotten, Sojasprossen, Spargel, Tomaten, weiße und schwarze Trüffel, Zucchini, Zwiebeln.

Immunschädliches Gemüse: Artischocken, schwarze Oliven, Paprika, Peperoni, Rettich, Rhabarber, Topinambur.

Öle für Blutgruppe AB

Die besten Öle sind einfach ungesättigte Öle.
Hinweis: Nutzen Sie all diese Öle nur roh und nicht zum Kochen oder Braten.

Immunfördernde Öle: natives Olivenöl extra, Reisöl, Traubenkernöl.

Immunneutrale Öle: Erdnussöl, Lebertran, Leinöl, Hanfsamenöl, Sojaöl.

Immunschädliche Öle: Sonnenblumenöl, Maisöl, Kürbiskernöl, Sesamöl, Butter.

Hülsenfrüchte für Blutgruppe AB

Hülsenfrüchte bekommen Personen dieser Blutgruppe ebenfalls sehr gut. Achten Sie jedoch darauf, dass Sie weniger Hülsenfrüchte und mehr anderes Gemüse essen.

Immunfördernde Hülsenfrüchte: Borlotti-Bohnen, Kidneybohnen, grüne Linsen.

Immunneutrale Hülsenfrüchte: Saat-Platterbsen, weiße Bohnen, grüne Bohnen, Saubohnen, Linsen, Lupinen, Erbsen, Zuckerschoten, grüne und gelbe Sojabohnen.

Immunschädliche Hülsenfrüchte: rote Sojabohnen, Kichererbsen, spanische weiße Bohnen, schwarze Bohnen.

Getränke für Blutgruppe AB

Personen mit Blutgruppe AB sollten auf grünen Tee umsteigen, da dieser ihnen sehr zuträglich ist.

Immunfördernde Getränke: grüner Tee, Zichorienkaffee, Kamillentee.

Immunneutrale Getränke: Sprudelwasser, Ginsengkaffee, Gersten-kaffee, Cidre, Weiß- und Rotwein.

Immunschädliche Getränke: Cola-Getränke, Limonaden, Weizen-bier, Spirituosen, schwarzer Tee und entkoffeinierter Tee.

Kräuter und Gewürze für Blutgruppe AB

Personen mit Blutgruppe AB benötigen wärmende Gewürze wie Curry, Kurkuma, Ingwer und Meerrettich.

Immunfördernde Gewürze: Curry, Ingwer, Knoblauch, Kurkuma, Meerrettich.

Immunneutrale Gewürze: Lorbeerblätter, Dill, Basilikum, Bergamotte, Zimt, Kardamom, Johannisbrotkerne, Kerbel, Nelken, Koriander, Kreuz-kümmel, Estragon, Schnittlauch, Fenchelsamen, Backhefe, Minze, Pfef-ferminze, Soja-Miso, Muskatnuss, Paprika, Rosmarin, Salz, Soja-Soße, Salbei, Bohnenkraut, Senf, Tamarindenkörner, Thymian, Vanille, Safran.

Immunschädliche Gewürze: Weiß- und Rotweinessig, Apfelessig, Balsamico-Essig, Maisstärke, Anis, Kapern, Gelatine, Glutamat, Pfeffer (alle Sorten), Chili, Ketchup, Konserven.

Zusammengefasst:

IMMUNWIRKSAME ERNÄHRUNG
FÜR PERSONEN MIT BLUTGRUPPE AB
(Wählen Sie aus den immunfördernden oder -neutralen Lebensmitteln aus):
Fleisch und Geflügel: 1-2 Mal pro Woche

Fisch: 3-5 Mal pro Woche

Eier: 3-7 Mal pro Woche

Getreidearten und -produkte: täglich zum Mittagessen

Käse: 1-2 Mal pro Woche

Gemüse: täglich

Obst: täglich

Hülsenfrüchte: 2-5 Mal pro Woche

Ölsaaten: täglich in Maßen

ZU VERMEIDENDE LEBENSMITTEL

Getränke: kohlensäurehaltige Getränke, schwarzer Tee, entkoffeinierter Tee

Fleisch: Rind, Kalb, Huhn, Bresaola, Schweinefleisch und -aufschnitt, Speck, Schinken

Desserts: alle mehl- und zuckerbasierten Desserts, Creme-Desserts und Eiscreme aus Kuhmilch

Gewürze: frittierte Lebensmittel, Peperoni, Butter, Brühwürfel, schwarzer und weißer Pfeffer

Getreide und getreidebasierte Nahrungsmittel: Buchweizen, Mais, Weizen, Dinkel, Kamut und dessen Derivate, Brot, Nudeln, Cracker, Grissini, Zwieback, Kekse, Kleie, Grieß, Couscous, Fougasse, Pizza, ungesäuertes Brot

Obst: Orangen, Kaki, Bananen, Kokosnüsse, jedes Obst, das mit Getreide kombiniert wird

Dörrobst und Ölsaaten: Sonnenblumenkerne, Haselnüsse, Sesam, Kürbiskerne

Hülsenfrüchte: Kichererbsen, spanische weiße Bohnen

Gemüse: Artischocken, Paprika, Rettich, schwarze Oliven

Fischsorten (und dergleichen): Sardellen, Aal, Austern, Tintenfisch, Venusmuscheln, Garnelen, Krabben, Langusten, Seebarsch, Frösche, Räucherfisch

Immunwirksame Nahrungsergänzungsmittel für Personen mit Blutgruppe AB

Alpha-Liponsäure

Dieses Antioxidans fördert einen sehr guten Umgang mit Stress- und Unruhezuständen und hilft deshalb Personen mit Blutgruppe AB im Alltag.

L-Citrullin

Diese Aminosäure, die in einigen Lebensmitteln wie Wassermelonen vorkommt, wird Personen mit Blutgruppe AB wärmstens empfohlen.

L-Glutamin

Da Personen mit Blutgruppe AB besonders gerne Süßes mögen, sollten sie dieses Nahrungsergänzungsmittel nehmen. Es ermöglicht ihnen, der Versuchung zu widerstehen, indem es die Aktivität der damit verbundenen Neurotransmitter fördert. So können Angehörige der Blutgruppe AB Heißhungerattacken auf Süßes oder Junkfood vermeiden.

L-Tyrosin

Diese Aminosäure kann den Dopaminspiegel im Körper erhöhen. Auf nüchternen Magen eingenommen (mit Zustimmung Ihres behandelnden Arztes) kann diese Aminosäure Personen mit Blutgruppe AB in Zeiten von Stress oder nervöser Erschöpfung eine echte Hilfestellung bieten. Damit können sie allen Arten von Reizen angemessen widerstehen und eine ausgezeichnete Immunabwehr bewahren.

Selen

Als Kur eingenommen stärkt Selen die Immunabwehr von Personen mit Blutgruppe AB und wirkt gleichzeitig als Antioxidans auf ihre Zellen.

Vitamine B1, B6 und B9

Personen mit Blutgruppe AB werden schnell von ihren Emotionen überfordert. Sie müssen diese Vitamine also regelmäßig zu sich nehmen. Sie sind aber auch in Obst, grünem Blattgemüse, Nüssen, Eiern, Fisch und Fleisch enthalten.

Vitamin C

Vitamin C ist wertvoll, um die Immunabwehr von Personen mit dieser Blutgruppe zu stärken. Es ist unter anderem in Ananas, Beeren, Brokkoli, Kirschen, Zitronen und Grapefruits enthalten.

Zink

Winterzeit ist Virenzeit. In dieser Zeit wirkt sich eine minimale Nahrungsergänzung mit Zink auf diese Blutgruppe und ihr Immunsystem sehr positiv aus.

Immunfördernde Nahrungsergänzungsmittel für Personen mit Blutgruppe AB

Antivirales Schutzschild-Aufbauprogramm

Lindenblüten: 1-3 Tassen Kräutertee pro Tag
L-Arginin: 500 mg (1-2 Tabletten) täglich
Chlorella: 200 mg (1-2 Kapseln) täglich
Taigawurzel: 500 mg (1-2 Kapseln) täglich

Programm zur Unterstützung der Lungen

Quercetin: 500 mg (1 Tablette) zu jeder Mahlzeit
Ätherisches Ingwer-Öl: 1-2 Kapseln täglich
Weiße Marrube (Weißer Andorn, *Marrubium* vulgare) (Tinktur): 7-10 Tropfen täglich
MSM: 500 mg (1-2 Tabletten) täglich

Programm zur *Boosterung* des Immunsystems

Zink: 25 mg (1 Tablette) täglich

Tragant: 500 mg (1-2 Kapseln) täglich

Reishi-Pilz: 500 mg (1 Kapsel) zweimal täglich

Vitamin C (Acerola): 1.000 mg täglich

Programm zur Darmharmonisierung und -pflege

Rinderkolostrum: 500 mg (1-2 Kapseln) täglich Löwenzahn: 300 mg zweimal täglich

Knoblauchextrakt: 400 mg (1 Kapsel) zweimal täglich Quercetin: 500 mg (1 Tablette) zu jeder Mahlzeit

Die Blutgruppe 0

Ihr Immunkennzeichen

Menschen mit Blutgruppe 0 reagieren intensiv und vielfältig auf verarbeitete Nahrungsmittel unserer modernen Welt. Sie sind daher meist intolerant gegenüber Gluten, Tiermilchprodukten, Zusatzstoffen und chemischen Substanzen. Sie können Nahrungsmittelallergien und verschiedene Gegenreaktionen entwickeln. Ihre Ernährung basiert ausschließlich auf dem Jäger-und-Sammler-Prinzip: Sie benötigen tierische und pflanzliche Proteine sowie Obst und Gemüse. Dennoch weist diese Blutgruppe eine sehr starke Immunabwehr auf. Personen mit dieser Blutgruppe können leicht und schnell gesund werden.

Ihre Verdauung

Weil sie von Natur aus viel Magensäure haben, müssen Personen mit Blutgruppe 0 unbedingt auf eine basenreiche, nicht saure Ernährung achten (suchen Sie im Internet nach Vergleichen zwischen säurebildenden Lebensmitteln und basenspendenden Lebensmitteln), um die Entstehung einer chronischen Azidose, von Magengeschwüren und von mit einer Übersäuerung einhergehenden Schmerzen überall im Körper zu verhindern.

Ihr Nervensystem

Blutgruppe 0 ist die Blutgruppe der Jäger und Sammler. Sie haben diese von den Steinzeitmenschen übernommen, was ihre hervorragende Fähigkeit erklärt, tierisches und pflanzliches Eiweiß zu verwerten. Eiweiß ist für ihre Ernährung unentbehrlich, denn dank ihm können sie Gewicht verlieren, sind körperlich und geistig fit, lebensfroh und leistungsfähig und profitieren von einer ausgezeichneten Immunabwehr. Außerdem gab es bei dieser Blutgruppe häufig (unfreiwillige) Fastenzeiten, die sie nicht auslaugten, sondern stärkten. Ihre Vorfahren nahmen, abgesehen von etwas Obst, kaum Kohlenhydrate zu sich. Ihrer Konstitution verdanken sie eine sehr hohe Widerstandskraft, zumal sie körperlich immer gefordert wurden.

Angehörige dieser Blutgruppe tun alles, um ihre Dopamin- und Adrenalinspiegel zu erhöhen. Sie können perfekt mit Stress umgehen und danach schnell wieder die Kontrolle über ihre Gefühle erlangen. Sie sind instinktiv an die Jagd gewöhnt. Daher ist ihnen Angst vertraut und sie wissen damit umzugehen. Sie müssen jedoch darauf achten, dass sie ihr Essen nicht herunterschlingen (ihre größte Schwäche), sondern langsam essen und gut kauen.

Der Ausweis der Blutgruppe 0

Tierisches Eiweiß sollte in der Ernährung von Personen mit Blutgruppe 0 den größten Stellenwert einnehmen. Außerdem kann mangelnde Eiweißzufuhr bei ihnen zu Gewichtszunahme führen. Eine tägliche Proteinzufuhr kann nämlich die Gefahr von Insulinresistenz und Diabetes – und damit einer Gewichtszunahme – verringern. Proteine erhöhen die Gewebe- und Muskelmasse, was zu einer stärkeren Fettverbrennung und einem schnelleren Grundumsatz führt.

Aber Vorsicht: Sie sollten bei einer Mahlzeit kein tierisches Eiweiß mit Milch-eiweiß kombinieren. (Verzehren Sie „lebendige", also naturbelassene, und „tote", also verarbeitete Lebensmittel nicht zusammen.)

Fleisch und Geflügel für Blutgruppe 0

Immunfördernde Fleisch- und Geflügelsorten: Lamm, Bresaola, Büffel, Rind, Dörrfleisch, Leber, Wild, Schaf, Zicklein, Kalb.

Immunneutrale Fleisch- und Geflügelsorten: Ente, Truthahn, Fasan, Kaninchen, Hase, Gans, Rebhuhn, Kapaun, Perlhuhn, Huhn.

Immunschädliche Fleisch- und Geflügelsorten: Wildschwein, Wurstwaren und Aufschnitt aller Art, Speck, Schinken, Schweinefleisch, alle Arten von Räucherfleisch.

Fische, Weichtiere und Schalentiere für Blutgruppe 0

Personen mit Blutgruppe 0 benötigen viel mehr Jod als andere, da sie häufig Probleme mit ihrer Schilddrüse haben (Schilddrüsenunterfunktion). *(Denken Sie daran, Ihren TSH-Wert von Ihrem Arzt bestimmen zu lassen.)* In Fisch ist viel Jod enthalten. Außerdem eignet sich Fisch aufgrund seines Eiweißgehalts perfekt dazu, den Stoffwechsel anzuregen, die Durchblutung zu verbessern und die Schilddrüsenfunktion zu aktivieren. Die Ernährung mit viel Fisch hilft, Gewicht zu verlieren, verbessert den Energiehaushalt und trägt gleichzeitig zu einer ausgezeichneten Immunabwehr bei.

Immunfördernde Fischsorten: Kabeljau, Rotbrasse, ungeräucherter Lachs, Seebarsch, Hecht, Fingerfisch, Schwertfisch, Stör, Heilbutt, Flunder, Dorsch, Barsch, Seezunge, Forelle. *(Roher oder gekochter Fisch)*

Immunneutrale Fischsorten, Weichtiere, Schalentiere: Aal, Seeteufel, Lumb, Kabeljau, Steuerbarsch, Karpfen, Kaviar, Quahog-Muscheln, Seehecht, Jakobsmuscheln, Krabben, Makrelen, Merlan, Zackenbarsch, Miesmuscheln, Meeräsche, Lachsrogen, Mondfisch, großer roter Drachenkopf, Pompano, Garnelen, Goldbrasse, Schellfisch, Kaiserfisch, Stint, Schnecken, schwarzer Trommler, Knurrhahn, Schellfisch, Hering, Hummer, Austern, Languste, Zander, Sardinen, Pangasius, Thunfisch, Tilapia, Forelle, Venusmuscheln.

Immunschädliche Fischsorten, Weichtiere, Schalentiere (und dergleichen): Barrakuda, Kalmar, gewöhnlicher Glatthai, Frösche, Hering und Räucherhering, große Fechterschnecke, Pollack, Seeohren, Wels, Tintenfisch, Räucherlachs.

Vorsicht: Vermeiden Sie Dosenfisch sowie panierten, gebratenen Fisch oder in Soße.

Milchprodukte und Eier für Blutgruppe 0

Milchprodukte sind für Menschen mit dieser Blutgruppe wirklich nicht empfehlenswert. Sie begünstigen bei ihnen leider eine starke Gewichtszunahme, Erschöpfung und Entzündungen. Menschen mit dieser Blutgruppe können Milchprodukte, sei es in Form von Joghurt oder Käse, ohnehin nur sehr schlecht verdauen.

Immunfördernde Milchprodukte und Eier: keine.

Immunneutrale Milchprodukte und Eier: Butter, Feta, Ziegenkäse, Schafskäse, Büffel-Mozzarella (Kuhmilchmozzarella möglichst vermeiden), Eier von Bio-Hühnern.

Immunschädliche Milchprodukte und Eier: Verzichten Sie auf alle Kuhmilchprodukte (Milch, Joghurt, Sahne, Eiscreme) und vor allem auf Edamer, Emmentaler, Blauschimmelkäse, Brie, Camembert, Cheddar, Hüttenkäse, Parmesan, Münsterkäse, Gouda, Gruyère, Kefir und Ricotta. Verzichten Sie auf alle Joghurts aus Tiermilch und greifen Sie stattdessen zu veganen Joghurts (auf Soja-, Mandel-, Hafer-, Reismilchbasis).

Eier für Blutgruppe 0

2 bis 4 pro Woche, nicht mehr, am besten gekocht oder pochiert. Verzehren Sie keine in der Pfanne mit Fettzusatz gebratenen Eier. Sie sind für Menschen mit dieser Blutgruppe sehr schwer verdaulich.

Öle für Blutgruppe 0

Einfach ungesättigte Öle sind für diese Blutgruppe sehr von Vorteil.

Immunfördernde Öle: Leinsamenöl, Reisöl, Traubenkernöl, Kürbiskernöl.

Immunneutrale Öle: Olivenöl, Sojaöl, Süßmandelöl, Borretschöl, Rapsöl, Walnussöl, Haselnussöl, Lebertran, Sesamöl, Johannisbeerkernöl, Hanfsamenöl.

Immunschädliche Öle: Erdnussöl, Färberdistelöl, Kokosöl, Weizenkeimöl, Baumwollsaatöl, Maisöl, Nachtkerzenöl, Rizinusöl, Sojaöl, Sonnenblumenöl.

Bei all diesen Ölen wird für die Blutgruppe 0 empfohlen, sie roh zu verzehren und nicht zum Kochen oder Frittieren zu verwenden.

Nüsse und Samen für Blutgruppe 0

Walnüsse sind für diese Blutgruppe von großem Nutzen, da sie den Blutzuckerspiegel angemessen regulieren und so die Gewichtszunahme eindämmen.

Immunfördernde Nüsse und Samen: Walnüsse und Kürbiskerne.

Immunneutrale Nüsse und Samen: Mandeln, Haselnüsse, Macadamianüsse, Pekannüsse, Pinienkerne, Hanfsamen, Sonnenblumenkerne, Esskastanien.

Immunschädliche Nüsse und Samen: Cashewnüsse, Erdnüsse, Erdnussbutter, Paranüsse, Pistazien, Mohnsamen, Tamarindenkörner.

Hülsenfrüchte für Blutgruppe 0

Immunfördernde Hülsenfrüchte: rote Sojabohnen, Augenbohnen (Black Eyed Peas).

Immunneutrale Hülsenfrüchte: Saubohnen, Flageolettbohnen, Butterbohnen, weiße Bohnen, Limabohnen, Stangenbohnen, Mungobohnen, schwarze Bohnen, grüne Bohnen, Sojamilch, Miso, Erbsen, Kichererbsen, Zuckerschoten, Tofu.

Immunschädliche Hülsenfrüchte: weiße Bohnen, Kidneybohnen, Mogette-Bohnen, Linsen und spanische weiße Bohnen.

Aber Vorsicht: Kombinieren Sie Milchprodukte, Hülsenfrüchte und Eiweiße nicht miteinander. Für Menschen mit Blutgruppe 0 ist eine Vielzahl von Lebensmittelkombinationen nicht gut verträglich.

Getreidearten und -produkte für Blutgruppe 0

Immunfördernde Getreidearten und -produkte: keine.

Immunneutrale Getreidearten und -produkte: Amaranth, Kamut, Reismehl, Dinkel, Hafermehl, Roggenmehl, Reiswaffeln, Buchweizen, Reismilch, Reisbrot, Hirse, Roggenbrot, Sojabrot, Quinoa, Basmatireis, weißer Reis, Vollkornreis, Wildreis, Puffreis, Haferkleie, Reiskleie, Tapioka.

Immunschädliche Getreidearten und -produkte: Hafer, Weizen und alle weizenbasierten Zubereitungen einschließlich Weizennudeln, Zerealien, Cornflakes, Couscous, Grießbrei, Weizenmehl einschließlich Vollkornmehl, ungesäuertes Brot, Dinkel, Körnerbrot, Popcorn, Maismehl, Weizenkeime, Mais, Maisgrieß, Weizenkleie, Sorghum.

Aber Vorsicht: Hülsenfrüchte und Getreideprodukte sollten ab dem 40. Lebensjahr nicht mehr zum Abendessen verzehrt werden. Menschen mit dieser Blutgruppe neigen nämlich leicht dazu, diese in Form von Fett zu speichern, was Gewichtszunahme und Blutdruckanstieg begünstigt.

Vermeiden Sie den Verzehr von Buchweizen im Sommer.

Es ist ratsam und empfehlenswert, Quinoa am besten immer gekocht zu verzehren.

Achtung: Quinoa wird Frauen mit Blutgruppe 0 in der Schwangerschaft und Stillzeit sowie Kindern mit Blutgruppe 0 unter zwei Jahren **nicht** *empfohlen.*

Gemüse für Personen mit Blutgruppe 0

Personen mit Blutgruppe 0 sollten täglich Gemüse zu sich nehmen. Es ist sehr reich an Antioxidantien und Ballaststoffen und wirkt sich daher sehr positiv bei Menschen mit dieser Blutgruppe aus. Es wird Ihnen besonders deshalb nahegelegt, weil es Quercetin und Polysaccharide enthält, die die Regulierung Ihres Blutzuckerspiegels unterstützen. Außerdem ist Gemüse aufgrund seines Kaliumgehalts das beste Mittel gegen Wassereinlagerungen.

Bereiten Sie Bio-Gemüse vorzugsweise im Schnellkochtopf oder im Dampfgarer zu. Nehmen Sie möglichst Saisongemüse. So kommen Sie in den Genuss der meisten willkommenen Eigenschaften von Gemüse.

Hinweis: Im fortgeschrittenen Alter können Personen mit Blutgruppe 0 Zwiebeln immer schlechter verdauen. Daher wird empfohlen, sie besser gekocht zu verzehren und nicht roh.

Immunförderndes Gemüse: Artischocken, Blatttang, Brokkoli, Champignons, Chicorée, Gemüsekohl, Gemüsekürbis, Grünkohl, Kohl, Kohlrabi, Kürbis, Löwenzahn, Mangold, Meerrettich, Okraschoten, roter Paprika, Pastinaken, Petersilie, Romanasalat, Rote Bete, Steckrüben, Spinat, Süßkartoffeln, Zwiebeln.

Immunneutrales Gemüse: Auberginen, Austernpilze, Bambussprossen, grüne Bohnen, Endivien, Erbsen, Esskastanien, Fenchel, Ingwer, Knoblauch, Knollensellerie, Kopfsalat, Möhren, grüne Oliven, gelbe und grüne Paprika, Peperoni, Rettich, Rucola, Schalotten, Schnittlauch, Mesclun (Schnittsalat-Mischung), Spargel, Stangensellerie, Tomaten, Tomatensaft, schwarze und weiße Trüffel, Zucchini, Zuckerschoten, Yamswurzel.

Immunschädliches Gemüse: Avocado, Gurken, Blumenkohl, Rosenkohl, Rotkohl, Mais und alles, was aus Mais hergestellt wird, schwarze Oliven, Porree, alle Kartoffelsorten.

Obst für Blutgruppe 0

Obst ist für diese Blutgruppe der Jäger und Sammler durchaus empfehlenswert. Achten Sie darauf, nicht mehr als drei Früchte pro Tag zu essen und diese außerhalb der Mahlzeiten oder am besten gekocht am Ende der Mahlzeit zu verzehren. Essen sie kein überreifes Obst, da es dann zu viel Zucker enthält.

Immunförderndes Obst: Ananas, Blaubeeren, Backpflaumen, frische und getrocknete Feigen, Guaven, Mangos, (frische und getrocknete) Pflaumen.

Immunneutrales Obst: Aprikosen, Cranberrys, Kaki, Sternfrucht, schwarze Johannisbeeren, gelbe Zitronen, Limetten, Quitten, Datteln, Erdbeeren, Himbeeren, Granatäpfel, Johannisbeeren, Kaki, Kumquat, Nektarinen, Grapefruit, Papaya, Wassermelonen, Pfirsiche, Birnen, Äpfel, helle Weintrauben, dunkle Weintrauben, Rosinen, Holunder, Bananen.

Immunschädliches Obst: Kochbananen, Avocados, Clementinen, Kiwis, Kokosmilch, Melonen, Brombeeren, Kokosnüsse, Orangen, Rhabarber. *(Achten Sie beim Verzehr von Dörrobst darauf, dass es keine Zuckerzusätze enthält.)*

Kräuter, Gewürze und Zusatzstoffe für Blutgruppe 0

Bei Personen mit dieser Blutgruppe haben Gewürze eine äußerst antibakterielle Wirkung auf die Darmflora. Menschen mit Blutgruppe 0 reagieren auch positiv auf scharfe Gewürze.

Immunfördernde Gewürze und Würz- und Verdickungsmittel: Cayennepfeffer, Curry, Johannisbrotkerne, Kurkuma, Petersilie, Meerrettich.

Immunneutrale Gewürze und Würz- und Verdickungsmittel: Agar, Ahornsirup, Anis, Apfelessig, Basilikum, Bergamotte, Bierhefe, Bohnenkraut, Dill, Estragon, Fruchtgelee, Gelatine, Gerstenmalz, Honig, Kardamom, Pfefferminze, Kerbel, Knoblauch, Konfitüre, Koriander, Kreuzkümmel, Lorbeerblätter, Mandelöl, Majoran, Meersalz, Minze, Miso, Nelken,

Oregano, Paprika, Pektin, Peperoni, schwarze Pfefferkörner, Reissirup, Rosmarin, Schnittlauch, Schokolade, Safran, Salbei, Senf, Soja-Soße, süßer Senf ohne Essig, Süßholz, Tamarindenkörner, Tapioka, Thymian, Vanille, Wintergrün, Zimt, brauner Zucker, Zuckerrübensirup.

Immunschädliche Gewürze und Würz- und Verdickungsmittel: Aspartam, Dextrose, Maisstärke, Fruktose, Guarana, Guarkernmehl, Gummi arabicum, Kapern, Ketchup, Maissirup, Mayonnaise, Muskatnuss, Natriumglutamat, gemahlener Pfeffer (weiß, grau), saurer Senf, Wacholderbeeren, alle Essigsorten außer Apfelessig, der erlaubt ist. *(Vermeiden Sie den Verzehr von Brühwürfeln. Sie sind für die Blutgruppe 0 nicht zu empfehlen.)*

Getränke für Blutgruppe 0

Bei Personen mit Blutgruppe 0 fördert der Konsum von Alkohol die Gewichtszunahme. Außerdem kann er mit fortschreitendem Alter eine Insulinresistenz auslösen. Trinken Sie Rotwein in Maßen (ein Glas). Meiden Sie Spirituosen. Vermeiden Sie grundsätzlich den Genuss von Kaffee, außer am Morgen, da dann bereits viel Adrenalin in Ihrem Blut zirkuliert. Zu viel Kaffee kann zu einer Nebennierenschwäche führen. Wer bei bereits geschwächten Nebennieren weiterhin viel Kaffee trinkt, strapaziert diese lebenswichtigen, oberhalb der Nieren befindlichen Drüsen noch mehr. Geben Sie stattdessen grünem Tee den Vorzug. Er wirkt bei Ihrer Blutgruppe besonders positiv auf den Stoffwechsel und das Immunsystem.

Immunfördernde Getränke: Wasser, grüner Tee, Lindenblütentee.

Immunneutrale Getränke: Reisbier (weder Mais- noch Weizenbier), Kamillentee, Cidre, Bio-Rotwein.

Immunschädliche Getränke: Spirituosen, Kaffee, entkoffeinierter Kaffee, alle Limonaden (gesüßt oder ungesüßt), Ginseng-Kaffee, Gerstenkaffee, Weißwein, Champagner, weißer Tee, entkoffeinierter Tee, schwarzer Tee.

Kräuter und Pflanzen für Personen mit Blutgruppe 0

Immunfördernde Kräuter: Kamille, Rosmarin, Bockshornklee, Maulbeerblattextrakt, Pfefferminze, Alant, Passionsblume, Propolis, Hagebutte, Löwenzahn, Ingwer.

Immunneutrale Kräuter: Ringelblume, Ginseng, Süßholzstängel, Petersilie, Salbei, Holunder, Fenchelsamen, Thymian.

Immunschädliche Kräuter: Schafgarbe, Alfalfa, Aloe, Klette, Maisbart, Eukalyptus, Johanniskraut, Enzian, Rhabarber, Senna.

Zusammengefasst:

IMMUNWIRKSAME ERNÄHRUNG

(Wählen Sie aus den immunfördernden oder -neutralen Lebensmitteln aus):

Fleisch: 3-7 Mal pro Woche (immunfördernde und erlaubte Fleischsorten, am besten weißes Fleisch)

Fisch: 3-7 Mal pro Woche (immunfördernde und erlaubte Fischsorten)

Eier: 2-4 Mal pro Woche (gekocht oder pochiert)

Getreidearten und -produkte: keine. Höchstens ein Minimum der immunfördernden und erlaubten Getreidearten

Käse: nur einmal pro Woche (siehe erlaubte Käsesorten)

Gemüse: täglich (immunfördernde und erlaubte Gemüsesorten)

Soja und dessen Derivate: Naturjoghurt aus Sojamilch

Milchprodukte: nie, mit Ausnahme von Sojamilch, Reismilch

Obst: täglich (die immunfördernden)

Hülsenfrüchte: 2-4 Mal pro Woche

Ölsaaten: täglich in Maßen

ZU VERMEIDENDE LEBENSMITTEL

Getränke: Softdrinks, Kaffee, Gerstenkaffee, schwarzer Tee, entkoffeinierter Tee

Fleisch: Schweinefleisch, -wurstwaren und -aufschnitt, alle Arten von Schinken

Desserts: Desserts, Eiscreme und Cremes auf der Basis von Tiermilch, vor allem Kuhmilch, auf alle mehl- und zuckerbasierten Süßspeisen verzichten

Gewürze: Essig (außer Apfelessig), Brühwürfel

Milch und Milchderivate: Kuhmilch, Schafsmilch, Ziegenmilch, keine fettreichen und gereiften Milchprodukte

Eier: in der Pfanne gebraten

Getreide und getreidebasierte Nahrungsmittel: Weizen, Mais, Gerste, Hafer, Roggen, Dinkel, Kamut, Brot, Nudeln, Cracker, Grissini, Zwieback, Kekse, Kleie, Grieß, Couscous, Fougasse (provencalisches Brot), ungesäuertes Brot, Pizza

Obst: Orangen, Erdbeeren, Clementinen, Mandarinen, Melonen, Brombeeren

Dörrobst und Ölsaaten: Erdnüsse, Paranüsse, Pistazien, Cashewnüsse

Hülsenfrüchte: spanische weiße Bohnen, Borlotti-Bohnen, Linsen

Gemüse: Blumenkohl, Rosenkohl, Auberginen, schwarze Oliven, Kartoffeln

Fisch: Räucherfisch, Wels, Tintenfisch

Immunspezifische Nahrungsergänzungsmittel für Personen mit Blutgruppe 0

B-Vitamine

Personen mit Blutgruppe 0 sind häufig von depressiven Verstimmungen oder gar Depressionen betroffen. Ihnen wird die Einnahme von Vitamin B in regelmäßigen, über das Jahr verteilten Zeiträumen empfohlen (mit Zustimmung ihres Hausarztes).

Vitamin K

Bei Personen mit Blutgruppe 0 kommt es häufiger zu Blutgerinnungsstörungen. Dagegen helfen keine Nahrungsergänzungsmittel. Am besten achten Sie auf eine angemessene Zufuhr über die Ernährung. Vitamin K kommt in Leber, Eigelb, Fischöl und grünem Blattgemüse vor.

Jod

Personen mit Gruppe 0 sind am häufigsten von Schilddrüsenproblemen betroffen, insbesondere Frauen um die 45 bis 50 Jahre. Dadurch verlangsamt sich ihr Stoffwechsel, sie ermüden schnell, sind niedergeschlagen und neigen zu Wassereinlagerungen. Personen mit dieser Blutgruppe müssen daher sehr auf eine regelmäßige und konstante Jodzufuhr achten: Jod ist besonders in Algen, Fisch, Schalentieren, Weichtieren und jodhaltigem Salz enthalten.

Mangan

Es kommt vor, dass Personen, die auf Getreidearten und -produkte verzichten (was für diese Blutgruppe empfohlen wird), an Manganmangel leiden. In diesem Fall können sie von Zeit zu Zeit dieses Spurenelement in kleinen Dosen einnehmen.

Antivirales Schutzschild-Aufbauprogramm

Tragant: 500 mg (1-2 Kapseln) zweimal täglich
Katuka (Kutki, Picrorhiza kurroa): 400 mg (1-2 Kapseln) täglich
L-Glutamin: 500 mg (1-2 Kapseln) täglich
Zink: 15 mg täglich

Programm zur Unterstützung der Lungen

N-Acetyl-Cystein: 500 mg (1 Tablette) zweimal täglich
Noni-Extrakt: 250 mg (1-2 Kapseln) täglich
Königskerze: 1-2 Tassen Tee pro Tag
Coenzym Q10: 2 Tabletten täglich

Programm zur *Boosterung* des Stoffwechsels

Blasentang (Fucus vesiculosus): 200 mg (1 Kapsel) zweimal täglich

Löwenzahn: 250 mg (1 Kapsel) zweimal täglich

Natürliches Zedernharz: 1 Kapsel ein- bis zweimal täglich

Programm zur Darmharmonisierung und -pflege

L-Glutamin: 200 mg (1-2 Tabletten) zweimal täglich

Rinderkolostrum: 500 mg (1-2 Kapseln) täglich

N-Acetylglucosamin (Glucosamin): 200 mg (1-2 Tabletten) täglich

Zichorienpulver: 2 Kapseln täglich

Epilog

„Die Mikrobe ist nichts, das Milieu ist alles." Mit dem Lesen dieses Buches können Sie nun nachvollziehen, dass unsere Immunabwehr mit unserer Blutgruppe und unserem „Terrain" zusammenhängt. Dieser naturheilkundliche Begriff bezeichnet das einzigartige Klima im Inneren unseres Körpers – unser Darm-Mikrobiom, unsere Lebensweise, die Qualität der Luft, die wir atmen, und der Nahrungsmittel, die wir zu uns nehmen, unseren Schlaf, unseren Stress usw.

Sie konnten sich einen Überblick über Ihre Lebensweise und deren Auswirkungen verschaffen. Werden Sie den Bedürfnissen Ihrer Blutgruppe gerecht? Wie geht es Ihrem Darm? Nähren Sie ihn mit nützlichen Präbiotika und Probiotika, damit er Sie verteidigen kann? Leiden Sie unter Nahrungsmittelunverträglichkeiten, die Signale eines überreagierenden Organismus im Entzündungszustand sind? Leiden Sie an einem Mangel wichtiger Nährstoffe wie Vitamin D, Magnesium, Omega-3-Fettsäuren? Werden Sie sich für eine ausgewogene Ernährung mit „lebendigen", rohen oder Bio-Lebensmitteln entscheiden? Gönnen Sie sich genug Schlaf und Ruhepausen? Nehmen Sie Toxine wie Tabak, Alkohol oder Medikamente im Übermaß ein? Nehmen Sie zu häufig Sonnenbäder? Sind Sie verschmutzter Luft oder elektromagnetischer Strahlung ausgesetzt? Haben Sie Übergewicht? Anders gefragt:

Nehmen Sie zu viel Zucker und zu viel Fett zu sich und machen sich damit anfälliger für eine krankhafte Erhöhung des Säuregehalts im Blut? Diese sogenannte Azidose schwächt nämlich Ihren Organismus langsam, aber stetig und mündet in Entzündungen mit dem Risiko, sich mit einem Virus oder einer Bakterie zu infizieren.

Wie würde sich Ihr Körper unter diesen Umständen bei einem viralen oder bakteriellen Angriff verhalten? Wie hoch ist derzeitig Ihre Lebensenergie, um angemessen auf diese Angriffe reagieren zu können? Sie sehen, dass Ihr Immunsystem die einzige wirksame Barriere ist, die Sie rund um die Uhr schützt. Eine Stoffmaske kann Sie nämlich nur kurze Zeit vor Viren bewahren. Jahrzehnte lang können wir nicht so leben und Masken tragen, als hätten wir Karneval oder wollten eine Bank überfallen. Wir müssen uns anders ausstatten und wehren.

Was passiert eigentlich bei einem Angriff von Viren genau? Wenn Krankheitserreger in unseren Körper eindringen, sind es unsere weißen Blutkörperchen, die reagieren, um die Eindringlinge zu eliminieren. Wie Sie gelesen haben, sind Personen mit Blutgruppe 0 überwiegend weniger anfällig für Virusattacken als die anderen Blutgruppen, da sie bereits die Antigene A, B und AB besitzen. Dennoch können sie sich bei einer bereits infizierten Person mit Blutgruppe 0 anstecken.

Das Einzige, was Sie dagegen tun können, haben wir in diesem Buch beschrieben. Blutgruppenübergreifend geht es bei allen Menschen darum, das Immunsystem aufzubauen, indem man die eigenen Abwehrkräfte stärkt, und zwar über eine ausgewogene Darmflora und eine angemessene Schleimproduktion, die richtige Zufuhr von immunfördernden Lebensmitteln und Nährstoffen und eine lektinfreie Ernährung. Dafür muss man sich für die immunfördernde Ernährung der eigenen Blutgruppe entscheiden.

Inzwischen haben Sie erkannt, dass Sie vor allem dafür sorgen müssen, dass sich Ihr Darm-Mikrobiom in optimalem Zustand befindet.

Wie Sie wissen, bieten zahlreiche Labore eine Mikrobiomanalyse der Darmbakterien an. Das nennt sich „Präventionsmedizin", und genau diese sollte von Krankenkassen erstattet werden, weil sie allein schon Leben retten kann.

Sie haben erfahren, dass Ihr Darm Ihre Immunbarriere ist. Ihm verdanken sie mehr als 70 Prozent Ihrer Immunabwehr, wenn er nicht durch zu viele schädliche Bakterien geschwächt ist. Mit der Lektüre dieses Buches haben Sie gelernt, sich um dieses wichtige Organ zu kümmern und ihn zu schonen. Ihr Darm ist Ihr bester Freund. Durch die Einnahme von Probiotika und durch eine immunfördernde, blutgruppengerechte Ernährung können Sie dafür sorgen, dass sich Ihre geschädigte oder poröse und geschwächte Darmschleimhaut wieder erholt.

Sie werden nun in der Lage sein, Ihre Ernährung richtig zu steuern, nützlichen Bakterien (Präbiotika und Probiotika) genügend Raum zu bieten und auf die Immungrundlagen zurückzugreifen. Ab jetzt können Sie sich überwiegend immunfördernd und immunneutral Ihrer Blutgruppe entsprechend ernähren und immunschädliche Lebensmittel auf einige punktuelle Abweichungen beschränken, mit denen Ihr Körper sehr gut umgehen kann.

Sie haben inzwischen erkannt, dass Sie sich selbst *„Ihr bester Arzt"* sind und dass die eigentliche Gefahr für Ihre Gesundheit nicht im Außen, sondern in Ihnen selbst zu finden ist; ebenso können Sie nachvollziehen, dass Viren oder Bakterien, die in Ihrer Nähe auftauchen, Ihnen der Zugang durch eine Immunabwehr in Bestform verwehrt wird. Die Eingangspforten werden natürlich mit zunehmendem Alter immer größer. Aber wir sind inzwischen in der Lage, sie mit Nachdruck wieder zu schließen, was vor einigen Jahren noch nicht der Fall war.

Je weiter wir uns auf unserem Lebensweg entwickeln, desto schärfer wird unser Bewusstsein. Wir werden in einer Welt leben, in der Viren mutieren und die Überbevölkerung uns zu ständigem Kontakt miteinander zwingt. Es liegt an uns, den zahlreichen, mit unserer Blutgruppe zusammenhängenden Aspekten unserer Immunabwehr Rechnung zu tragen – im Bewusstsein, dass wir gegenüber möglichen weiteren Angriffen absolut nicht machtlos sind. Wir alle sind erwachsen geworden und haben ein Verständnis für unseren Körper entwickelt. Wichtig ist auch, dass wir uns Ruhepausen gönnen. Denn es geht auch darum, unseren Geist zur Ruhe kommen zu lassen, der manchmal allein in der Lage ist, unsere zahlreichen Körperfunktionen aus dem Gleichgewicht zu bringen.

Es liegt an uns, sich Hilfe bei zahlreichen Therapeuten zu holen, die in Naturheilkunde, Hygiene, Hypnose, Sophrologie (Heilmethode zur körperlichen und psychichen Entspannung, Anm. d. Verlags), EMDR (Neuro-emotionale Integration durch Augenbewegungen), EFT (Emotional Freedom Techniques) usw. ausgebildet sind. Sie sind in der Lage, Ihr Terrain zu verstehen und Ihnen zu helfen, Ihren Organismus wieder ins Gleichgewicht zu bringen.

Sie selbst sind jetzt dazu fähig, Ihrem Körper jedes Mal zuzuhören, wenn er leise zu Ihnen spricht. Sie warten nicht mehr darauf, bis er sich in Form einer Krankheit lautstark äußert, sondern können ihm schon bei anfänglichen Beschwerden helfen, vor allem, da Ihnen inzwischen bewusst geworden ist, dass ständige Erschöpfung das erste Anzeichen für eine abnehmende Immunabwehr ist.

Wir danken Ihnen für Ihre Aufmerksamkeit und Ihr Vertrauen. Seien Sie gewiss, dass Sie, selbst wenn Sie nur einige Punkte der Immundiät-Methode übernehmen, einen neuen Weg zu mehr Gesundheit beschreiten werden. Dieser Weg, den Sie gerade eingeschlagen haben, wird Sie in absehbarer Zeit einer mehrspurigen Autobahn gleich zu überragender Vitalität führen, natürlich mit kleinen Herausforderungen, die Ihre Immunbarriere auf die Probe stellen.

Kontrolliert wird das Ganze von Ihnen und nur von Ihnen! Was kümmern Sie Epidemien!

Wir wünschen Ihnen eine ausgezeichnete Immunabwehr und damit überragende Gesundheit! Seien Sie sich selbst Ihr bester Freund. Ihr Körper wird es Ihnen hundertfach danken.

Von Herz zu Herz,
von Seele zu Seele

Valérie Lamour und Olivier Madelrieux

Literaturverzeichnis

Aymard, Jean-Pierre (2014). *Karl Landsteiner. L'homme des groupes sanguins – Edition revue et augmentée*. Paris, Frankreich. Editions L'Harmattan.

Blossoms, Jenna (2020). *Changer de vibration, changer de vie. Manuel pratique pour manifester vos désirs les plus profonds.* Paris, Frankreich. EXERGUE.

Bondil, Alain/Marion Kaplan (1999). *Votre alimentation selon l'enseignement du dr kousmine. MANGER MIEUX – PREVENIR LES MALADIES MODERNES.* 90 RECETTES DE SANTE. UN OUVRAGE. Paris, Frankreich. J'AI LU.

Bressy, Pierre (1996). *La Bio-électronique et les mystères de la vie. Cours élémentaire, théorique et pratique d'initiation à la bio-électronique selon la méthode de ... théorique d'initiation à la bio-électronique.* Paris, Frankreich. COURRIER LIVRE.

Buronzo, Moro Alessandra (2019). *Mes astuces et conseils de naturopathe. Retrouvez votre énergie vitale, facilement et pour longtemps!* Paris, Frankreich. EYROLLES.

Cahane/Narbonne De (1995). *Nourritures essentielles. Premier guide médicale de l'alimentation familiale.* Saxifrage.

Cannenpasse-Riffard, Raphaël (2011). *Biologie, médecine et physique quantique.* Embourg, Belgien. Marco Pietteur.

Chabrillac, Odile/Mademoiselle Ève/Isabelle Maroger/Martin Bayer (2018). *Mein Leben in Balance – Detox: Mein Kurzprogramm zur natürlichen Entgiftung.* München, Deutschland. L. E. O. Verlag.

Chauchard, Claude (2009). *La bouche ou la vie! Manger juste pour rester jeune plus longtemps.* Neuilly-sur-Seine, Frankreich. MICHEL LAFON.

Chopra, Deepak (2012). *Heilung. Körper und Seele in neuer Ganzheit erfahren.* Vollst. Taschenbuchausg., 2. Aufl., München, Deutschland. Goldmann Verlag.

Collin, Jacques (1993). *L'eau. Le miracle oublié.* Paris, Frankreich. G. Trédaniel.

Curtay, Jean-Paul (2011). *L'immuno-nutrition. Manuel familial de résistance aux infections.* Paris, Frankreich. ANNE CARRIERE.

Curtay, Jean-Paul/Thierry Souccar (1999). *Le Programme de longue vie. De la science à l'alimentation.* Paris, Frankreich. SEUIL.

D'Adamo, Peter/Catherine Whitney (2005). *Allergies. Fight them with the Blood Type Diet. The Individualized Plan for Treating Environmental and Food Allergies, Chronic Sinus Infections, Asthma and Related Conditions (Eat Right 4 Your Type).* Reprint, New York, USA. Berkley.

D'Adamo, Peter/Catherine Whitney/Lexa Katrin Von Nostitz/Stefanie Hutter/Maren Klostermann/Erica Mertens-Feldbausch/Michael Benthack (2017). *4 Blutgruppen – 4 Strategien für ein gesundes Leben. Mit Rezeptteil | Mit der Blutgruppen-Diät entspannt abnehmen.* 4. Aufl., München, Deutschland. Piper Taschenbuch.

Daniel, Kieffer (2019). *Acidose et Mucose Toxiques. Pour en finir avec les inflammations, douleurs et surcharges.* Genf, Schweiz. JOUVENCE.

Defossez, Jean-Marie (2018). *Se protéger des stress, inflammations chroniques et maladies chroniques, grâce au nerf vague.* Genf, Schweiz. JOUVENCE.

Degaudenzi, Jean-Louis (1990). *Le Secret de votre groupe sanguin (French Edition)*. Paris, Frankreich. FeniXX réédition numérique (Filipacchi).

Dethlefsen, Thorwald/Ruediger Dahlke (2000). *Krankheit als Weg. Deutung und Be-Deutung der Krankheitsbilder*. 17. Aufl., München, Deutschland. Goldmann Verlag.

Dufour, Anne/Laurence Wittner (2005). *Le régime d'okinawa. Passeport pour la longévité*. Paris, Frankreich. LEDUC.

Durbec, Régine (1992). *Les cures des 4 saisons. 33 cures et mono-diètes pour se régénérer*. Genf, Schweiz. JOUVENCE.

Frey, Michel (2018). *La médecine traditionnelle chinoise, c'est la vie!* Paris, Frankreich. FIRST.

Goetz, Paul (2017). *Renforcer son immunité*. Paris, Frankreich. SOLAR.

Kaplan, Marion (2001). *Nutrition consciente. Les aliments au coeur de votre santé*. Escalquens, Frankreich. Editions Jacques Grancher.

Kaplan, Marion/Bruno Donatini (2005). *Alimentation sans gluten ni laitage. Sauvez votre santé!* Genf, Schweiz. JOUVENCE.

Kaplan, Robert-Michael/Bondil (1994). *L'âge d'or de votre corps. Manger mieux pour vivre plus longtemps selon l'enseignement du docteur Kousmine*. Paris, Frankreich. Robert Laffont / Le grand livre du mois.

Kervran, Corentin Louis/Gebelein (2016). *Biologische Transmutationen: eine Zusammenfassung mehrerer Bücher*, Basel, Schweiz. Archivverlag Agraffe.

Laurent, Frédérique (2019). *Mes 1000 ordonnances naturopathie*. Paris, Frankreich. LEDUC. S.

Laurent, Jacques (2007). *4 groupes sanguins, 4 personnalités. Le code secret décrypté*, Ferrières, Belgien. Editions Testez.

Le Berre, Nicolas (1990). *Le lait, une sacrée vacherie. Observations, réflexions, expérimentations*. Paris, Frankreich. Equilibres aujourd'hui.

Marcel, Violet (2022). *L'energie cosmique au service de la santé*. Paris, Frankreich. Laboratoire marcel violet.

Marion, Kaplan (2022). *Déchiffrez votre vie et votre santé.* Paris, Frankreich. LE GRAND LIVRE DU MOIS.

Masson, Robert (2014). *Boostez votre immunité.* Paris, Frankreich. TREDANIEL.

Miller, John. *Solutions alimentaires immunitaires. le régime ultime pour renforcer l'immunité pour la santé et la longévité.* kindle-Format.

Mindell, Earl (1999). *Die Nährstoffbibel.* München, Deutschland. Heyne.

Montemurro, Pietro (2020). *Le Régime de la Thyroïde. Comment booster votre énergie, perdre du poids et activer votre métabolisme tout en maintenant l'équilibre hormonal (Être en forme et en bonne santé).* Independently published.

Mosley, Dr Michael (2015). *The FastLife. Lose Weight, Stay Healthy, and Live Longer with the Simple Secrets of Intermittent Fasting and High-Intensity Training,* New York, USA. Atria.

Muller-Bohard, Sandrine (2015). *L énergie pour guérir.* Boulogne-Billancourt, Frankreich. Persée.

Nys, Pierre (2003). *Prévenir et soigner le diabète.* Paris, Frankreich. DU ROCHER.

Olivier, Jean-François (2009). *Les règles d'or de l'alimentation naturelle.* Genf, Schweiz. Encre.

Pourtalet, Georges (2001). *Le corps a ses raisons que la médecine ignore. Comment l'alimentation et la digestion influent sur votre vie quotidienne...* Paris, Frankreich. DAUPHIN.

Pratt, Steven/Kathy Matthews (2005). *SuperFood. 14 Nahrungsmittel, die Ihr Leben verändern.* München, Deutschland. Heyne, W.

Raoult, Didier (2020). *Epidémies. vrais dangers et fausses alertes. Vrais dangers et fausses alertes. De la grippe aviaire au Covid-19.* Neuilly-sur-Seine, Frankreich. MICHEL LAFON.

Richtel, Matt/Barbara Steckhan/Naemi Schuhmacher/Sonja Schuhmacher/Gabriele Gockel (2021). *Starke Abwehr – Unser Immunsystem.*

Ein medizinisches Wunder und seine Grenzen. Hamburg, Deutschland. HarperCollins.

Seignalet, Jean/Henri Joyeux (2012). *L'alimentation ou la troisième médecine.* Paris, Frankreich. DU ROCHER.

Sellam, Salomon (2000). *Origines et prévention des maladies. l'analyse psychosomatique,* Escalquens. Frankreich. Quintessence.

Simoneton (1994). *Radiation des aliments – Ondes humaines et santé. Etudes et hypothèses.* Paris, Frankreich. COURRIER LIVRE.

Smith, Oumayma (2020). *Les Meilleurs Aliments de Super-ImmunitÉ. Un Programme Complet Pour Renforcer l'immunité et Garder Votre Corps Fort.* Independently Published.

Sonnenburg, Justin/Erica Sonnenburg/Claudia Callies (2016). *Der gute Darm. Was er wirklich braucht, um uns gesund zu erhalten. Das Neueste aus der Mikrobiom-Forschung.* München, Deutschland. Südwest Verlag.

Souccar, Thierry (2020). *Immunité naturelle – la nutrition et le mode de vie qui aident à combattre les infections.* Vergèze, Frankreich. Thierry Souccar Editions.

Stoppard, Miriam (2004). *Anti-Aging. So bleiben Sie jung, aktiv und gesund.* München, Deutschland. DK Verlag Dorling Kindersley.

Venesson, Julien (2014). *Paléo Nutrition. Le guide paléo pour la santé et la performance.* Vergèze, Frankreich. Thierry Souccar Editions.

Walford, Roy (1987). *Leben über hundert.* München, Deutschland.

Weber, Bernard/Camille Lieners/William Amzallag/Docteur Dominique Rueff (2018). *L'immuno-nutrition. Se nourrir selon son immunité (Médecine) (French Edition).* Paris, Frankreich. Francois-Xavier de Guibert.

Winters, Nasha/Higgins Jess Kelley (2018). *Stoffwechsel in Balance – Krebs ohne Chance. Die metabolische Therapie. Tumorzellen durch ketogene Ernährung und Lebensstilveränderung erfolgreich bekämpfen.* München, Deutschland. riva.

Wolff, Otto (2012). *Was essen wir eigentlich? Praktische Gesichtspunkte zur Ernährung*, 3. Aufl., Stuttgart, Deutschland. Freies Geistesleben.

Yves, Donadieu (1999). *Votre santé au quotidien. Ma pharmacie naturelle.* Paris, Frankreich. Robert Laffont/Le grand livre du mois.

Verzeichnis der Nahrungsergänzungsmittel

Verzeichnis der Krankheiten

Über die Autoren

Valérie Lamour

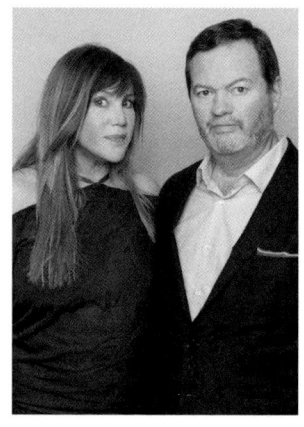 Nach dem Studium von Literatur und Psychologie wendet sich Valérie Lamour schon früh dem „Styling von Wörtern" zu, als sie ihren ersten Kreativ-Job als Konzepterin und Redakteurin bei einer großen Werbeagentur antritt.

Parallel dazu arbeitet sie in Teams für strategische Entwicklung, für die sie zahlreiche Copy-Strategien entwickelt, die als Argumentationsgrundlage für die kreative Umsetzung einer Werbekampagne dienen.

Sie ist bei mehreren großen Agenturen als Konzepterin und Redakteurin tätig, aber auch als Beraterin: bei der Agentur *FCA, Taxi Jaune, Lintas*, FCB. Bald aber merkt sie, dass ihr die „Welt der Werbung" viel zu festgefahren ist. Ihr wird klar, dass ihre Aufgabe nicht darin besteht, „Produkte zu bewerben", sondern mit Menschen zu arbeiten. Auf der Suche nach Freiheit und Selbstbestimmung verlässt sie die Welt der Angestellten, um sich auf die Suche nach bedeutenden Autoren zu begeben, und arbeitet mit großer Freude mehrere Jahre lang als Schauspielerin (TV, Werbung und Kino).

Gleichzeitig ist sie leidenschaftliche Musikerin und Sängerin, beteiligt sich an der Ausarbeitung eines englischsprachigen Albums und singt drei Jahre lang mit der Band *Charlie Makes the Cook,* bevor sie sich als Solistin an ein Album wagt, in dem sie über Unwohlsein und Leiden singt: *„La lune dégoupille",* produziert von EMI. Parallel dazu arbeitet sie als „Wetterfee" bei mehreren großen französischen Fernsehsendern (z. B. Canal+, Nulle Part Ailleurs, LCI, La Cinq).

Da Valérie Lamour sich in dieser Suche nach Sinn und Ethik selbst findet, beginnt sie, ihre ersten Kurzgeschichten zu schreiben, darunter „Mon mari marin" (Mein zur See fahrender Ehemann), die als Hörfassung im französischen Radiosender France Culture ausgestrahlt wird. Sie fängt an, sich für das Schreiben von Drehbüchern zu interessieren. Sie nimmt an mehreren Einführungskursen und später an Fortbildungen zum Drehbuchschreiben teil, zunächst bei französischen „Meistern", später bei amerikanischen. Sie bietet dem weltbekannten französischen Filmregisseur Claude Lelouch ihre Dienste als Drehbuch- und Dialogautorin an. Es kommt zu ihrer ersten Zusammenarbeit als Co- und Dialogautorin und zur Unterzeichnung ihres ersten Spielfilmvertrags für den Film „Männer, Frauen – Die Gebrauchsanweisung".

Nach diesem großen Erfolg beschäftigt sich Valérie Lamour intensiv mit dem Mutterwerden. Ihr Kinderwunsch begleitet sie auf ihrem Weg als Autorin und zwingt sie mehr und mehr zum Rückzug vom beruflichen Alltag. Nun beginnt sie sich für den menschlichen Körper zu interessieren, und studiert die Lehren von Kousmine, Prof. Joyeux, Dr. Seignalet und vielen anderen. Sie beginnt eine naturheilkundliche Weiterbildung und verschlingt alle Themen rund um die Anatomie des Menschen.

Ihr erstes Buch mit dem Titel *Vivre* (Leben) ist im Verlag Cherche midi erschienen und hat gute Verkaufszahlen erzielt. Sie ergründet darin die Wirkung von Antidepressiva und erklärt außerdem, wie sich mithilfe der Ernährungstherapie psychische Störungen behandeln lassen. Sie verfasst dieses Buch unter dem Pseudonym Claire Fontaine, um die

Privatsphäre ihrer Familie zu schützen und die Karriere ihres Mannes als Regisseur nicht zu gefährden.

Dann wird Valerie schwanger und bekommt zwei Kinder kurz hintereinander, als hätten ihre Nachforschungen im Bereich Naturheilkunde magische Früchte getragen. Dem Wunder des Lebens sei Dank! Sie widmet daraufhin viele Jahre der Erziehung ihres lang ersehnten Nachwuchses und nutzt ihre freien Stunden, um sich mit EFT, Sophrologie, Hypnose, Naturheilkunde und Meditation auseinanderzusetzen.

In Ihrem Bestreben ihr Wissen weiterzugeben, berät sie zahlreiche Menschen zu naturheilkundlichen Therapiemaßnahmen. Gleichzeitig schreibt sie viele Bücher zum Thema Mutterschaft: *Toutes les adresses de la femme enceinte, Où partir avec son bébé, Où accoucher en France, Être enceinte à Paris, Le Pilâtes pour la femme enceinte.* Als die Kinder schon älter sind, lässt sie sich von Psychologie-Ragebern inspirieren und verfasst das Buch *Le Guide Psy* (Der Psy-Guide). Daneben gibt sie eine Plakette für „Schwangere an Bord" heraus, die auf der Rückseite von Autos angebracht werden soll, um schwangere Frauen am Steuer zu schützen, sowie Armbänder für werdende Eltern. Diese Aktion wurde mit Erfolg von der französischen Tageszeitung *Le Parisien* aufgegriffen und weitergeführt.

Anschließend arbeitet sie an der Entwicklung neuer TV-Serienkonzepte sowie an Drehbüchern für einzelne Fernsehfilme. Parallel dazu veröffentlicht sie weitere Gesundheitsbücher wie *Rajeunir? Agir contre le vieillissement cellulaire* (Jünger werden? Der Zellalterung entgegenwirken), erschienen beim Verlag Robert Laffont, oder *La Nutrigénétique* (Nutrigenetik), erschienen beim Verlag Éditions Romart. 2012 publiziert sie *Maigrir à la cinquantaine* (Abnehmen mit Fünfzig) im Verlag Éditions Alpen, 2013 *L'alimentation des ados* (Die Ernährung von Teenagern), ebenfalls beim Verlag Éditions Alpen.

Dann begeistert sie sich für Umweltschutz und schreibt *Les Polluants, comment s'en protéger* (Schadstoffe und wie man sich vor ihnen schützt), ebenfalls vom Verlag Éditions Alpen herausgegeben. Sie beendet ihre

Ratgeber-Reihe mit *Le Burn Out* (Der Burn-out), ebenfalls beim Verlag Éditions Alpen. Dann kommt die große Wende, ein literarischer Kurswechsel. Valérie Lamour möchte sich neuen Themenfeldern zuwenden und reagiert auf ihre Verhaltenscoaching-Patientinnen und -Patienten, die an ihrem eingeschränkten Leben verzweifeln, mit einem ersten Buch einer Reihe, die bei Marabout erschienen ist: *Adam et Eve au pays des gourdes* (Adam und Eva im Land der Trottel).

Durch ihre Sinnsuche und starkes Bestreben, andere zu heilen, Wissen zu vermitteln und Menschen zu mobilisieren, wird Valérie Lamour eine erfolgreiche Hypnotherapeutin nach Erickson und nutzt dabei ihre mediale Begabung In ihren Praxen in Sceaux und Paris empfängt sie derzeit Tausende von Menschen mit allen Arten von Problemen und hilft ihnen dabei, ihre natürlichen Ressourcen in Sachen Gesundheit und Selbstheilungskräften wiederzuerlangen. Außerdem arbeitet sie als Reiki-Therapeutin. Diese Beziehung zum Körper im Rahmen von Reiki-Behandlungen wird zu einer weiteren ihrer Leidenschaften.

Valérie Lamour findet ihren Ausgleich beim Schreiben ihrer Bücher, in der Betreuung von Patienten in den Bereichen Naturheilkunde, Hypnose und Verhaltenscoaching, in ihren Nachforschungen über alles, was mit Gesundheit zu tun hat, und in der Unterstützung ihrer Klientinnen und Klienten in ganz Frankreich.

Dann kommt der erste Corona-Lockdown. Diese Zeit des „Innehaltens" verändert für Valerie Lamour alles. Denn ohne die Möglichkeit, ihre Praxis zu betreten, sucht Valérie Lamour nach Möglichkeiten, sich nützlich zu machen. So kommt sie durch ein intensives Gespräch mit Olivier Madelrieux, ihrem Freund und Co-Autor, auf die Idee, eine Bewegung auf Facebook ins Leben zu rufen, um das medizinische Fachpersonal zu unterstützen. Die Idee zur Bewegung „Massive Unterstützung des medizinischen Fachpersonals: Alle um 20 Uhr an den Fenstern" wird geboren, um den medizinischen Fachkräften zu applaudieren und ihnen damit Hilfe zukommen zu lassen.

Valérie Lamour verbringt drei Wochen nonstop damit, diese Bewegung in allen Netzwerken bekannt zu machen und weiterzuleiten. Sie schickt Links an berühmte Personen in ihrem Netzwerk, die sie weiterverbreiten. Ihr spezieller Dank gilt übrigens an dieser Stelle Sandrine Kiberlain und Laura Smet, die zu Beginn der Kampagne allein auf ihren Balkonen klatschten. Als sie feststellt, dass ihre Posts an einem Tag 11.000 Mal geteilt werden, weiß sie, dass ganz Frankreich ihr folgt. Ziel dieser Bewegung ist es, das medizinische Fachpersonal, aber auch alle Menschen jeden Alters überall zu unterstützen und sich damit gegenseitige Wertschätzung zu zeigen, wenn man sich schon nicht umarmen oder berühren kann. Diese Bewegung hat also zwei voneinander abhängige Vektoren.

Aber das reicht Valérie Lamour noch nicht! Eines Morgens liest sie die ersten chinesischen Studien über den Zusammenhang zwischen Virus und Blutgruppen. Sie hat einen Geistesblitz und ruft ihren Freund und Kollegen Dr. Olivier Madelrieux an, der sofort mit von der Partie ist, da er bereits am gleichen Thema arbeitet. Welch unglaubliche Synchronizität und Magie des Universums!

Sie halten 2022 ihr Buch in den Händen, in das umfangreiche Recherchen, die Erkenntnisse zahlreicher Forschenden und Ärzte, jahrelange Erfahrung in Naturheilkunde und anatomische Kenntnisse gleichermaßen einfließen. Es ist ein revolutionäres Buch, in dem eine neue Methode zur Wiederherstellung eines funktionierenden Immunsystems aus einem bisher unbekannten Blickwinkel für jede einzelne Blutgruppe beschrieben wird.

Olivier Madelrieux

Er studierte Pharmazie an der pharmazeutischen Fakultät der Universität von Bordeaux, wo er auch promovierte. Sein Studium fesselte ihn, da er damit seine Neugier über die Funktionsweise des menschlichen Körpers, insbesondere des Gehirns und des Nervensystems, stillen konnte. Pharmazeuten untersuchen die im Körperinneren ablaufenden physikalisch-chemischen Prozesse und wie Medikamente diese Prozesse zum Zweck der Heilung verändern können.

So führte ihn das Pharmaziestudium dazu, sich eingehender mit den von Hormonen und Neurotransmittern gesteuerten Prozessen zu befassen. Welche chemischen Aktivitäten lösen sie aus und welchen Einfluss haben diese auf Emotionen und Verhaltensweisen? Dieser chemisch-physikalische Aspekt des menschlichen Organismus faszinierte ihn. Olivier widmete sich daher lange Jahre der Erforschung der biochemischem Prozesse im menschlichen Körper. Nach Abschluss seines Studiums arbeitete er in der Pharmaindustrie für verschiedene Unternehmen. Schließlich verließ er schweren Herzens seine Heimatregion im Südwesten Frankreichs und zog in die Nähe von Paris.

Dieser Umzug veränderte gleichzeitig auch sein Leben grundlegend. In Paris wandte er sich dem Vertrieb zu, um Neuland zu betreten, und so wurde er zunächst Marketingleiter und im Jahr 2000 Vertriebsleiter des zweitgrößten europäischen Generikaunternehmens. Schon bald übernahm er immer mehr Verantwortung im Vertrieb bei großen Pharmaunternehmen.

In diesem Bereich spielt Kommunikation eine wesentliche Rolle. Auch hier gibt es viele falsche oder vereinfachende Vorstellungen, die unser Bild dieses Sektors verzerren. Verkaufen, insbesondere in der Pharmaindustrie, bedeutet vor allem, wirksame und sichere Lösungen für Probleme anzubieten, die Menschen daran hindern, ihr Leben in vollen Zügen zu genießen. Dazu muss man die Produkte, ihre Qualitäten und Grenzen genau kennen, aber man muss auch in der Lage sein, die Erwartungen seiner Gesprächspartner zu verstehen, und es schaffen, ihnen die relevanten Informationen richtig zu vermitteln.

Olivier sah sich daher schnell mit Schwierigkeiten bei der Kommunikation und im weiteren Sinne mit menschlichen Beziehungen und Verhaltensweisen konfrontiert. Da er zu dieser Zeit für rund 40 Vertriebsmitarbeiter verantwortlich war, begann er, sich für das Motivationsmanagement und dessen Techniken zu interessieren. Ihm war es wichtig, jeden Einzelnen zu verstehen und zu unterstützen und dabei gleichzeitig einen Teamgeist entstehen zu lassen, um diese Motivation noch zu intensivieren. Er eignete sich also die bekannten Techniken zur Persönlichkeitsentwicklung an: Neurolinguistisches Programmieren (NLP), Transaktionsanalyse, Coaching usw. Daraufhin erzielte er als Vertriebsleiter schnell außergewöhnlich gute Ergebnisse: Seine Vertriebsteams sprengten die Zielvorgaben – ganz zur Zufriedenheit seiner Arbeitgeber und deren Kunden.

Doch obwohl er beruflich so erfolgreich war, fing seine Tätigkeit an, ihn mit der Zeit immer mehr zu belasten. Damals widmete er den Großteil seiner Zeit und seiner Energie dem beruflichen Erfolg, was natürlich zulasten seines Privatlebens ging. Es kam, wie es kommen musste: Er brach zusammen. Das war keine echte Katastrophe, denn er hatte zu viel Verantwortungsbewusstsein und Respekt für seine Mitarbeiter, als dass er alles hätte stehen und liegen lassen können. Also beschloss er, sich eine Auszeit zu nehmen, um nachzudenken und zu sich selbst zu finden. Bei dieser Rückbesinnung auf die eigenen Wurzeln lernte er die Meditation kennen. Und diese wunderbare Methode bedeutete für ihn die Lösung. Innerhalb weniger Monate gewann er seinen inneren Atem und seine Freude am Sein zurück. Bald vervollständigte er seinen Werkzeugkasten mit der Selbsthypnose. Er wurde ruhiger und selbstbewusster und beschloss, seine Energie nicht mehr dafür zur verwenden, nur anderen zu helfen, sondern stattdessen sich selbst zu stärken, um anderen dauerhaft Unterstützung bieten zu können.

Die Selbsthypnose nach José Silva (auch Silva-Mind-Methode) faszinierte ihn dabei besonders und er praktiziert sie nun seit 22 Jahren. Damit erzielte er beeindruckende Ergebnisse, die ihm sehr dabei halfen, wieder auf die Beine zu kommen. Diese Technik war für ihn eine echte Offenbarung und er beschloss deshalb, seine Kenntnisse über Hypnose im Rahmen einer Ausbildung zu vertiefen. So nahm er in Montpellier an einem Hypnosekurs teil – eine Zeit (2000), in der es in Frankreich nur wenige Ausbildungsmöglichkeiten in diesem Bereich gab. Die heutigen Bildungseinrichtungen gab es damals noch nicht. Die wenigen vorhandenen Zentren waren nur Ärzten und Zahnärzten vorbehalten. Einige andere boten Kurse an, die sich auf eine Mischung aus Selbsthypnose nach Erickson und Neurolinguistischem Programmieren (NLP) konzentrierten, was ihm aber nicht zusagte.

Stattdessen lernte er eine ganz besondere Form der Hypnose kennen, die Tiefenhypnose. Auf Grundlage der von dem großen französischen Hypnotherapeuten Paul-Clément Jagot entwickelten Techniken schlug der Trainer besonders wirksame Methoden vor, die auf Faszination, Suggestion und Anziehungskraft beruhen. Olivier Madelrieux war verblüfft von der Macht dessen, was er entdeckte. Er hatte nun über die Hypnose direkten Zugang zu seinem Unterbewusstsein und seinem Unbewussten. Für einen begeisterten Anhänger der Funktionsweise des Nervensystems waren die Anwendungsmöglichkeiten fantastisch. Er würde all diese Methoden – von der Chemie im Körperinneren über die dunklen Energien des Unbewussten bis hin zu Kommunikationstechniken und Verhaltenssteuerung – kombinieren können, um alle Aspekte dessen, was uns ausmacht, zu kontrollieren. Er hatte seinen Weg gefunden.

Von da an vertiefte er sein Wissen über diese Methoden und baute sein Instrumentarium noch weiter aus, indem er sich mit verschiedenen asiatischen Techniken auseinandersetzte, bei denen es um die Kontrolle der Lebensenergie und insbesondere um die Kontrolle der Atmung ging (z. B. Pranayama, Vidya Yoga).

Mit dem Wunsch, auf eigenen Füßen zu stehen, gründete er mehrere Unternehmen im Pharmasektor, insbesondere für den Vertrieb von Generika in Apotheken. Als er sich dazu bereit fühlte, seine neuen Fähigkeiten einzusetzen, um anderen zu helfen, entschied er sich, sich in diesem Bereich selbstständig zu machen. 2010 begann er neben seiner Tätigkeit als Unternehmer, Hypnose- und Selbsthypnose-Seminare zu leiten. Zur selben Zeit lernte er über seinen guten Freund Bruno Mounier, einen ehemaligen internationalen Rugby-Hakler, viele Rugbyspieler kennen.

In Gesprächen mit Bruno und seinen Freunden wurde ihm klar, dass Rugbyspieler und darüber hinaus alle Spitzensportler von seinen Lieblingstechniken erheblich profitieren könnten.

Also begann er, für einige Rugbyspieler aus verschiedenen Vereinen (Agen, Bordeaux, Dax) als Mentaltrainer tätig zu werden. Als er feststellte, wie wirksam seine Methoden waren, beschloss er, ermutigt vom Enthusiasmus seiner ersten Klienten, damit von da an seinen Lebensunterhalt zu verdienen. Inzwischen betreut er erfolgreiche Athleten vieler Disziplinen, sowohl im Team als auch einzeln, und bereitet sie auf ihre Wettkämpfe vor.

Olivier Madelrieux genießt heute weltweites Ansehen. Ihm folgen 100.000 Abonnenten auf seinem YouTube-Kanal, wobei diese Zahl dank seiner zahlreichen Seminare, Webinare und seiner Sichtbarkeit in französischen und internationalen Netzwerken jede Woche weiter steigt. Er hat eine eigene Akademie gegründet und bietet so Hunderten von Menschen in ganz Frankreich neuartige Seminare, Webinare und Schulungen an.

Olivier Madelrieux brachte darüber hinaus im September 2020 eine richtungsweisende App auf den Markt, die auf allen Smartphones läuft: Mental Booster. Dabei handelt es sich um eine Selbstcoaching-App, die sich in wenigen Monaten zur führenden App für Persönlichkeitsentwicklung entwickelt hat. Mit diesem Tool lassen sich die eigenen dominanten oder angegriffenen Neurotransmitter und ihre Auswirkungen erkennen und einschätzen.

Außerdem verfasste er das Buch *Explosez vos résultats grâce à l'hypnose* (Verbessern Sie Ihre Ergebnisse explosionsartig mithilfe von Hypnose). Derzeit widmet er einen Teil seiner Zeit zusammen mit Valérie Lamour der Ausarbeitung weiterer bemerkenswerter Bücher im Stil der *Immun-diät-Methode*.

Dank

Valérie Lamour

Ich danke aus tiefstem Herzen Dr. Philippe Bellity für seine hervorragenden Leistungen und sein Wohlwollen.

Tausend Dank an Prof. Philippe Levan für sein unvergleichliches Können und sein Genie.

Ein großes Dankeschön an Victoria bei *Gypset Boutique* und an Laya Dandjee bei *La Cabine du monde* sowie an Sonia Coiffure.

Ich bedanke mich bei Sandrine Kiberlain und Laura Smet, die anfangs allein an ihren Fenstern klatschten, als „Tous à nos fenêtres à 20 heures" (Alle um 20 Uhr an den Fenstern) lanciert wurde. Ich danke den Millionen von Menschen, die als Journalisten oder Privatpersonen die Initiative innerhalb weniger Tage einer breiten Öffentlichkeit bekannt gemacht haben.

Vielen Dank an Veronika Loubry für ihre unglaublichen Geschichten über Gesundheit und Umweltschutz und ihren Humor.

Ich bedanke mich bei Florence Lottin vom Verlag Éditions Pygmalion für ihre äußerst wohlwollende Empfehlung.

Herzlicher Dank gebührt unserer Lektorin Clélia Ozier-Lafontaine für ihr Engagement und ihr wunderbares Einfühlungsvermögen sowie an das gesamte, äußerst engagierte Team bei Flammarion.

Ich danke Valérie Andrade, der super sympathischen Leiterin von „Sceaux Smart" für ihren Empfang in ihrem stets topmodernen Büro.

Mein Dank gilt auch meinem ausgezeichneten, akribischen Drucker Jean François und seiner Mitarbeiterin Fulvia bei der Druckerei BLR92 für ihre Sorgfalt und Geduld.

Ich danke allen meinen Klientinnen und Klienten von ganzem Herzen für ihr Vertrauen, ihre Beharrlichkeit und die Begeisterung, mit der sie mich aufgesucht haben.

Ich danke meinem Vater Serge Lamour für seine bedingungslose Liebe und Unterstützung.

Meinen Freundinnen, Ilhème Ghalamallah und Victoria Feuillat, danke ich aus tiefstem Herzen für euren Glauben an mich und meine Projekte und für eure unablässigen Ermutigungen. Ihr seid in jeder Hinsicht wunderschön!

Mein Dank gilt auch dem Schriftsteller Sylvain Tesson. Sie sind der Dichter, der Wanderer, der Seemann und der Leuchtturm im Ozean der Literatur. Bei Ebbe und Flut führen uns Ihre mitreißenden Zeilen durch die Strudel des Lebens und lassen uns Raum und Zeit vergessen.

Abschließend möchte ich mich bei meinen Kindern, Lea und Antoine Angelo, für ihre Strahlkraft und ihre bedingungslose Liebe bedanken.

Danke, Leben!

Ich danke all unseren Leserinnen und Lesern und wünsche Ihnen noch ein schönes Leben!

Dr. Olivier Madelrieux

Ich danke meinem Vater für sein offenes Ohr und seine Unterstützung und ich danke meiner Mutter, die sicher gerne voller Begeisterung an meinen Seminaren teilgenommen hätte.

Mein Dank gilt auch meiner Tochter Marie Zephir, die mich immer wieder aufs Neue inspiriert.

Ein großer Dank geht auch an alle, spirituellen Menschen, denen ich begegne und von denen einige inzwischen zu meinem Leben gehören, dafür, dass sie mich auf wunderbare Weise inspirieren und ich mich dank ihnen weiterentwickeln kann.

Ich bedanke mich bei allen, die mir begegnen und die für mich wunderbare Spiegel sind (im Positiven wie im Negativen).

Abschließend möchte ich dem Verlag Éditions Flammarion dafür danken, dass er dieses Buch herausgibt, und Clélia Ozier-Lafontaine, unserer Lektorin, die an Valérie und mich geglaubt und uns ihr Vertrauen geschenkt hat.

Ich danke ganz einfach dem Leben ... und unserem Darm, der uns am Leben hält!

Von denselben Autoren

Valérie Lamour

Initiatorin der Bewegung: Massive Unterstützung des medizinischen Fachpersonals: „Alle um 20 Uhr an den Fenstern", März 2020.

Adam et Ève au pays des Gourdes, Verlag Éditions Marabout, 2016.

Dépression ou burn out, Verlag Éditions Alpen, September 2015.

Se protéger des polluants, Verlag Éditions Cherche midi, Oktober 2015.

L'Alimentation des ados, Verlag Éditions Alpen, Januar 2014.

Maigrir à la cinquantaine, Verlag Éditions Alpen, Mai 2012.

La Nutrigénétique, l'alimentation du XXIesiècle, Verlag Éditions Rom-art, 2011.

Rajeunir, Verlag Éditions Robert Laffont, Mai 2010, und Verlag Livre de Poche, 2011.

Le Régime de l'après-grossesse, Verlag Éditions Michel Lafon, 2007, und in der Reihe J'ai Lu, 2009.

Le guide Psy, Verlag Éditions Marabout, 2005.

Où partir avec son bébé, Verlag Éditions Hachette Tourisme, 2006.

La Méthode Pilâtes pour la femme enceinte, Verlag Éditions Marabout, 2005, Neuauflage April 2015.

Enceinte à Paris, Verlag Éditions Marabout, 2005.

Où accoucher en France, Verlag Éditions Marabout, 2004.

Toutes les adresses de la femme enceinte, Verlag Éditions Marabout, 2003.

Vivre, Verlag Éditions Le Cherche midi und in der Reihe J'ai Lu, 2001 (unter dem Pseudonym Claire Fontaine).

Kontakt zur Autorin:
www.naturaddict.ff
www.hypnoseforact.fr
Instagram: Valérie Lamour
Facebook: Valérie Lamour
Beruflicher Kontakt: Victoire unter +33 (0)6 65 94 55 55

Olivier Madelrieux

Initiator der Bewegung: Massive Unterstützung des medizinischen Fach-personals: „Alle um 20 Uhr an den Fenstern", März 2020.

Explosez vos résultats grâce à l'hypnose, *Verlag Éditions La Providence, 2017.*

Für alle, die über die von Dr. Olivier Madelrieux vorgeschlagenen Aktivitäten auf dem Laufenden bleiben möchten:

1. die App Mental Booster, verfügbar im App-Store oder bei GooglePlay.
2. YouTube-Kanal: Dr. Olivier Madelrieux
3. Online-Trainings und Seminare auf www.oliviermadelrieux.com
4. Hypnosetrainings auf www.i-hec.com

Impressum

Valérie Lamour & Dr. Olivier Madelrieux
DAS IMMUNSYSTEM MIT DER
BLUTGRUPPE STÄRKEN
Die neue Methode, sich vor Vieren zu
schützen
1. deutsche Auflage 2022
2. deutsche Auflage 2023
ISBN: 978-3-96257-310-2
© 2022 Narayana Verlag GmbH

Titel der Originalausgabe:
BOOSTEZ VOS DÉFENSES IMMU-
NITAIRES SELON VOTRE GROUPE
SANGUIN
Une méthode inédite pour se protéger des
virus
Copyright © Flammarion, Paris, 2021
Tous droits réservés

Übersetzung aus dem Französischen:
Monika Berger
Layout und Satz der deutschen Ausgabe:
Eva Artinger
Coverlayout und Satz: © Narayana Verlag
GmbH
Coverillustration: Shutterstock: © kotoffei,
#254901595
Autorenfoto: Félicien Delorme,
© Flammarion

Herausgeber:
Unimedica im
Narayana Verlag GmbH,
Blumenplatz 2, D-79400 Kandern
Tel.:+49 7626 974 970-0
E-Mail: info@unimedica.de
www.unimedica.de

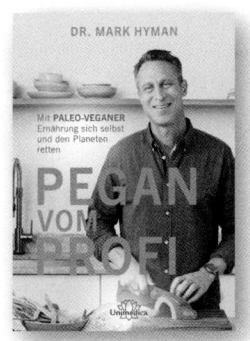

Dr. Mark Hyman

Pegan vom Profi

Mit PALEO-VEGANER Ernährung sich selbst und den Planeten retten

296 Seiten, geb., € 24,90

Die klimafreundliche Antwort auf alle Ernährungsfragen

Brauchen wir wirklich ein weiteres Buch über Ernährung? Wenn Sie zu den verwirrten Menschen gehören, die ihr Glück nicht in dogmatischen Essensgrundsätzen finden und trotzdem gesund, schlank, vital und leistungsfähig sein wollen, ist dies Ihr Wegweiser aus dem Ernährungsdschungel unserer Zeit!

Wie können wir uns sinnvoll ernähren, Wohlstandskrankheiten überwinden und dabei Klima und Umwelt gerecht werden?

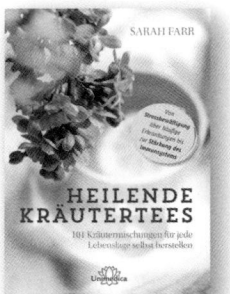

Sarah Farr

Heilende Kräutertees

101 Kräutermischungen für jede Lebenslage selbst herstellen. Von Stressbewältigung über häufige Erkrankungen bis zur Stärkung des Immunsystems

294 Seiten, kart., € 24,90

Kräutertees gehören zu den ersten Arzneien der Menschheit. Ihre Komposition und Zubereitung für unsere Gesundheit ist eine uralte Tradition, die jeder erlernen kann: Sei es zum Abnehmen oder Entgiften, zur Linderung von Allergien im Frühjahr oder zur Stärkung des Immunsystems im Herbst, für geistige Klarheit oder einfach nur gegen Halsschmerzen.

Dieses Handbuch bietet eine Fülle an außergewöhnlichen Mischungen, die selbst erfahrene „Kräuterhexen" verzaubern werden! Eine ebenso praktische wie inspirierende Anleitung über die Kunst der Teekomposition.

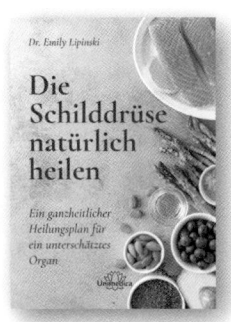

Dr. Emily Lipinski

Die Schilddrüse natürlich heilen

Ein ganzheitlicher Heilungsplan für ein unterschätztes Organ

354 Seiten, kart., € 24,80

DAS ULTIMATIVE BUCH ZUR VOLKS-KRANKHEIT UNSERER ZEIT! Chronische Müdigkeit, Konzentrationsschwäche, Schlaflosigkeit, Gewichtszunahme, Haarausfall, Verstopfung, Stimmungsschwankungen, Allergien oder erhöhter Blutdruck – die Bandbreite an Beschwerden, die auf eine fehlgesteuerte Schilddrüse zurückzuführen sind, scheint endlos zu sein.

Dr. Emily Lipinski kämpfte selbst jahrelang mit Symptomen, an denen Millionen von Menschen leiden. Als bei ihr Hashimoto diagnostiziert wurde und ihre Beschwerden trotz Medikamente nicht in den Griff zu bekommen waren, entwickelte die Medizinerin ihren eigenen Heilungsplan.

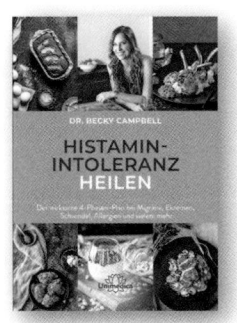

Becky Campbell

Histamin-Intoleranz heilen

Der wirksame 4-Phasen-Plan bei Migräne, Ekzemen, Schwindel, Allergien und vielem mehr

216 Seiten, kart., € 24,90

Einer unerkannten Krankheit auf der Spur: Der Ratgeber zur Selbsthilfe bei Histaminintoleranz!

Millionen von Menschen weltweit leiden an Histaminintoleranz – ohne es zu wissen. Die Symptome sind vielfältig und können bei jedem anders sein. In Ihrem Buch erläutert Becky Campbell wie der Botenstoff Histamin funktioniert und wo die häufigsten Ursachen für dessen Unverträglichkeit zu suchen sind. Die Ärztin für Naturheilverfahren und Ernährung war selbst Betroffene und hat einen umfassenden Heilungsplan entwickelt, den sie in einen leicht verständlichen und kompakten Leitfaden zur Selbsthilfe gepackt hat! Machen Sie sich auf den Weg und kommen den Ursachen von Migräne, Ekzemen, und vielen anderen Krankheiten endlich auf die Spur!

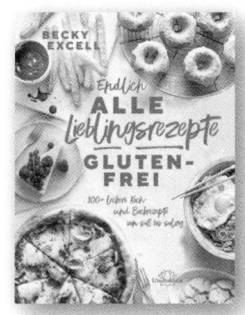

Becky Excell

Endlich ALLE Lieblingsrezepte GLUTENFREI

100+ leckere Koch- und Backrezepte von süß bis salzig

226 Seiten, geb., € 24,90

Mit Becky Excell lässt sich ALLES, WAS LE-CKER IST wie von Zauberhand GLUTENFREI machen – ohne, dass es danach schmeckt oder aussieht! Endlich wieder essen, was das Herz begehrt: sei es Spaghetti Carbonara, Lasagne, Hähnchen-Curry, Französisches Baguette, Exotisches wie Pad Thai, Chow Mein oder Naan-Brot. Sogar Fast¬food wie Burger, Pizza oder Döner ist trotz Unverträglichkeiten wieder drin! Mit ihren Pancakes, Donuts, Eclaires etc. betört die Food-Bloggerin und Bestseller- Autorin inzwischen Hunderttausende von begeisterten Followern.

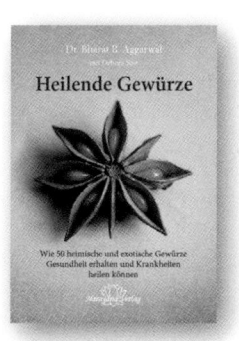

Bharat B. Aggarwal

Heilende Gewürze

Wie 50 heimische und exotische Gewürze Gesundheit erhalten und Krankheiten heilen können

512 Seiten, geb., € 29,00

Gewürze sind wertvolle Küchenfreunde und sorgen für den guten Geschmack. Gewürze können jedoch noch viel mehr – sie verfügen über eine enorme Heilkraft. Dr. Aggarwal erforscht seit Jahren am renommierten M.D. Anderson-Krebszentrum der Universität Texas die Heilwirkung von Gewürzen. Viele Gewürze sind echte Kraftpakete bei der Verteidigung des Körpers gegen Mikroben – Bakterien, Viren und Pilze. Sie wirken entzündungshemmend und können sogar den Alterungsprozess verlangsamen.

In seiner Gewürzbibel beschreibt der erfahrene Forscher ausführlich und äußerst lebendig die wichtigsten 50 Gewürze, deren Anwendungsgebiete sowie wissenschaftliche Belege für deren Wirkung und nicht zuletzt leckere Rezepte.

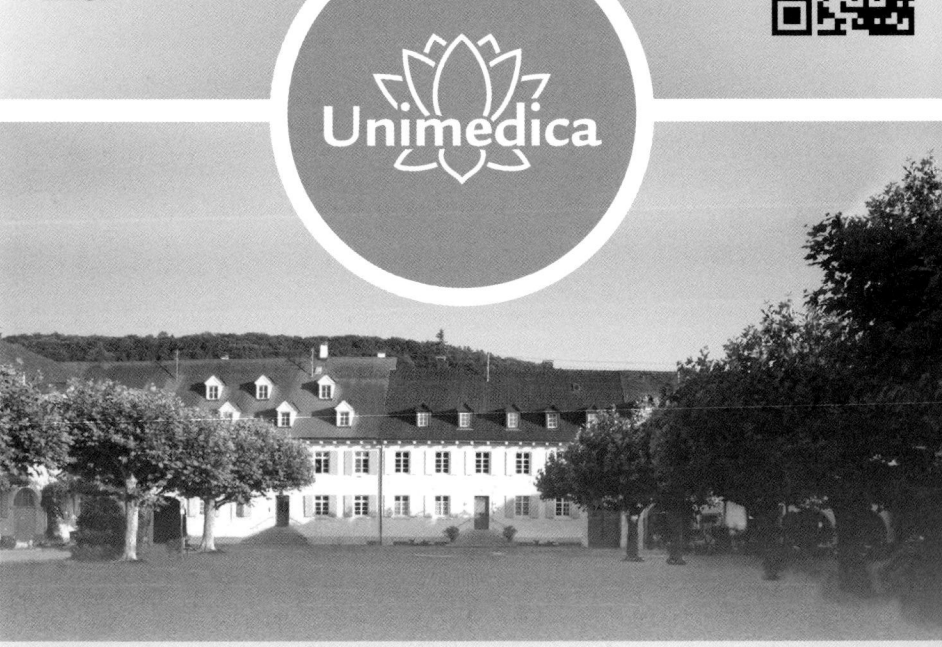